LA
PERFECTA
SALUD

"El doctor Chopra trasmite el entusiasmo del afilado borde de la actual medicina mente-cuerpo con la desenvoltura de quien conoce íntimamente la medicina."

CRAIG A. LAMBERT, *Harvard Magazine*

"Deepak Chopra es acogido como un moderno Hipócrates, por la novedad de su enfoque, que combina las antiguas tradiciones curativas con la investigación moderna."

IRV KUPCINET, *Chicago Sun-Times*

"El doctor Chopra es uno de los arquitectos de la nueva medicina, un médico acreditado y respetado, que ha 'pagado su parte' como médico moderno."

LARRY DOSSEY, autor de *Space, Time and Medicine* y de *Recovering the Soul*

"El doctor Chopra es un escritor fino y evocativo."

Dr. JOHN W. ZAMARRA, *The New England Journal of Medicine*

"Ambiciosamente y con paciencia, el doctor Chopra vincula las prácticas curativas de Oriente y Occidente en un argumento fascinante y comprensible . . ."

Sr. STEVE SABOM, *Houston Chronicle*

"El doctor Chopra escribe con gran belleza, gran potencia, gran encanto y mucho sentido común."

COURTNEY JOHNSON, autor de *Henry James and the Evolution of Consciousness*

"Una no puede dejar de lamentarse de que no viva más cerca para pedirle una consulta a domicilio."

JUDITH HOOPER, *The New York Times Book Review*

Sobre *Quantum Healing:*

"El libro más sabio y maravilloso de cuantos he leído."

TOWNSEND HOOPES, ex-presidente de la *American Association of Publishers*

"Lectura obligatoria para todos aquellos que se dediquen a la atención de la salud de manera avanzada. Ampliará nuestros horizontes, ensanchará nuestra comprensión y nos ayudará a entender el sendero que nos conduce al nuevo siglo. Excitante, estimulante y altamente recomendable."

ELISABETH KÜBLER-ROSS, Doctora en Medicina

LA PERFECTA SALUD

La Guía Completa del Mente y Cuerpo

DEEPAK CHOPRA, M.D.

ILUSTRADO POR STEPHEN VAN DAMME

Three Rivers Press
New York

*A Maharishi Mahesh Yogi,
cuya intemporal sabiduría
hizo posible este libro.*

Publicado por Three Rivers Press, una división de Crown Publishers, Inc., 201 East 50th Street, New York, New York 10022. Miembro de The Crown Publishing Group.

Originalmente publicada en inglés bajo el título *Perfect Health* por Harmony Books, una división de Crown Publishers, Inc. en 1990. Copyright © 1990 por Deepak Chopra, M.D. Esta edición en español fue originalmente publicada por Javier Vergara Editor S.A. en 1991.

Random House, Inc. New York, Toronto, London, Sydney, Auckland
http://www.randomhouse.com/

THREE RIVERS PRESS y colofón son marcas registradas de Crown Publishers, Inc.

Impreso en los Estados Unidos de America

Library of Congress Cataloging-in-Publication Data
Chopra, Deepak.
    [Perfect health. Spanish]
    La perfecta salud : the complete mind/body guide / Deepak Chopra ;
illustrated by Stephen van Damme. — 1a ed. norteamericana en español.
    p. cm.
    1. Medicine, Ayurvedic. 2. Health. 3. Mind and body. I. Title.
    R605.P4718   1997
    615.5'3—dc21   97-39027
                                               CIP

ISBN 0-609-80104-X

10 9 8 7 6 5 4 3

Indice

SEGUNDA PARTE
EL CUERPO HUMANO MECANICO CUANTICO

TERCERA PARTE
VIVIR A TONO CON LA NATURALEZA

Nota del autor

Querido lector:

Esta versión revisada de *La perfecta salud* llega en un período de transición en mi vida. He asumido los puestos de director ejecutivo en el Instituto Sharp para el Potencial Humano y para Medicina de Mente-Cuerpo, y el de consultor en el Centro para la Medicina Mente-Cuerpo de la ciudad de San Diego. Este es un momento muy emotivo para mí y me siento muy agradecido por la dedicación del Instituto Sharp hacia estos programas.

Cuando se publicó *La perfecta salud* por primera vez, el Ayurveda era relativamente desconocido en este país. Hoy en día es un término común. He tenido la suerte de jugar un papel importante al introducir esta sabiduría antigua a la medicina norteamericana. Actualmente en el Centro de Salud Sharp se ofrece una gran variedad de programas educativos y tratamientos para el público en general, así como para los proveedores del cuidado de salud. Además estamos conduciendo investigaciones acerca de los resultados de varias enfermedades que están siendo tratadas con técnicas de mente-cuerpo.

Esta nueva versión revisada incorpora algunos cambios significativos. Aunque sigo creyendo que la meditación se aprende mejor mediante un maestro cualificado con una tradición espiritual fuerte, he incluido instrucciones acerca de un método de meditación basado en el entendimiento de la respiración propia. Este simple ejercicio le proporciona a cualquiera la oportunidad de empezar a experimentar algún grado de descanso y sosiego en su vida. También he incluido información para obtener hierbas ayurvédicas a un costo razonable.

El Ayurveda es una ciencia profunda que tiene sus raíces en la sabiduría antigua de la India. Yo, al igual que todos los expertos en el Ayurveda con quienes he trabajado, siento una gratitud incalculable hacia Maharishi Mahesh Yogi por haber sido el pionero del inicio de esta filosofía en el mundo occidental. En el Centro de Salud Sharp nos sentimos comprometidos a desarrollar parámetros científicos para esta filosofía y seguiremos investigando para demostrar la eficacia de las técnicas mente-cuerpo y su valor complementario de la medicina contemporánea occidental. Al trabajar al unísono los expertos médicos de mente-cuerpo con los expertos médicos occidentales, nos proponemos como meta ofrecer al público general los beneficios de nuestra investigación y de nuestros conocimientos.

De vez en cuando, este libro, que ya va por su décimo-quinta publicación, se revisa para que los nuevos resultados científicos y su información puedan ser los más actuales y correctos. Le doy gracias al público norteamericano y a la gente en Europa, Japón, Australia, así como otras partes del mundo, por aceptar estos nuevos conocimientos con tanto entusiasmo.

Deepak Chopra, M.D.
28 de enero de 1994
San Diego, California

Agradecimientos

Quiero ofrecer mi sincero agradecimiento

A mi familia, por su profundo amor y su apoyo, base de todo cuanto hago.

A Barney Sherman, el primero en organizar y clarificar un vasto cuerpo de informaciones sin procesar; sin su paciente trabajo, este libro no se habría iniciado.

A dos estupendas agentes (y muy apreciadas amigas): Lynn Franklin y Muriel Nellis, por ayudarme a creer que este proyecto tendría éxito.

A Huntley Dent, íntimo amigo, cuyo buen criterio literario me respaldó para llevar este texto hasta su forma completa.

A Peter Guzzardi, mi corrector, que insistió en conseguir la perfección y me indujo a dar de mí lo mejor.

Y a la abnegada familia de médicos, enfermeros, técnicos, instructores y personal de apoyo, que en realidad merecen considerar como propio el éxito del Ayurveda. Cada uno de ustedes me ha inspirado al encarnar día a día el ideal de la salud perfecta. Muy especialmente veo personificado este ideal en los doctores Richard Averbach y Stuart Rothenberg, los dos primeros médicos de este país que hicieron del Ayurveda el objetivo de sus vidas. Su consejo profesional ha sido inestimable en cada etapa de este libro. Gracias, queridísimos colegas, por mostrarme el camino.

Introducción

La física cuántica formula en la Teoría del Campo Unificado la unión y origen de las partículas elementales (protones, electrones, neutrones, etcétera) y de las fuerzas básicas (interacción fuerte y débil, gravedad y electromagnetismo) que cohesionan y constituyen el universo físico en sus diferentes escalas de complejidad que percibimos con nuestros sentidos.

Tal descripción del universo nos acerca al umbral de una nueva concepción de la existencia donde materia y energía son intercambiables, donde se unen lo material ostensible con lo sutil, lo aparentemente estático e inmutable con lo eternamente dinámico, lo externo con lo interno, lo temporal con lo imperecedero.

Extendiéndonos al campo de la vida humana, sabiendo percibir y actuar según los sutiles impulsos que desde nuestro interior (el cuerpo mecánico-cuántico) recibimos, podemos desarrollar la armonía con las leyes naturales que rigen nuestra vida. Esta concordancia es la Salud Perfecta.

El doctor Chopra nos conduce por este camino de autodescubrimiento, incorporando los sólidos fundamentos conceptuales de la ciencia moderna a la experiencia tradicional del Ayurveda.

Esta Ciencia de Vida y Longevidad, legado milenario de los Vedas de la antigua India, ha sido reinterpretada en los últimos años por Maharishi Mahesh Yogi y destacados colaboradores como el doctor Chopra. Presenta procedimientos para acercarnos a través de hábitos, rutinas diarias y estacionales, dieta y preparados naturales (vegetales y minerales) a vivir respondiendo de forma directa a los impulsos internos y ritmos naturales de nuestro cuerpo mecánico-cuántico, y a reeducarlos si están desarmonizados o padecemos enfermedad.

Este libro es un compendio de sabiduría tradicional y moderna, fruto de muchos años de investigación y de experiencia clínica, que nos abre las puertas a una nueva era de existencia en armonía con las leyes de la naturaleza.

Dr. Germán Martina
Miembro Meditación Trascendental

Primera Parte

Un lugar llamado salud perfecta

1

INVITACION A UNA REALIDAD
MAS ELEVADA

Existe para cada persona un lugar libre de enfermedades en el que nunca siente dolor, en el que no puede envejecer ni morir. Cuando alguien va a ese lugar, las limitaciones que todos nosotros aceptamos desaparecen. No se les considera siquiera como posibilidad.

Ese es el sitio llamado salud perfecta.

Las visitas a ese lugar pueden ser muy breves o durar muchos años. Sin embargo, hasta la más breve de ellas instila un cambio profundo. Mientras se está allí, las suposiciones válidas en la existencia ordinaria se ven alteradas, y empieza a florecer la posibilidad de una nueva existencia, más elevada y más ideal. Este libro es para aquellos que deseen explorar esa nueva existencia, traerla a la propia vida y convertirla en permanente.

La causa de la enfermedad suele ser sumamente compleja, pero algo se puede afirmar con certeza: nadie ha demostrado que enfermar sea necesario. Muy al contrario. Permanentemente estamos en contacto con millones de virus, bacterias, alergenos y hongos, pero sólo una ínfima parte de ellos conduce a la enfermedad. No es extraño entre los médicos encontrarse con pacientes cuyas vías respiratorias contienen manojos de bacterias meningococos virulentas, que viven allí sin causar daño. Sólo en raras ocasiones se manifiestan originando la meningitis, infección grave del sistema nervioso central, a veces con consecuencias fatales. ¿Qué provoca ese ataque? Nadie lo sabe con exactitud, pero el hecho parece contener un misterioso factor llamado "control por parte del huésped"; eso significa que nosotros, huéspedes de los gérmenes, de algún modo les abrimos o cerramos la puerta. Más del 99,99% del tiempo, las puertas están cerradas, lo cual sugiere que cada uno de nosotros está mucho más cerca de la salud perfecta de lo que pensamos.

En los Estados Unidos, la principal causa de muerte es la dolencia cardíaca, en la mayor parte de los casos originada por depósitos de placas que bloquean las arterias coronarias, encargadas de llevar oxígeno al corazón. Cuando el colesterol y otros residuos comienzan a obstruir estas arterias, la falta de oxígeno amenaza con dificultar el funcionamiento del corazón. Sin embargo, el curso de la enfermedad cardíaca es altamente personal. Una persona que tenga un trocito de placa, bastante pequeño, puede verse incapacitada por la angina, un opresivo dolor en el pecho, sintomático de la enfermedad de las arterias coronarias. Una segunda persona, con varios depósitos de placas lo suficientemente grandes como para bloquear la mayor parte del flujo de oxígeno al corazón, tal vez no sienta nada. Hay quienes, con el ochenta y cinco por ciento de las arterias coronarias bloqueadas, han podido correr maratones, mientras que otros mueren como resultado de un ataque cardíaco con los vasos completamente limpios. Nuestra capacidad física de rechazar las enfermedades es sumamente flexible.

Además de la inmunidad física de nuestro cuerpo, todos poseemos una fuerte resistencia emotiva contra la enfermedad. Tal como dijo una de mis pacientes de cierta edad: "He leído la suficiente psicología como para saber que un adulto bien adaptado debe reconciliarse con la idea de enfermar, envejecer y, a su debido tiempo, morir. En determinado plano lo he comprendido, pero en lo emocional y lo instintivo, no lo creo en absoluto.

Enfermar y deteriorarse físicamente me parece un error terrible, y siempre he tenido la esperanza de que se presentara alguien para corregirlo."

Esta mujer ya tiene setenta años y está en excelentes condiciones físicas y mentales. Cuando se le pregunta qué tiene por delante, dice: "A usted le parecerá una locura, pero mi actitud es que no voy a envejecer ni a morir." ¿Tan poco razonable es eso? Las personas que se dicen "demasiado ocupadas para enfermar" gozan de una salud superior al promedio, según se ha comprobado; por el contrario, quienes se preocupan excesivamente por las enfermedades son presa de ellas con mayor frecuencia. Otra persona nos decía que le atraía la idea de la salud perfecta, porque era una solución creativa —quizá la única solución— para los problemas abrumadores a los que se enfrenta la medicina actual. Este hombre, triunfador ejecutivo de la industria electrónica, comparaba la salud perfecta con esa especie de "pensamiento revolucionario" que transforma a una empresa.

El pensamiento revolucionario es un modo inigualable de resolver problemas; consiste en mejorar una situación elevando primero las expectativas a un punto que cualquiera crea imposible, para luego buscar el modo de convertir esa visión en realidad. "Si la gente continúa pensando y actuando de la manera acostumbrada", comentaba esta persona, "puede lograr una mejora del cinco al diez por ciento, empeñándose más. Pero a fin de lograr un progreso de dos a diez veces mayor es preciso elevar las metas hasta tal punto que la gente diga: 'Bueno, si quiere tanto adelanto, tendremos que hacer esto de un modo totalmente distinto'."

El pensamiento revolucionario ha sido aplicado entre las empresas de informática avanzada de Silicon Valley. Por ejemplo, si se tardó cuarenta y ocho meses en desarrollar el modelo actual de determinado *hardware* o *software*, se calculan veinticuatro meses para la próxima generación. Si los defectos de fabricación han sido reducidos al cinco por ciento, se fija como meta el defecto cero, para descubrir luego cómo se puede alcanzar ese objetivo. En el mundo de la informática puede ser entre ocho y diez veces más costoso reparar una máquina con defectos que fabricarla libre de ellos desde un principio. Por ese motivo, imponer la "calidad de origen" (es decir, hacer las cosas bien en el primer intento) ofrece más ventaja comercial que conformarse con una ingeniería apenas "suficiente".

Lo mismo ocurre en la medicina, en la cual la prevención es mucho más barata que el tratamiento, tanto en términos humanos como económicos. Una encuesta realizada en 1988 demuestra que los norteamericanos temen especialmente a una enfermedad catastrófica. El motivo no está referido al dolor ni al sufrimiento; se relaciona con los aplastantes gastos de una hospitalización prolongada y al coste devastador de las operaciones y drogas que se necesitarán. Ni siquiera la muerte asusta tanto como la posibilidad de dejar a la familia en la miseria. Es obvio que necesitamos un enfoque médico dedicado a la "calidad de origen" y que sepa promoverla en los individuos.

LA PROMESA DE UNA MEDICINA NUEVA: EL AYURVEDA

El primer secreto que deseamos revelar sobre la salud perfecta es que hay que elegirla. Sólo se puede ser tan saludable como se crea posible. La salud perfecta no consiste en una mejoría del cinco o el diez por ciento por sobre la buena salud. Requiere un cambio total de perspectiva que haga inaceptables la enfermedad y la invalidez de la edad avanzada.

¿Se puede, en realidad, creer que el "defecto cero" es posible en algo tan complejo como el cuerpo humano? Según el National Institute on Aging (Instituto Nacional de Envejecimiento), no hay dieta, ejercicio, vitamina, droga ni cambio en el estilo de vida que haya demostrado ser capaz de prolongar confiablemente la vida. Evitar las dolencias degenerativas que afligen a los ancianos —las enfermedades cardíacas, los ataques, el cáncer, la arterioesclerosis, la artritis, la diabetes, la osteoporosis, etcétera— es más factible que antes, pero aún difícil. Aunque los investigadores médicos suelen hacer optimistas declaraciones públicas sobre importantes descubrimientos para curar el cáncer y otras grandes enfermedades intratables, entre sí se muestran mucho más pesimistas. Su mayor ambición consiste en un gradualismo progresivo, es decir, avanzar hacia la solución dando un pequeño paso cada vez. (Estadísticamente, bajar los niveles de colesterol reduce los ataques cardíacos en un gran grupo de personas, por ejemplo, pero no garantiza que se salve una persona individualmente.)

Para que la salud mejore dos, diez veces, se necesita un nuevo tipo de conocimiento, basado en un concepto más profundo de la vida. Este libro presenta una fuente inigualable de tal conocimiento, un sistema de medicina preventiva y atención de la salud llamado Ayurveda. El Ayurveda se remonta en la India a más de cinco mil años; proviene de dos palabras de raíz sánscrita: *Ayus*, vida, y *Veda*, conocimiento o ciencia. Por tanto, se suele traducir *Ayurveda* como la "ciencia de la vida". Una interpretación alternativa, más exacta, sería "conocimiento de la duración de la vida".

El propósito del Ayurveda es enseñarnos a influir sobre nuestra vida, formarla, prolongarla y, en último término, dominarla sin interferencias producidas por la enfermedad ni la vejez. El principio orientador del Ayurveda es que la mente ejerce la influencia más profunda sobre el cuerpo, y que el vernos libres de enfermedades depende de que nos pongamos en contacto con nuestra propia conciencia, equilibrándola, para luego extender ese equilibrio al cuerpo. Este estado de conciencia equilibrada crea, más que ningún tipo de inmunidad física, un estado de salud más elevado.

El Ayurveda encarna la sabiduría reunida de sabios que iniciaron su tradición muchos siglos antes de que se construyeran las pirámides y la trasmitieron de generación en generación. Sólo en 1985 llegó a Occidente un sistema modernizado, basado en esos conocimientos: el Ayurveda. Maharishi Mahesh Yogi, el fundador de la Meditación Fundamental, a principios de la década de 1980 dedicó su atención a revivir el Ayurveda. Yo tuve la suerte de ser uno de los primeros médicos que pudieron ofrecer esta nueva medicina; con ella he tratado a más de diez mil pacientes en los últimos cinco años, además de enseñar a otro centenar de médicos la teoría y práctica del Ayurveda. Al adoptar el Ayurveda no he abandonado mi anterior preparación convencional, sino que la he ampliado. Fusionar el Ayurveda con la medicina occidental es unir la sabiduría antigua con la ciencia moderna . . . y las dos han resultado plenamente compatibles. Como médico, sigo confeccionando historiales clínicos y efectuando exámenes físicos a mis pacientes; también confío en los análisis objetivos para saber cuándo una persona está enferma. Sin embargo, por añadidura oriento a mis pacientes para que busquen en su interior hasta hallar esa importantísima conciencia equilibrada.

EL CUERPO HUMANO MECANICO CUANTICO

Para comprender cómo es posible esto, debemos profundizar más en el propio cuerpo. Para el Ayurveda, el cuerpo físico es la puerta a lo que llamamos el CUERPO HUMANO MECANICO CUANTICO. La física nos informa que la trama básica de la naturaleza se encuentra en el plano cuántico, mucho más allá de los átomos y las moléculas. Un cuanto o *quantum*, definido como unidad básica de la materia o la energía, es entre diez y cien millones de veces más pequeño que el más minúsculo de los átomos. En este plano, materia y energía se tornan intercambiables. Todos los cuantos están compuestos por vibraciones invisibles (espectros de energía) que esperan el momento de adquirir forma física. Dice el Ayurveda que lo mismo vale para el cuerpo humano: primero toma la forma de vibraciones intensas, pero invisibles, llamadas fluctuaciones cuánticas, antes de proceder a unirse en impulsos de energía y partículas de materia.

El CUERPO HUMANO MECANICO CUANTICO es la base subyacente de todo lo que somos: pensamientos, emociones, proteínas, células, órganos . . . cualquier parte visible o invisible de nuestra persona. En el plano cuántico, el cuerpo emite todo tipo de señales invisibles, esperando que uno las reciba. Usted tiene un pulso cuántico por debajo de su pulso físico, así como un corazón cuántico que lo marca. En realidad, el Ayurveda sostiene que todos los órganos y procesos del cuerpo tienen un equivalente cuántico.

El CUERPO HUMANO MECANICO CUANTICO no nos servirá demasiado si no sabemos captarlo. Por fortuna, la conciencia humana es capaz de percibir esas leves vibraciones, gracias a la increíble sensibilidad de nuestro sistema nervioso. Un solo fotón, al caer en la retina del ojo, causa mucho menos impacto que una simple mota de polvo al caer en un campo de fútbol. Sin embargo, los terminales nerviosos especializados de la retina, los conos y bastoncillos, pueden captar hasta un solo fotón, enviar un mensaje al cerebro y lograr que uno vea su luz. Los conos y los bastoncillos son como gigantescos radiotelescopios, inmensas estructuras que pueden captar señales en el umbral mismo de la existencia física, para después amplificarlos de modo tal que nuestros sentidos puedan ocuparse directamente de ellos.

Al tratar al cuerpo mecánico cuántico subyacente en sí, el Ayurveda puede provocar cambios que exceden ampliamente el alcance de la medicina convencional, confinada como está al plano de la crasa fisiología. Esto se debe a que el poder disponible en el plano cuántico es infinitamente mayor que el hallado en niveles más toscos. La explosión de una bomba atómica, que es un hecho cuántico gigantesco, constituye un solo ejemplo. Otro más constructivo es el láser, que toma la misma luz emitida por una linterna y, organizándola en vibraciones cuánticas coherentes, aumenta su potencia a grado tal que puede atravesar el acero.

Lo que opera aquí es el principio cuántico, y eso revela que los planos más sutiles de la naturaleza contienen la mayor energía potencial. La negra vacuidad del espacio intergaláctico, pese a ser mero vacío, alberga cantidades casi inconcebibles de energía oculta; en cada centímetro cúbico hay lo suficiente para potenciar una estrella. Sólo cuando efectúa el salto cuántico estalla esta "energía virtual", como se la llama, convirtiéndose en calor, luz y otras formas de radiación visible.

Todos sabemos que un trozo de leña, al arder, libera mucha menos energía que la fisión de sus átomos por medio de una reacción nuclear. Pero hemos ignorado el flanco creativo de la misma ecuación: la *creación* de algo nuevo en el nivel cuántico sería tan potente como su destrucción. Sólo la naturaleza crea rocas, árboles, estrellas y galaxias, pero nosotros pasamos todos los días dedicados a la creación de algo indiscutiblemente más complejo y precioso que una estrella: un cuerpo humano. Lo sepamos o no, cada uno de nosotros es responsable de la creación del cuerpo en el que vive. En el invierno de 1988 llegó a los titulares la noticia de que el doctor Dean Ornish, cardiólogo de San Francisco, había demostrado que cuarenta pacientes con dolencia cardíaca avanzada podían reducir, literalmente, la placa de depósitos grasos que bloqueaba progresivamente sus arterias coronarias. A medida que las arterias de estos pacientes empezaban a abrirse, el oxígeno fresco llegaba nuevamente al corazón, aliviando así los atemorizantes dolores en el pecho y reduciendo el riesgo de ataques con consecuencias fatales.

En lugar de basarse en las drogas convencionales o en la cirugía para desbloquear esas arterias, el grupo del doctor Ornish utilizaba simples ejercicios de yoga, la meditación y una dieta estricta de bajo colesterol. ¿Por qué se consideró tan notable este descubrimiento? Porque la medicina corriente nunca había reconocido que se pudiera revertir una enfermedad cardíaca una vez iniciada. La posición médica oficial consiste en que una arteria enferma sigue su propio curso de desarrollo; sin importar lo que uno crea, piense, coma o haga, esas arterias buscan implacablemente su sombrío destino, degenerando gradualmente todos los días hasta quedar bloqueadas y estrangular el músculo cardíaco.

Sin embargo, en el nivel cuántico no hay una parte del cuerpo que viva separada del resto. No hay cables que mantengan unidas las moléculas de las arterias, así como no existen lazos visibles que vinculen las estrellas de una galaxia. Sin embargo, arterias y galaxias se conservan perfectamente armadas en un diseño perfecto y sin fisuras. Los lazos invisibles, que no se pueden examinar bajo un microscopio, son de naturaleza cuántica; sin esa "fisiología oculta", la fisiología visible no podría existir. Nunca habría sido otra cosa que una colección de moléculas reunidas por el azar.

El Ayurveda diría que el revolucionario descubrimiento de Ornish con respecto a la dolencia cardíaca es válido para cualquier otra enfermedad, cuando uno sabe cómo aprovechar el CUERPO HUMANO MECANICO CUANTICO. Un depósito de colesterol puede parecer sólido, tal como el óxido que cubre el interior de una tubería vieja, pero la placa es algo vivo y cambiante, igual que el resto del cuerpo. Hay nuevas moléculas de grasa que entran y salen, nuevos capilares que se desarrollan para llevar oxígeno y alimento. La verdadera novedad aportada por el estudio de Ornish es que cuanto construimos en nuestro cuerpo también podemos destruirlo. El hombre que muere de un ataque al corazón a la edad de cincuenta años ha tenido innumerables oportunidades de construir arterias nuevas. Una anciana de setenta años afectada de osteoporosis en su columna vertebral, ha tenido innumerables oportunidades de lograr una columna saludable. En realidad no podemos contar las oportunidades, pues el proceso de cambio es constante; sin embargo, se podría curar una arteria dañada o un hueso defectuoso en pocas semanas o meses. Todos estamos edificando un cuerpo nuevo constantemente. ¿Por qué no edificar una arteria sana, una columna sana, una persona completa y saludable?

Según la antigua tradición védica de la India, la fuerza básica que subyace a toda la naturaleza es la inteligencia. Después de todo, el universo no es "sopa de energía"; no es mero caos. El ajuste increíblemente exacto de las cosas que componen nuestro mundo —por encima de todo, la asombrosa existencia del *ADN, ácido desoxirribonucleico*— es un argumento a favor de una infinita cantidad de inteligencia en la naturaleza. Tal como lo expresó un astrofísico, la probabilidad de que la vida fuera creada por azar es más o menos la misma de que un huracán, al cruzar un depósito de chatarra, pudiera crear un Boeing 707.

Uno de los más importantes cambios de la ciencia contemporánea es la súbita aparición en escena de modelos que toman en cuenta la inteligencia como fuerza vital del universo. (En física, por ejemplo, existe el llamado principio antrópico, según el cual toda la creación, desde el Big Bang, fue ideada expresamente para llegar a la existencia del hombre.)

¿Por qué nos interesa esto? Porque el Ayurveda, contemplado en su contexto más amplio, es nada menos que una tecnología para entrar en contacto con el plano cuántico dentro de nosotros mismos. Para llegar allí hacen falta técnicas especiales

—que ya cubriremos en detalle—, las cuales nos permiten desprender la máscara del cuerpo físico; por añadidura, es preciso trascender —o ir más allá de— la constante actividad que llena la mente, como el ruido de una radio que no puede ser apagada. Más allá de esa distracción se extiende una región silenciosa, que parece tan vacía como el campo cuántico entre las estrellas. Sin embargo, de igual modo que el campo cuántico, nuestro silencio interior contiene ricas promesas.

El silencio de nuestro interior es la clave para llegar al cuerpo mecánico cuántico. No es un silencio caótico, sino organizado. Tiene forma y designio, propósito y procesos, tal como el cuerpo físico. En vez de ver el propio cuerpo como una colección de células, tejidos y órganos, se puede utilizar la perspectiva cuántica para verlo como un silencioso flujo de inteligencia, un constante burbujear de impulsos que crean el cuerpo físico, lo controlan y se convierten en él. El secreto de la vida en este plano es que *cualquier parte del cuerpo* se puede cambiar con un destello de intención.

Esto parece difícil de creer. Por eso, permítaseme presentar el ejemplo de Timmy, un niño de seis años, de aspecto absolutamente común, que sufre uno de los síndromes psiquiátricos más extraños: personalidad múltiple. Timmy tiene más de doce personalidades por separado, cada una con sus propios modelos emotivos, inflexiones vocales, preferencias y aversiones. Sin embargo, las personas que tienen personalidades múltiples no son simplemente casos psicológicos, ya que, según abandonan una personalidad y se ponen otra, en sus cuerpos pueden ocurrir cambios notables.

Una personalidad puede sufrir diabetes, por ejemplo, y la persona será insulinodeficiente por tanto tiempo como esa personalidad esté en vigor. En cambio, otras personalidades pueden estar completamente libres de diabetes y sus niveles de insulina resultarán normales. Del mismo modo, una personalidad puede tener hipertensión arterial y las otras no; hasta cicatrices, verrugas, llagas y otros daños de la piel pueden aparecer y desaparecer con el cambio de personalidad. La bibliografía sobre personalidad múltiple incluye a pacientes que pueden alterar instantáneamente el modelo de las ondas cerebrales del electro-encefalograma o transformar el color de sus ojos de azul a marrón. Una mujer tenía tres períodos menstruales cada mes, correspondientes a sus tres personalidades separadas.

Timmy es especialmente asombroso, pues una de sus personalidades —y sólo una— es alérgica al jugo de naranja y le brota la urticaria cuando lo bebe. Daniel Coleman, escritor sobre temas de salud, informa en el *New York Times*: "La urticaria se presenta incluso si Timmy bebe el jugo de naranja y aparece otra personalidad mientras el jugo está en digestión. Más aún, si vuelve Timmy cuando la reacción alérgica está presente, el escozor de las ronchas cesa inmediatamente y las ampollas llenas de agua empiezan a borrarse".

Este es un ejemplo perfecto del modo en que las señales del cuerpo mecánico cuántico pueden provocar cambios instantáneos en el cuerpo físico. Lo notable en este caso es que las alergias no suelen ir y venir según el capricho de la mente. ¿De qué modo podrían hacerlo? Las células blancas del sistema de inmunidad, recubiertas de los anticuerpos que causan la reacción alérgica, esperan pasivamente el contacto de un antígeno. Cuando se presenta ese contacto se activa automáticamente una serie de reacciones químicas.

Sin embargo, en el caso de Timmy parece que, cuando las moléculas de jugo de naranja se aproximan a sus células blancas, se toma una decisión en cuanto a reaccionar o no. Esto hace suponer que la célula en sí es inteligente. Más aún, esa inteligencia habita en un nivel más profundo que sus moléculas, pues el anticuerpo y el jugo de naranja se encuentran frente a frente con átomos muy comunes de carbono, hidrógeno y oxígeno. Afirmar que las moléculas pueden tomar decisiones contradice a la ciencia física actual; es como si el azúcar tuviera a veces antojos de ser dulce y en otras ocasiones no. Pero no es sólo la notable intensidad del caso de Timmy lo que nos deja atónitos. Una vez asumido el hecho de que él elige ser alérgico —de otro modo, ¿cómo podría activar o desactivar su urticaria?—, nos enfrentamos a la posibilidad de que nosotros también estemos eligiendo nuestras propias enfermedades. No tenemos conciencia de esta elección, pues se produce en un plano situado por debajo de nuestros pensamientos cotidianos. Pero si tenemos tal capacidad deberíamos poder controlarla.

EL CUERPO ES UN RIO

Todos tendemos a ver nuestros cuerpos como esculturas congeladas, objetos materiales sólidos y fijos, cuando en realidad son más parecidos a ríos, a modelos de inteligencia fluidos y en perpetuo cambio. El filósofo griego Heráclito declaraba: "No es posible sumergirse dos veces en el mismo río, pues siempre están llegando aguas frescas". Lo mismo rige para el cuerpo. Si "pellizcamos un rollo" de nuestra cintura, la grasa que estrujamos entre los dedos no es la misma que la que estaba el mes pasado. El tejido adiposo —las células de grasa— se llena de grasa y se vacía constantemente; por tanto, se cambia por completo cada tres semanas. Cada cinco días adquirimos una nueva pared estomacal —la capa interior de células estomacales se cambia en cuestión de minutos mientras digerimos la comida—. La piel es nueva cada cinco semanas. El esqueleto, que parece tan sólido y rígido, es enteramente nuevo cada tres meses. En total, el flujo de oxígeno, carbono, hidrógeno y nitrógeno es tan veloz que uno puede renovarse en algunas semanas; sólo los átomos de hierro, magnesio, cobre, etcétera, más pesados, demoran el proceso. Uno parece ser el mismo por fuera; sin embargo, es como un edificio cuyos ladrillos fueran continuamente reemplazados por otros. De año en año, el noventa y ocho por ciento de la cantidad total de átomos que hay en el cuerpo queda sustituido; así lo han confirmado los estudios de radioisótopos realizados en los laboratorios de Oak Ridge, en California. Este constante torrente de cambio es controlado en el plano cuántico del sistema mente-cuerpo. Sin embargo, la medicina aún no ha aprovechado esto; aún espera dar el salto cuántico.

Para cambiar el registro del cuerpo es preciso aprender a rescribir el *software* de la mente. En los capítulos siguientes, me gustaría conducir al lector en un viaje de autoexploración. Le mostraré de qué modo el Ayurveda puede hacerle dominar mejor su salud, desde ese plano cuántico que es la próxima frontera de la medicina. El enfoque se divide en tres partes, correspondientes a las tres divisiones de este libro.

Parte I: Un lugar llamado salud perfecta

Primero analizaremos la posibilidad de gozar de una salud perfecta, para luego pasar a temas prácticos. El Ayurveda enseña que la naturaleza proporciona a cada persona un plano propio inigualable; se llama *prakriti* o tipo físico. Respondiendo al simple cuestionario del capítulo dos, usted descubrirá cuál de los diez tipos físicos básicos le corresponde. Este es el paso más importante para alcanzar un más alto estado de salud, pues nuestra prakriti nos indica cómo pretende la naturaleza que vivamos. Según el Ayurveda, nuestro cuerpo sabe qué le conviene y qué lo perjudica; la naturaleza nos ha dotado desde el nacimiento con los instintos correctos. Una vez que el lector comience a captar y obedecer esas tendencias innatas, descubrirá que su fisiología es capaz de alcanzar el equilibrio por cuenta propia con un mínimo esfuerzo de su parte.

Tal como explicaremos en detalle, algunos desequilibrios, extremadamente pequeños dentro del organismo, siembran la simiente de enfermedades futuras; mantener el equilibrio, en cambio, puede asegurar un estado ideal de salud. Se presentan los puntos fuertes y los débiles de cada tipo físico para posibilitar al lector la elección de su propio enfoque específico en cuanto a evitar las enfermedades. La dolencia que usted debería tratar de evitar es aquella a la que es más propenso, y eso es lo que indica su *prakriti* o tipo físico.

Parte II: El cuerpo humano mecánico cuántico

En esta sección ahondaremos en el plano cuántico interno, explorando el modo en que la mente dirige el cuerpo hacia la enfermedad y la salud. Miles de años antes de que la medicina moderna descubriera el vínculo entre mente y cuerpo, los sabios del Ayurveda lo habían dominado. Desarrollaron una técnica interior, que opera desde los niveles más profundos de nuestra conciencia. El secreto de la salud perfecta consiste en la práctica de estas técnicas. Analizamos el papel de la meditación para retirar los obstáculos hacia la salud; exploramos la manera de explotar el CUERPO HUMANO MECANICO CUANTICO para cambiar el cuerpo físico con mayor potencia que la que pueden tener drogas, dietas o ejercicios.

En esta sección tratamos ampliamente muchos temas, desde las adicciones y el cáncer hasta la eliminación de toxinas físicas y mentales: todas las áreas de la medicina que se tratan en una clínica Ayurveda. Si el lector se ve a sí mismo con los ojos de un médico ayurvédico y lee los casos de personas que se han sometido a nuestros programas, comprenderá mejor por qué la "curación cuántica" representa un gran avance en nuestra aproximación a mente y cuerpo.

Parte III: Vivir a tono con la naturaleza

Después de presentar el gran designio del Ayurveda, concluyo con el consejo práctico que he cosechado en los últimos cinco años. El ideal de la salud perfecta depende del equilibrio perfecto. Cuanto comemos, decimos, pensamos, hacemos, vemos y sentimos afecta nuestro estado general de equilibrio. Parecería imposible controlar al mismo tiempo todas estas influencias diferentes. Sin embargo, mediante dietas, ejercicios y rutinas diarias y estacionales, específicamente ideados para su tipo físico, usted podrá corregir gran parte de los desequilibrios que ahora presenta su fisiología y evitar los que podrían aparecer en el futuro.

EL REENCANTO DE LA NATURALEZA

Es fascinante apreciar el modo en que la salud perfecta coincide con un movimiento intelectual más amplio que está sacudiendo los cimientos de la ciencia. Ilya Prigogine, ganador del Premio Nobel de Química en 1977 y pionero de este movimiento, lo llama "el reencantamiento de la naturaleza", es decir, la comprensión de que la naturaleza no es una máquina, sino un medio maravilloso, cuyas posibilidades ocultas apenas sospechamos en la actualidad. La naturaleza es como una banda de radio, con infinitas estaciones; la realidad que usted experimenta en este momento es sólo una de las estaciones de la banda, muy convincente mientras mantenga esa sintonía, pero enmascara las otras posibilidades que hay a cada lado.

A principios de siglo, el psicólogo William James sugería el mecanismo que nos permite girar el dial: "Uno de los grandes descubrimientos de mi generación", escribía, "fue que los seres humanos pueden transformar su vida alterando su actitud mental". Era un comentario muy avanzado, dirigido más al futuro que a sus contemporáneos. En sus tiempos era indiscutible que la naturaleza se desarrollaba mecánicamente, como resultado de leyes inflexibles que operaban sin atención a los seres humanos. Ahora parece que los seres humanos contamos mucho; tal vez la naturaleza nos esté brindando sólo la realidad que nosotros esperamos y en la cual creemos.

Es claro que hemos pasado muchos siglos creyendo en la enfermedad y en la muerte. Esto expresa mucho más sobre nuestra relación con la vida que sobre la vida misma. La vida es sumamente flexible y las fuerzas que la hacen resistir son tan fuertes como las que la llevan a decaer. Si uno planta un pino en una parcela céntrica, en una ciudad de ambiente contaminado, tal vez viva cincuenta años; plantado en el campo, su período de vida puede prolongarse a doscientos o trescientos años; en los despeñaderos barridos por el viento de las Montañas Rocosas, quizá sobreviva más de dos milenios. ¿Cuál es su período de vida natural? Depende por completo de la situación. Hay fuerzas que trabajan siempre para preservar la vida del pino; otras, para oponérsele. En ese equilibrio dinámico se basa el destino del árbol. Tanto una vida relativamente breve como otra inmensamente larga son naturales según el medio.

Un ratón de laboratorio vive normalmente menos de dos años si se cría en una jaula con una dieta normal. Si se reduce su temperatura corporal y es alimentado con una mínima cantidad de calorías —aunque manteniendo las vitaminas, los minerales, las proteínas y otros elementos que necesita— la vida del ratón se puede prolongar el doble o el triple. Por el contrario, si sometemos al mismo ratón a un estrés anormal —por ejemplo, arrojándolo todos los días frente a un gato, manteniéndolo apenas fuera de su alcance—, lo más probable es que el ratón muera en pocas semanas. En todos los casos, los órganos internos del animal habrán envejecido en el mismo grado: el corazón desgastado, el hígado y los riñones serán uniformemente "viejos", aunque el ratón más anciano haya vivido tal vez cincuenta veces más que el más joven.

Al cambiar el equilibrio de fuerzas cambia la vida. En el caso de los seres humanos es posible elegir y controlar el medio, lo cual da una enorme flexibilidad a la duración de nuestra vida. Cuando hablamos de salud perfecta, estamos proponiendo que el equilibrio dinámico de la vida sea inclinado a nuestro favor. Nadie ha vivido eternamente, pero es posible agregar cincuenta años al período vital común y moderno de setenta años, alcanzando la vida más larga de que guardamos registro: ciento veintiún años, atribuidos a un isleño japonés. En el Imperio Romano, la expectativa de vida era de veintiocho años; hacia el año 2000 tal vez llegue a los noventa para todo norteamericano saludable, hombre o mujer. Eso representa mucha flexibilidad.

Si analizamos la unidad de vida más pequeña, la célula, la discrepancia entre una vida larga y una breve es incluso más pronunciada. Recojamos un cántaro de agua en el borde de un estanque. Si ponemos una gota bajo el microscopio, veremos que allí pululan plantas y animales unicelulares: paramecios, amebas, algas, etcétera. Cada ameba puede tener un período de vida de dos o tres semanas. Pero como las amebas se multiplican por bipartición, el material genético que hay dentro de cada una es tan viejo como la célula madre de la cual proviene; es decir, tiene cuatro semanas en vez de dos. La célula madre descendía de su propia madre; por tanto, deberíamos decir que parte de la ameba que estamos contemplando es tres veces más vieja de lo que pensábamos, y otra parte, cuatro veces más. Por fin llegaremos a la conclusión de que, en parte, esa única ameba del estanque vecino es tan vieja como todas las amebas que han vivido alguna vez; tal vez tenga cien mil millones de años.

En sí, los átomos y las moléculas que componen la ameba no la han habitado por tanto tiempo. Vienen y van constantemente en un torbellino de oxígeno, hidrógeno, carbono y nitrógeno. Aun así, la ameba retiene su forma y su identidad generación tras generación. Alguna fuerza vital la mantiene unida y, mientras no se destruya su ADN, esa célula albergará eternamente su porción de vida.

Nuestro cuerpo, compuesto por entre cincuenta y cien billones de células, es increíblemente más complejo que una ameba, pero albergamos una vida igualmente antigua e igualmente joven, todo al mismo tiempo. Para hablar adecuadamente del período de vida humano, debemos referirnos a los muchos períodos de vida representados dentro de un mismo cuerpo. Una célula de la pared estomacal vive unos pocos días; una célula epitelial típica, sólo dos semanas. El glóbulo rojo de la sangre tiene una vida más larga: dos o tres meses. Entre las células, las que más viven se encuentran en el hígado, donde tardan varios años en reemplazarse; las del corazón y las del cerebro, al parecer, duran toda una vida sin reproducirse.

Lo sorprendente es que el mismo ADN controla todas estas duraciones, desde las más breves a las más prolongadas. Las células de la piel y las del cerebro son genéticamente idénticas; descienden del mismo momento de la concepción, cuando la mitad del ADN paterno se fusionó con el ADN de la madre para formar esa variante única de ADN que se convirtió en usted. Mediante un proceso que aún no comprendemos, ese ADN pudo crear todo tipo de células especializadas: las del cerebro, las de la piel, el corazón, el hígado, etcétera, cada una con una duración de vida determinada. No es posible decir con sólo observar una célula si su vida será larga o corta; las neuronas del cerebro, que duran toda una vida, son casi idénticas a las células olfatorias de la nariz, que nos brindan el sentido del olfato; sin embargo, estas se renuevan cada cuatro semanas.

De igual modo que la ameba, cada célula humana está compuesta por átomos que vuelan, literalmente, a través de ella; hacen falta apenas unas cuantas milésimas de segundo para intercambiar el oxígeno y el dióxido de carbono en los pulmones; los iones de sodio y de potasio son bombeados hacia el interior y exterior de las células cerebrales trescientas veces por segundo. El músculo cardíaco extrae el oxígeno de la hemoglobina con tanta rapidez que, en unos pocos segundos, la sangre que entra en el corazón por las arterias coronarias, de color rojo intenso, sale casi negra.

Pero este interminable torbellino de actividad no disuelve la forma ni la identidad de una persona, como no disuelve las de la ameba. Nuestro ADN ha sido característicamente humano al menos durante dos millones de años; el ADN primitivo del que desciende es tan viejo como la vida misma; se remonta casi a dos mil millones de años. Somos excesivamente estables en el plano genético, aunque el material de nuestro cuerpo venga y vaya.

VIDA LIBRE DE IMPERFECCIONES

Si la vida puede ser tan flexible y dinámica, lo extraño es que no se prolongue más. Y así sería, si supiéramos manejar el equilibrio de fuerzas que operan dentro y alrededor de nosotros. Los antiguos sabios del Ayurveda tuvieron la audacia de formular la pregunta última: "¿Es preciso enfermar y envejecer?". Su respuesta fue negativa. Si las fuerzas que están en nuestro interior se mantienen en armonía y en equilibrio con el medio circundante, podemos ser inmunes a la enfermedad. Un equilibrio perfecto posibilita una salud perfecta.

En el Ayurveda confiamos mucho en el principio de que cualquier dolencia puede ser evitada siempre que se mantenga el equilibrio, no sólo en el cuerpo, sino también en la mente y en el espíritu. Los sabios ayurvédicos nos enseñan que en todos nosotros existe el impulso de crecer y progresar. Este impulso gobierna automáticamente nuestro equilibrio total; se ve operar en todas las células, pero especialmente en el cerebro, que equilibra simultáneamente la temperatura del cuerpo, el ritmo metabólico, el hambre y la sed, el sueño, la química de la sangre, la respiración y muchas otras funciones. Su coordinación debe ser increíblemente exacta para mantener la salud —el hipotálamo, una diminuta región del cerebro anterior, no más grande que la punta de un dedo, coordina decenas de funciones automáticas del cuerpo, por lo que se ha ganado el apodo de "cerebro del cerebro".

Pero la verdadera fuente de equilibrio se encuentra aún más hondo en el plano cuántico. Aquí es posible aprovechar nuestro básico impulso de crecer y progresar mediante técnicas especiales que ya exploraremos. Esta es una zona vital, en general desconocida para casi todas las personas, que de acuerdo con esto se encuentran con frecuencia indefensas frente a la enfermedad y el envejecimiento. Cuando las fuerzas que actúan contra la vida ganan la partida, el cuerpo no tiene más alternativa que la de deteriorarse con el tiempo.

Por el contrario, si aprendemos a vivir en equilibrio desde el plano más profundo, nuestro crecimiento interior no tiene límites previsibles. Decenas de libros analizan el valor del crecimiento interior, pero se despreocupan del ingrediente clave que destaca el Ayurveda: el crecimiento es automático; está en el plan de la naturaleza, incorporado a nuestras propias células. Sólo se trata de seguir el silencioso río de la inteligencia hasta su fuente. Ese es el secreto final de la salud perfecta. Si pudiéramos permitir que la mente se expandiera y explorara realidades más elevadas, el cuerpo la seguiría. ¿No bastaría eso para salvarlo de la enfermedad y la vejez?

Hasta dónde nos llevará la evolución es un tema sobre el que sólo podemos especular, pero hay ejemplos dramáticos en los que la mente se ha negado a creer en la enfermedad y el cuerpo la ha seguido súbitamente. Este último año vi a un paciente suizo llamado Andreas Schmitt, a quien se le había diagnosticado un cáncer fatal. Hace un año y medio se descubrió en la espalda un punto que le dolía, que le molestaba cuando se reclinaba en la silla. Al explorarlo con los dedos, detectó una zona hinchada del tamaño de una moneda. Su esposa dijo que parecía un lunar oscuro agrandado. Utilizando el espejo de mano de su esposa, Andreas llegó a ver una protuberancia de color entre parda y purpúrea, bien localizada en medio de sus omóplatos.

A partir de entonces, los acontecimientos sucedieron rápida y sombríamente. Un oncólogo de Ginebra le hizo una biopsia,

35

que reveló la presencia del melanoma, la forma más virulenta del cáncer de piel y que se extiende con más rapidez. Un día después operaban a Andreas. Los cirujanos retiraron el tumor y exploraron los ganglios linfáticos de la axila derecha. Se extirparon catorce ganglios sospechosos; cuatro de ellos, según se descubrió, tenían células de melanoma en su interior. Desaparecido el melanoma original, el próximo paso era tratar con rayos las zonas de la espalda y el hombro para atrapar a cualquier célula cancerígena que hubiera quedado. Andreas, hombre culto, que ya pasaba de los cincuenta años, se negó al tratamiento.

—Mi lógica —me dijo más adelante— era esperar el desarrollo de los hechos. El tumor ya no estaba. Yo había sufrido un trauma considerable por la operación quirúrgica y, en el fondo, no estaba seguro de tener fuerzas suficientes para someterme a nuevos tratamientos. ¿No sería mejor darme tiempo para recuperarme en casa y tener confianza?

Esta decisión inquietó a su oncólogo, quien le dijo que si interrumpía el tratamiento era casi seguro que el melanoma regresaría en el curso de seis meses.

—¿Y con la radiación no volverá? —preguntó Andreas.

—Las posibilidades serían menores —dijo su médico.

—¿Y cuánto tiempo más puedo vivir después de eso?

El médico se vio obligado a hacer un cálculo desasosiego. Los pacientes con melanoma metastásico, sin tratamiento, pueden vivir unos pocos meses; tratados al máximo, la expectativa de vida se extiende a veces a algunos años; a veces, no. Después de cinco años, la cantidad de sobrevivientes es inferior al diez por ciento. A los diez años prácticamente no queda ninguno con vida.

—Y si no voy a sobrevivir a largo plazo —dijo Andreas—, ¿por qué someterme al tormento sólo para complacer a un médico?

Siguió adelante con su vida los seis meses siguientes, hasta que le apareció un ganglio linfático hinchado, esta vez bajo el brazo izquierdo. Las pruebas demostraron que era la reaparición del melanoma, tal como le habían pronosticado. A esta altura no existían esperanzas médicas realistas. Cuando Andreas vino a Norteamérica en busca de ayuda, yo le ofrecí una introducción al concepto del cuerpo mecánico cuántico.

—Antes de que el cáncer pueda existir físicamente, debe ser activado en un plano más profundo. En vez de hablar de un error en el mecanismo autorreparador del ADN, o de la acción de los carcinógenos, el Ayurveda dice que la enfermedad es el resultado de distorsiones en las medidas de las vibraciones cuánticas que mantienen intacto al cuerpo.

Usted puede aprender a llevar su conciencia a ese nivel sutil de su persona; en realidad, lo que llamamos pensamientos y emociones son sólo expresiones de estas fluctuaciones cuánticas. La conciencia tiene la capacidad de curar, y parece ser decisiva para causar curaciones súbitas, aun en los casos más avanzados de enfermedades incurables.

De toda enfermedad supuestamente incurable hay casos de curaciones inexplicables. Una de las peculiaridades del melanoma es que está más sujeto a la autocuración que muchas formas de cáncer menos mortíferas. Estas "remisiones espontáneas" son relativamente raras; se producen en menos del uno por ciento de los casos, pero al parecer terminan en recuperaciones completas y duraderas.

—Si existe siquiera una persona que se ha curado a sí misma de melanoma —señalé—, sabemos que es posible. ¿Qué lo provoca? Algún nuevo descubrimiento que usted debe hacer dentro de sí mismo. Por el momento, tiene tantas posibilidades de hacer ese descubrimiento como otro cualquiera.

Pese a que todo estaba contra él, Andreas tomó en serio este consejo. Aprendió las técnicas mentales específicas del Ayurveda, las que enseñamos a pacientes gravemente enfermos, y por añadidura se sometió a tratamientos de purificación para retirar las impurezas de su cuerpo —este procedimiento se explica en los capítulos seis y siete—. Volvió a Suiza y, cuatro meses después, informó jubilosamente que el ganglio linfático se había deshinchado. Las radiografías y los análisis de sangre no revelaron rastros de melanoma en su cuerpo. Aunque los oncólogos suizos no esperaban que viviera más de tres meses después de la reaparición de su cáncer, Andreas lleva ahora una vida normal, superados ya dos años.

El aspecto más llamativo de este caso es que la mente del enfermo invitó al cuerpo a aceptar una nueva realidad y este lo hizo, sin prestar atención al hecho de que cuanto estaba ocurriendo era "imposible". ¿Cómo podemos explicar hechos tan extraordinarios? Un estudio de cuatrocientos casos de cáncer que entraron en remisión espontánea ha revelado curaciones que tenían poco en común. Algunas personas bebían jugo de uvas o ingerían grandes dosis de vitamina C; otras rezaban, tomaban remedios de hierbas o, simplemente, buscaban animarse. Sin embargo, estos pacientes tan diversos tenían una sola cosa en común. En cierto punto de la enfermedad supieron, con absoluta certeza, que iban a mejorar, como si la enfermedad fuera solamente un espejismo; entonces el paciente pasó de pronto más allá de ella, a un espacio en el que el miedo, la desesperación y cualquier enfermedad no existían.

Entraron en el lugar llamado salud perfecta.

2

Para descubrir el tipo fisico

Es un día claro, a principios del otoño, en el centro de Boston —o de cualquier otra gran ciudad—; la muchedumbre que ha salido a almorzar regresa al trabajo. Algunos visten bufanda, sombrero y guantes, anticipándose al invicrno; otros, camisa de manga corta, como si pensaran que aún estamos en verano. Un hombre, con el torso desnudo y en pantalones cortos, trota hacia el parque, anticipándose a la luz verde. Ofrece un vívido contraste con una mujer de cierta edad, que espera su autobús envuelta en un abrigo muy largo con cuello de pieles. Quien mirara sin prestar atención podría pensar que estas personas viven en climas diferentes. En realidad, están expresando las diferencias que la naturaleza ha creado dentro de ellas.

Pese a que muchos han consumido la típica comida compuesta de emparedado, patatas fritas y café, el alimento reposa ligeramente en algunos estómagos, se agita en otros con nerviosismo y pasa inadvertido en la mayoría de los demás. En algunos cuerpos, el corazón late más de prisa, pues la acera parece atestada; otros están derramando un exceso de ácido gástrico o experimentan una elevación de la presión sanguínea. Hace falta gente de todo tipo para hacer un mundo, pero ¿repara la medicina en qué tipos hay, en realidad?

En la medicina convencional prestamos mayor atención a las diferencias entre una enfermedad y otra que entre una persona y otra. Si un paciente se queja de que padece una punzada artrítica en las manos, el médico sabe que esta molestia común puede estar vinculada con más de cien enfermedades, todas las cuales provocan dolor, inflamación y rigidez en las articulaciones. Se sabe que algunos heredan la tendencia hacia la artritis, pero también parece contribuir una asombrosa cantidad de cosas como cambios hormonales, estrés físico y mental, dieta, falta de ejercicio, etcétera.

El Ayurveda señala que, si las enfermedades difieren tanto entre sí, es porque las personas también difieren mucho. Si bien la biología reconoce que todos nacemos con una individualidad bioquímica, esto tiene pocas aplicaciones prácticas en el consultorio del médico. La individualidad significa que nadie es como el promedio. En cualquier momento, nuestras células y tejidos no contienen el nivel medio de oxígeno, dióxido de carbono, hierro, insulina o vitamina C. En cambio, contienen una cantidad exacta, exclusiva de ese momento, del estado físico de nuestro cuerpo y de la condición de nuestros pensamientos y emociones. Nuestro cuerpo es un compuesto tridimensional de millones de diminutas diferencias; estudiándolas, podemos hallar mejoras importantes en nuestra salud. En cierto plano, la salud perfecta es un fenómeno biológico muy específico.

EL PRIMER PASO: CONOCER EL TIPO FISICO

Dondequiera que se mire, nuestro cuerpo hace algo único con cada molécula de aire, agua y alimento que tomamos guiado por sus tendencias innatas. Tenemos la opción de seguir estas tendencias o modificarlas, pero es antinatural que nos opongamos implacablemente a ellas. En el Ayurveda, vivir en armonía con la naturaleza —fácil y cómodamente, sin tensiones— significa respetar nuestro carácter único.

La primera pregunta que se formula un médico ayurvédico

no es: "¿Qué tiene mi paciente?", sino "¿Quién es mi paciente?".
No es el nombre lo que le interesa, sino cómo está constituido.
Busca los rasgos característicos que revelan el tipo físico, también conocido como *prakriti*. Esta palabra sánscrita significa "naturaleza"; es la naturaleza básica del paciente lo que se quiere descubrir antes de atender sus molestias y síntomas.

El tipo físico ayurvédico es como un plano que indica las tendencias innatas incluidas en nuestro organismo. Un vaso de leche entera contiene ciento veinte calorías, sea quien fuere el que lo beba, pero una persona usa esas calorías principalmente para acumular grasa, mientras que otra convierte la mayor parte en energía; el cuerpo de un niño extrae de él montones de calcio para construir nuevo tejido óseo, pero una persona mayor pasa esa misma cantidad de calcio por sus riñones —y tal vez la convierta en un doloroso cálculo renal, si su cuerpo ya no puede manejarse eficazmente con el calcio—.

Al conocer el tipo físico, el médico ayurvédico puede determinar qué dieta, qué actividades físicas y terapias médicas pueden ayudar a su paciente, y cuáles no le servirán de nada o hasta le serán perjudiciales. Una pizza con mucho queso puede ser potencialmente letal para alguien que tenga una dolencia arterial avanzada, por ejemplo; la grasa ingerida podría ser la última gota que rompa uno de los depósitos de placa grasa, bloqueando así un vaso sanguíneo hacia el corazón. De la más pequeña de esas rupturas han resultado grandes ataques cardíacos. Sin embargo, la misma pizza sería relativamente inofensiva para el resto de nosotros, y el alto contenido graso hasta es deseable para los que no pueden aumentar de peso con dietas normales. Saber quién se es, cuál es nuestra prakriti, es una clave de valor inestimable para determinar qué debemos comer.

Hay tres motivos importantes por los que conocer el tipo físico es el primer paso hacia la salud perfecta:

1. *La simiente de la enfermedad se siembra temprano.* Sería difícil hallar a un cardíaco de cuarenta años que no hubiera presentado algunas señales sospechosas a los veinte. El patólogo

que examina las arterias de una persona fallecida a los veinte años detecta prematuras vetas de grasa que habrían podido provocar un posterior ataque cardíaco. Hasta los niños de diez años serán propensos, ya a las alergias o al sobrepeso crónico, al colesterol elevado o a las úlceras pépticas. Pero a esa edad, cuando la enfermedad incipiente es más fácil de tratar y evitar, los síntomas suelen ser de difícil interpretación. Comprendiendo los tipos físicos, con sus puntos fuertes y sus puntos débiles específicos, se puede empezar a tomar medidas preventivas en la época en que harán el mayor bien, mucho antes de que se manifieste la enfermedad.

2. *Los tipos físicos hacen que la prevención sea más específica.* Nadie está propenso a todas las enfermedades; sin embargo, casi todos tratamos de evitar todas las posibles: el cáncer, los ataques cardíacos, la osteoporosis, etcétera, pasando con incertidumbre de un susto médico al siguiente. Si uno trata de evitar todas las enfermedades sin saber a cuál está particularmente predispuesto, es como lanzar puñaladas en la oscuridad. ¿Por qué hay sesenta millones de adultos norteamericanos que circulan con hipertensión arterial no atendida? Parte de la razón, por lo menos, es que no se establece una suficiente vinculación personal entre la prevención y el individuo que la necesita. Los ataques cardíacos, el cáncer y la diabetes se presentan en personas específicas, una a una. Lo razonable es que la prevención actúe sobre la misma base.

3. *Los tipos físicos logran que el tratamiento sea más adecuado, una vez que la enfermedad se declara.* El tratamiento generalizado —recetar Valium a cualquiera que padezca ansiedad o prescribir antiácidos a todos los que tienen úlcera— es actuar a tientas; se supone que una enfermedad determinada es la misma en toda la gente. Pero esto no es cierto, como ya hemos visto. Según el Ayurveda, tres personas distintas pueden sentir ansiedad en tres planos distintos de estrés. Sus úlceras pueden ser resultado de tres dietas diferentes, de presiones en el trabajo o dificultades domésticas. En realidad, sufren tres enfermedades diferentes, todas las cuales caen, por casualidad, bajo un mismo nombre. Lo mismo es válido para las personas que fuman sin cesar, comen

compulsivamente o padecen alergias y asma. En todos estos casos, el tipo físico ayurvédico es notablemente acertado, como ya se verá, porque puede señalar lo que está ocurriendo dentro de cada individuo.

Por fin, conocer el propio tipo físico es esencial para que cada uno se entienda a sí mismo. Cuando descubrimos lo que ocurre en nuestro interior ya no nos dejamos influir por lo que la sociedad crea que deberíamos decir, hacer, pensar o sentir. Uno de los placeres de aprender el Ayurveda es la comprensión que nos ofrece sobre las pequeñas cosas que, probablemente, desechamos como idiosincrasias. La televisión norteamericana insta a todo el mundo a beber un vaso de jugo de naranja por la mañana, pero a algunas personas eso les causa acidez o les descompone el estómago. Esto no es anormal; indica que corresponden a un tipo físico determinado, para el cual la cualidad ácida del jugo de naranja no es lo ideal.

Una persona a la cual una taza de café no muy cargado le destroza los nervios es, por naturaleza, diferente de quien puede tomar tres tazas de café *espresso* sin experimentar molestias. Cuando uno reacciona ante una taza de café, una corriente fría, las críticas del jefe, una carta de amor o el clima lluvioso, el tipo físico está enviando una señal. Es una señal muy particular, que sólo uno puede captar. Si empezamos a prestar atención a todas las señales que se nos envían día a día, minuto a minuto, notaremos que afectan a nuestro humor, nuestra conducta, las percepciones, gustos, talentos, la atracción hacia otras personas, y mucho más.

La expresión "tipo físico" es sólo una sugerencia de lo que significa *prakriti*; es, en realidad, nuestro mundo, la realidad personal que cada uno genera desde el centro creativo de nuestro interior. Sería más adecuado llamar a la prakriti "tipo constitucional psicofisiológico", sintagma que incluye tanto mente (psique) como cuerpo (fisiología). Evito esta frase en bien de la brevedad, pero vale la pena recordar que el tipo físico tiene también un aspecto mental.

EL DISTRIBUIDOR DE ENERGIA
DEL CUERPO

¿De dónde vienen los tipos físicos? Todo el mundo tiene esencialmente el mismo tipo de células y órganos, aunque la genética pueda haber dictaminado que uno nazca con ojos azules en vez de pardos. Y pese a las enormes variaciones que se presentan entre una personalidad y otra, también compartimos la misma gama de emociones. Para hallar el origen más profundo de los tipos físicos, el Ayurveda observa el punto en el que se encuentran mente y cuerpo. Es obvio que los dos se encuentran. Cada vez que se produce un acontecimiento en la mente, existe otro correspondiente en el cuerpo. Si un niño siente temor a la oscuridad, su temor toma expresión física en forma de adrenalina, que circula por su torrente sanguíneo. El Ayurveda dice que esta interconexión se cumple en un lugar emparedado entre cuerpo y mente en el que el pensamiento se transforma en materia; está ocupado por tres principios operativos llamados *doshas*.

Los doshas son únicos y sumamente importantes, pues permiten el diálogo de la mente con el cuerpo. Todas nuestras esperanzas, temores, sueños y deseos, junto con los impulsos más leves de emociones y deseos, han dejado sus marcas en nuestra fisiología; estos sucesos mentales modelan constantemente el cuerpo al "hablar" con él. Para la mayoría de nosotros esos mensajes no son el sostén de vida que deberían ser. En algún momento de nuestra existencia adulta, las marcas del estrés y la edad empiezan a prevalecer sobre las de desarrollo y expansión. Si nuestra mente es capaz de sentir amor y creatividad mientras el cuerpo se desgasta año tras año, es porque los doshas necesitan atención.

Según el Ayurveda, el motivo por el cual la atracción hacia abajo de la entropía supera al impulso hacia arriba de la evolución es el que sigue: el desequilibrio de los doshas es la primera señal de que la mente y el cuerpo no están perfectamente coordinados. Por eso un poeta tan brillante como Keats muere de tuberculosis a los veintiséis años y un genio musical como Mozart a los treinta y cinco por una enfermedad renal. El genio de la mente no estaba acoplado al cuerpo. Por otra parte, al restaurar los doshas se abre la posibilidad de un sistema mente-cuerpo que esté siempre equilibrado, siempre saludable, siempre en evolución.

Los tres doshas se llaman Vata, Pitta y Kapha. Aunque regulan miles de funciones diferentes en el sistema mente-cuerpo, cumplen tres funciones básicas:

El *dosha Vata* controla el movimiento.
El *dosha Pitta* controla el metabolismo.
El *dosha Kapha* controla la estructura.

Cada célula de nuestro cuerpo debe contener estos tres principios. Para seguir con vida nuestro cuerpo debe tener Vata, o movimiento, que le permite respirar, hacer circular la sangre, pasar el alimento por el conducto digestivo y enviar impulsos nerviosos hacia el cerebro y desde él. Debe tener Pitta, o metabolismo, que procesa el alimento, el aire y el agua en todo el sistema. Debe tener Kapha, o estructura, para mantener unidas las células y formar músculos, grasa, huesos y tendones. La naturaleza necesita los tres para construir un cuerpo humano.

En el capítulo siguiente ahondaremos más en los doshas. Sin embargo, debemos comenzar por determinar el tipo físico del lector, lo cual le despertará un interés mucho más personal por los doshas. Así como hay tres doshas, hay tres tipos básicos de constitución humana en el sistema ayurvédico, según cuál de los doshas sea el dominante. Si un médico al examinarnos dice: "Usted es un tipo Vata", eso significa que en uno predominan las características Vata; diríamos que tenemos una prakriti Vata.

La importancia de saber que se es un tipo Vata —o Pitta o Kapha— es que eso centraliza marcadamente la dieta, el ejercicio, la rutina diaria y las demás medidas necesarias para evitar la enfermedad. Una persona Vata vive en un mundo coloreado de Vata hasta el mínimo detalle. Al comer alimentos que equilibren el Vata, puede ejercer una tremenda influencia equilibrante por doquier. Esto será obvio para el lector apenas haya completado el cuestionario de las páginas siguientes. Mas es preciso recordar que los tres doshas están presentes en cada persona y que los tres se deben mantener equilibrados. El conocimiento del tipo físico que así obtendrá el lector es su clave para lograr el equilibrio *total*; proporciona los importantísimos ingredientes para el cambio: verse a uno mismo tal como la naturaleza lo hizo.

PRUEBA DEL TIPO FISICO DEL AYURVEDA

El siguiente cuestionario se divide en tres secciones. Las veinte primeras preguntas se refieren al dosha Vata; lea cada frase y clasifique, de 0 a 6, hasta qué punto se aplica a usted.

0 = No se aplica a mí.

3 = Se aplica a mí hasta cierto punto (o a veces).

6 = Se aplica a mí generalmente (o casi siempre).

Al terminar la sección anote su puntuación Vata total. Por ejemplo, si usted marcó un 6 para la primera pregunta, un 3 para la segunda y un 2 para la tercera, su total hasta ese punto será de 6 + 3 + 2 = 11. Sume toda la sección de ese modo y así llegará a su puntuación Vata final. Haga lo mismo con las veinte preguntas para Pitta y las de Kapha.

Cuando haya terminado tendrá tres resultados diferentes. Al compararlos determinará su tipo físico.

Tratándose de rasgos físicos bastante objetivos, la elección suele ser obvia. En el caso de las características mentales y la conducta, que son más subjetivas, el lector debería responder según cómo haya sentido y actuado la mayor parte de su vida o, al menos, en los últimos años.

SECCION 1 - VATA

	No se aplica	Se aplica a veces	Se aplica generalmente

1. Realizo mis actividades muy de prisa.   1 ▪ 2 ▪ ③ ▪ 4 ▪ 5 ▪ 6
2. No sirvo para memorizar cosas
   y recordarlas más adelante.   1 ▪ 2 ▪ ③ ▪ 4 ▪ 5 ▪ 6
3. Soy entusiasta y vivaz por naturaleza.   1 ▪ 2 ▪ 3 ▪ 4 ▪ 5 ▪ ⑥
4. Soy delgado; no aumento de peso
   con facilidad.   1 ▪ ② ▪ 3 ▪ 4 ▪ 5 ▪ 6
5. Siempre he sido rápido para aprender
   cosas nuevas.   1 ▪ 2 ▪ 3 ▪ 4 ▪ 5 ▪ ⑥
6. Mi paso característico al caminar
   es ligero y rápido.   1 ▪ 2 ▪ 3 ▪ ④ ▪ 5 ▪ 6
7. Tiendo a tener dificultades en tomar
   decisiones.   1 ▪ 2 ▪ ③ ▪ 4 ▪ 5 ▪ 6
8. Suelo tener gases o estreñimiento
   fácilmente.   ① ▪ 2 ▪ 3 ▪ 4 ▪ 5 ▪ 6
9. Normalmente tengo las manos
   y los pies fríos.   ① ▪ 2 ▪ 3 ▪ 4 ▪ 5 ▪ 6
10. Me pongo ansioso o me preocupo
    frecuentemente.   1 ▪ 2 ▪ 3 ▪ 4 ▪ 5 ▪ ⑥
11. No tolero el frío tanto como la
    mayoría.   1 ▪ 2 ▪ 3 ▪ ④ ▪ 5 ▪ 6
12. Hablo con rapidez, y mis amigos
    me consideran parlanchín.   1 ▪ 2 ▪ 3 ▪ 4 ▪ 5 ▪ ⑥
13. Cambio de humor con facilidad
    y soy emotivo por naturaleza.   1 ▪ 2 ▪ 3 ▪ 4 ▪ 5 ▪ ⑥
14. Con frecuencia me cuesta conciliar
    el sueño o dormir profundamente
    toda la noche.   ① ▪ 2 ▪ 3 ▪ 4 ▪ 5 ▪ 6
15. Mi piel tiende a ser muy seca,
    especialmente en invierno.   1 ▪ 2 ▪ 3 ▪ 4 ▪ 5 ▪ ⑥
16. Mi mente es muy activa, a veces
    inquieta, pero también muy imaginativa.   1 ▪ 2 ▪ 3 ▪ 4 ▪ 5 ▪ ⑥
17. Mis movimientos son rápidos y activos;
    mi energía tiende a surgir como
    arranques.   1 ▪ 2 ▪ 3 ▪ 4 ▪ 5 ▪ ⑥
18. Soy fácilmente excitable.   1 ▪ 2 ▪ 3 ▪ 4 ▪ ⑤ ▪ 6
19. Si de mí depende, mis hábitos
    de comida y descanso tienden a ser
    irregulares.   ① ▪ 2 ▪ 3 ▪ 4 ▪ 5 ▪ 6
20. Aprendo con rapidez, pero también
    olvido con rapidez.   1 ▪ 2 ▪ 3 ▪ 4 ▪ 5 ▪ ⑥

RESULTADO VATA   82

SECCION 2 - PITTA

		No se aplica	Se aplica a veces	Se aplica general-mente
1.	Me considero muy eficiente.	1 ▪ 2 ▪ 3 ▪ 4 ▪ (5) ▪ 6		
2.	En mis actividades tiendo a ser sumamente exacto y ordenado.	1 ▪ 2 ▪ 3 ▪ 4 ▪ (5) ▪ 6		
3.	Soy de carácter firme y tengo una actitud algo enérgica.	1 ▪ 2 ▪ 3 ▪ 4 ▪ (5) ▪ 6		
4.	Me siento más incómodo o me fatigo con más facilidad cuando hace calor que la mayoría.	1 ▪ 2 ▪ (3) ▪ 4 ▪ 5 ▪ 6		
5.	Tiendo a transpirar con facilidad.	1 ▪ 2 ▪ 3 ▪ 4 ▪ 5 ▪ (6)		
6.	Aunque no siempre lo demuestre, me irrito o me enojo con facilidad.	1 ▪ 2 ▪ 3 ▪ 4 ▪ 5 ▪ (6)		
7.	Si me salto una comida o esta se retrasa me siento incómodo.	(1) ▪ 2 ▪ 3 ▪ 4 ▪ 5 ▪ 6		
8.	Una o más de las siguientes características corresponden a mi pelo: prematuramente cano o calvo, fino, suave, lacio, rubio, pelirrojo o muy claro.	1 ▪ 2 ▪ (3) ▪ 4 ▪ 5 ▪ 6		
9.	Tengo buen apetito; si lo deseo, puedo comer en gran cantidad.	1 ▪ 2 ▪ (3) ▪ 4 ▪ 5 ▪ 6		
10.	Mucha gente me considera terco.	(1) ▪ 2 ▪ 3 ▪ 4 ▪ 5 ▪ 6		
11.	Soy muy regular en mi funcionamiento intestinal; en mí es más común la diarrea que el estreñimiento.	1 ▪ 2 ▪ 3 ▪ 4 ▪ (5) ▪ 6		
12.	Me impaciento con mucha facilidad.	1 ▪ 2 ▪ 3 ▪ 4 ▪ 5 ▪ (6)		
13.	Tiendo a ser perfeccionista en cuanto a los detalles.	1 ▪ 2 ▪ 3 ▪ 4 ▪ (5) ▪ 6		
14.	Me enojo con bastante facilidad, pero lo olvido pronto.	1 ▪ 2 ▪ 3 ▪ 4 ▪ 5 ▪ (6)		
15.	Me gustan mucho los alimentos fríos, como el helado y las bebidas heladas.	1 ▪ 2 ▪ (3) ▪ 4 ▪ 5 ▪ 6		
16.	Si la habitación está demasiado caldeada, lo noto con más facilidad que si está demasiado fría.	1 ▪ 2 ▪ 3 ▪ 4 ▪ 5 ▪ (6)		
17.	No tolero las comidas muy calientes ni muy condimentadas.	1 ▪ 2 ▪ 3 ▪ (4) ▪ 5 ▪ 6		
18.	No soy tan tolerante como debería con quienes disienten conmigo.	1 ▪ 2 ▪ 3 ▪ (4) ▪ 5 ▪ 6		
19.	Disfruto con el desafío, y cuando deseo algo soy muy decidido en mis esfuerzos por conseguirlo.	1 ▪ (2) ▪ 3 ▪ 4 ▪ 5 ▪ (6)		
20.	Tiendo a ser muy crítico con los otros y también conmigo mismo.	1 ▪ 2 ▪ 3 ▪ 4 ▪ 5 ▪ (6)		

RESULTADO PITTA [8 9]

48

SECCION 3 - KAPHA

	No se aplica	Se aplica a veces	Se aplica general- mente

1. Mi tendencia natural es a hacer mis tareas de modo lento y relajado. 1 • 2 • 3 • 4 • 5 • (6)
2. Aumento de peso con más facilidad que la mayoría y me cuesta más adelgazar. 1 • 2 • 3 • 4 • 5 • (6)
3. Tengo un temperamento plácido y sereno; no me altero con facilidad. 1 • 2 • 3 • (4) • 5 • 6
4. Puedo saltarme comidas sin malestares significativos. 1 • 2 • 3 • 4 • 5 • (6)
5. Tiendo a un exceso de moco, flema, congestión crónica, asma o problemas en los senos paranasales. 1 • (2) • 3 • 4 • 5 • 6
6. Debo dormir al menos ocho horas para estar bien al día siguiente. 1 • 2 • 3 • (4) • 5 • 6
7. Duermo muy profundamente. 1 • 2 • 3 • 4 • 5 • (6)
8. Soy sereno por naturaleza y difícil de enojar. 1 • 2 • 3 • (4) • 5 • 6
9. No aprendo tan fácilmente como otros, pero tengo excelente retención y larga memoria. (1) • 2 • 3 • 4 • 5 • 6
10. Tiendo a engordar; acumulo grasa con facilidad. 1 • 2 • 3 • 4 • 5 • (6)
11. Me molesta el tiempo fresco y húmedo. (1) • 2 • 3 • 4 • 5 • 6
12. Mi pelo es grueso, oscuro y ondeado. 1 • 2 • 3 • (4) • 5 • 6
13. Tengo la piel suave y tez algo pálida. 1 • 2 • 3 • 4 • 5 • (6)
14. Mi cuerpo es grande y sólido. 1 • 2 • 3 • (4) • 5 • 6
15. Las siguientes palabras me describen bien: sereno, dulce, afectuoso y con propensión a perdonar. 1 • 2 • 3 • 4 • 5 • (6)
16. Tengo digestión lenta, por lo cual me siento pesado después de comer. (1) • 2 • 3 • 4 • 5 • 6
17. Tengo muy buen vigor y resistencia física y un nivel de energía parejo. 1 • 2 • 3 • (4) • 5 • 6
18. Generalmente camino a paso lento y medido. 1 • 2 • (3) • 4 • 5 • 6
19. Tiendo a dormir demasiado, al aturdimiento al despertar y, en general, soy lento para entrar en actividad por la mañana. 1 • 2 • 3 • (4) • 5 • 6
20. Como con lentitud; soy lento y metódico en mis actos. (1) • 2 • 3 • 4 • 5 • 6

RESULTADO KAPHA [81]

RESULTADO FINAL: VATA 82 PITTA 29 KAPHA 81

49

PARA DETERMINAR EL TIPO FISICO

Aunque hay sólo tres doshas, el Ayurveda los combina de diez maneras posibles para llegar a diez tipos físicos diferentes.

Tipos de dosha simple

Vata
Pitta
Kapha

Si un dosha es mucho más alto que los otros, usted es un tipo dosha simple. La puntuación más indicativa es aquella en el que el dosha primario tiene el doble de puntos que el siguiente (por ejemplo, Vata = 90, Pitta = 45, Kapha = 35), pero los márgenes más reducidos también cuentan. Un verdadero tipo dosha simple presenta los rasgos de Vata, Pitta o Kapha de manera muy prominente. El dosha siguiente tendrá incluso cierta influencia en sus tendencias naturales, pero en un grado mucho menor.

Tipos de dos doshas

Vata-Pitta o Pitta-Vata
Pitta-Kapha o Kapha-Pitta
Kapha-Vata o Vata-Kapha

Si no hay un dosha sumamente dominante, usted es un tipo de dos doshas. Esto significa que exhibe cualidades de sus dos doshas principales, ya sea juntas o de manera alternada. El más alto predomina en su tipo físico, pero ambos cuentan.

La mayor parte de las personas cuentan con un tipo de dos doshas. En algunos casos, el primer dosha es muy fuerte; tienen resultados como Vata = 70, Pitta = 90, Kapha = 46, lo cual los calificaría como Pitta puro, a no ser por la prominencia de otro dosha, Vata. En otros casos en que la diferencia es menor, sigue predominando el primer dosha, pero el segundo es casi igual. El total puede ser Vata = 85, Pitta = 80, Kapha = 40, lo cual corresponde a un tipo Vata-Pitta, aunque estos dos doshas están muy cerca.

Finalmente algunas personas tienen puntuaciones en los que un dosha se destaca, pero los otros dos se mantienen iguales (por ejemplo, V = 69, P = 86, K = 69). Estas también suelen ser un tipo de dos doshas, pero el test escrito no llegó a captar el segundo dosha; esta persona es ya un Pitta-Vatta o un Pitta-Kapha. Si su resultado es así, preste atención al primer dosha como dominante. Con el tiempo, el segundo se verá más claro.

Tipos de tres doshas: Vata-Pitta-Kapha

Si sus tres puntuaciones son casi iguales (por ejemplo, Vata = 88, Pitta = 75, Kapha = 82), usted es un tipo de tres doshas. Sin embargo, este tipo se considera raro. Revise otra vez sus respuestas con atención o haga que un amigo lo ayude a realizar otra vez el test. Luego lea las descripciones de Vata, Pitta y Kapha en las páginas siguientes para ver si uno o dos doshas son prominentes en su constitución. Por el contrario, más adelante analizaremos el tipo de tres doshas más en profundidad.

El Vata crea confusión. Si usted descubre que no puede dar respuestas claras en muchos puntos, su tipo físico puede estar oscurecido por un desequilibrio Vata. Vata es el líder de los doshas, y puede imitar a Pitta y Kapha. Tal vez usted sea de estructura menuda, pero esté excedido de peso; puede ser propenso a la preocupación, pero también irritable; es posible que padezca insomnio un tiempo y a eso le siga una tendencia a dormir demasiado. El desequilibrio Vata puede causar esa variabilidad.

En el fondo, generalmente, los tipos físicos no son ambiguos. A medida que obtenga una mejor comprensión del sistema ayurvédico, logrará ver qué respuestas se debían a un desequilibrio Vata y cuáles a su verdadera naturaleza. Si continúa confuso, lo aconsejable es consultar a un médico ayurvédico.

CARACTERISTICAS DE LOS TIPOS FISICOS

Tras haber determinado su tipo físico, ahora puede aprender a interpretarlo. Sobre el sistema ayurvédico es importante saber que es genético. El tipo físico se hereda. Mucho antes de la teoría del ADN, los sabios ayurvédicos descubrieron que los rasgos genéticos se agrupan: la piel y el pelo orientales vienen con ojos marrones, no azules; una musculatura sólida viene con huesos pesados para sostenerla, no con una estructura fina y ligera. Mente, cuerpo y conducta están consistentemente empaquetados de modos sutiles, que se revelan sólo al conocer los doshas.

El tipo físico es el molde en el que se nos forjó, pero no contiene el destino. Ser alto o bajo, indeciso o decidido, ansioso o sereno es responder a un tipo; sin embargo, hay espacio de sobra para todo aquello que el tipo físico no controla: pensamientos, emociones, recuerdos, talentos, deseos, etcétera. *El conocimiento del tipo físico nos permite evolucionar hacia un estado de salud ideal.* A diferencia de la medicina occidental, que apunta sólo a la salud física o mental, el Ayurveda quiere elevar todos los aspectos de la vida a un nivel más alto: las relaciones personales, la satisfacción laboral, el crecimiento en espíritu y la armonía social se vinculan muy íntimamente con la mente y el cuerpo; por tanto, se puede influir sobre ellos mediante una medicina si sus conocimientos son lo suficientemente profundos. Tal es el argumento que el Ayurveda presenta; creo que es a un tiempo profundo y persuasivo.

CARACTERISTICAS DEL TIPO VATA

El tema básico del tipo Vata es "variabilidad". La gente Vata es imprevisible y mucho menos estereotipada que los Pittas o los Kaphas, pero su variabilidad —en tamaño, forma, humor y actuación— también es su característica. Para la persona Vata, la energía física y mental se presenta en impulsos, sin estabilidad. Es muy Vata:

- Tener hambre a cualquier hora del día o de la noche.
- Gozar con lo excitante, con el cambio perpetuo.
- Acostarse todas las noches a hora distinta, saltarse comidas y tener en general hábitos irregulares.

- Digerir la comida bien un día y mal al siguiente.
- Exhibir impulsos emotivos fugaces que se olvidan con facilidad.
- Caminar con rapidez.

Físicamente los Vata son los más delgados de los tres tipos, de hombros y/o caderas característicamente estrechos. A algunos Vata puede serles difícil o imposible aumentar de peso y son crónicamente delgados; otros son agradablemente esbeltos y ágiles. Aunque su apetito es muy variable, los Vata constituyen el único tipo que puede comer de todo sin aumentar de peso. Algunos Vata, sin embargo, fluctúan mucho en su peso a lo largo de la vida; pueden ser espigados de adolescentes, pero obesos en la edad madura.

La irregularidad física proviene de un exceso de Vata; las manos y los pies pueden ser demasiado grandes para un cuerpo determinado o demasiado pequeños; los dientes, muy pequeños o grandes y salientes; es característica Vata el prognatismo superior. Aunque la mayoría de los Vata están bien formados, las piernas arqueadas, los pies estevados, la curvatura espinal (escoliosis), el tabique desviado y los ojos demasiado juntos o demasiado separados también son características comunes. Los huesos pueden ser muy livianos o muy largos y pesados. Las articulaciones, los tendones y las venas suelen destacarse mucho en los cuerpos Vata, pues la capa de grasa bajo la piel es muy fina. Las articulaciones que crujen se consideran muy típicas.

El dosha Vata es responsable de todo el movimiento en el cuerpo. Los músculos se mueven gracias a Vata, que también controla la respiración, los movimientos de la comida en el conducto digestivo y los impulsos nerviosos que emanan del cerebro. La función más importante de Vata es controlar el sistema nervioso central. Temblores, ataques y espasmos son ejemplos de una perturbación de Vata. Cuando este dosha está fuera de equilibrio se presentan dolencias nerviosas que varían desde la ansiedad y la depresión —una depresión ligera, con sensaciones de agotamiento, no la pesada depresión de Kapha— hasta las dolencias mentales clínicas. Los síntomas psicosomáticos de cualquier especie se deben a una perturbación de Vata. Por tanto, con poner a Vata en equilibrio con frecuencia se curan síntomas que se resisten a otros tratamientos.

Vata es responsable de iniciar las cosas para no terminarlas, característica que aparece con fuerza cuando un tipo Vata está fuera de equilibrio; estas personas visitan tiendas compulsivamente sin comprar nada, hablan sin llegar a una conclusión y se tornan crónicamente insatisfechas. A veces se dice de los tipos Vata que derrochan dinero, energía y palabras, pero esto no es cierto cuando están equilibrados, pues el dosha Vata es responsable del equilibrio en todo el cuerpo.

La mayoría de los Vata son propensos a preocuparse, y en ocasiones sufren insomnio, resultado de pensamientos inquietos. El sueño Vata normal es el más breve de todos los tipos: lo característico es seis horas o menos, que se reducen al envejecer. La emoción negativa típica que provoca el estrés es ansiedad (temor). El problema digestivo típico es el estreñimiento crónico y/o los gases intestinales, aunque los Vata también suelen padecer de nervios estomacales y digestión poco fiable en general. Los calambres digestivos y los dolores premenstruales también se atribuyen a este dosha.

Una persona Vata equilibrada es contagiosamente feliz, entusiasta y enérgica. La mente es clara y vivaz; el tono interior, optimista. Los Vata son sumamente sensibles a los cambios en el medio. Muestran respuestas rápidas y pronunciadas ante el sonido y el tacto; les disgusta el ruido fuerte. Las personalidades vivaces, vibrantes, excitables, imprevisibles, imaginativas y conversadoras expresan todas a Vata. Cuando están fuera de equilibrio, la tendencia Vata a la impulsividad hace que estas personas se obliguen a esfuerzos excesivos; el entusiasmo se convierte entonces en agotamiento; después, en fatiga crónica o depresión.

De todas sus cualidades, tal vez la más importante es que Vata guía a los otros doshas. Esto significa varias cosas: Vata es el primero en desequilibrarse, provocando las primeras etapas de la enfermedad; puede imitar a los otros doshas, lo que causa que uno atribuya el problema a Pitta o Kapha —en realidad, más de la mitad de todas las dolencias tienen un origen Vata—, y es "rey" entre los doshas, ya que, cuando está equilibrado, Pitta y Kapha generalmente lo están también. Por tanto, equilibrar al dosha Vata es de importancia vital para todos.

La advertencia básica para los tipos Vata es que descansen lo suficiente, que no se excedan y que presten mucha atención a los hábitos de vida regulares. Estas medidas pueden no parecer naturales para muchos Vata, pero con frecuencia llevan a una rápida mejoría de los problemas físicos o mentales. De Vata obtenemos nuestro instinto básico del equilibrio, cuya preservación es absolutamente vital.

CARACTERISTICAS DEL TIPO PITTA

El tema del tipo Pitta es "intenso". Toda persona pelirroja o rubicunda contiene una buena cantidad de Pitta, lo mismo que los ambiciosos, de ingenio agudo, francos, audaces, propensos a las discusiones o a los celos. El lado combativo de Pitta es una tendencia natural, pero no necesariamente se manifiesta. Cuando están equilibrados, los Pitta son cálidos y ardientes en sus emociones, amorosos y satisfechos. Una cara que irradia felicidad es muy Pitta. También es normal en Pitta:

- Sentir un hambre devoradora si la cena se retrasa treinta minutos.
- Vivir pendiente del reloj —generalmente costoso— y resentirse por cualquier pérdida de tiempo.
- Despertar por la noche con calor y sed.
- Ponerse al frente de una situación o sentir que uno debería hacerlo.
- Aprender por experiencia que los demás me hallan demasiado exigente, sarcástico o crítico.
- Caminar con paso decidido.

Físicamente los Pitta son de complexión mediana y bien proporcionados. Mantienen su peso sin fluctuaciones drásticas; para ellos no es difícil aumentar o perder unos cuantos kilos a voluntad. Los rasgos faciales están bien proporcionados; los ojos son medianos, con frecuencia dotados de una mirada penetrante. Las manos y los pies también son medianos; las articulaciones, normales.

El pelo y la piel de Pitta se reconocen con facilidad. Los cabellos suelen ser lacios y finos, rojos, rubios o pajizos, con tendencia a encanecer prematuramente. El pelo ralo, la calva o una línea capilar que se retira hacia atrás también son señal de Pitta fuerte o excesivo. La piel es cálida, suave y clara; no se broncea con facilidad y con frecuencia se ampolla sin haber tomado color —sobre todo cuando el pelo es claro y fino—; eso da a los Pitta otro motivo para rehuir el sol, que es su tendencia natural. También es muy típico de la piel Pitta estar marcada de pecas y lunares. (En los grupos raciales en los que la piel y el pelo oscuros constituyen la norma, sería necesario buscar otras características Pitta.)

Generalmente los Pitta tienen un intelecto agudo y penetrante, así como buenos poderes de concentración. Poseen una tendencia innata hacia el orden, a administrar con eficiencia sus energías, su dinero y sus actos. Gastar dinero en lujos es una excepción notable: a los Pitta les encanta rodearse de cosas finas. Tienden a responder visualmente al mundo.

En los Pitta, el calor se expresa por doquier: en su carácter, típicamente fuerte —arrebatos—, manos y pies calientes y sensaciones de ardor en los ojos, la piel, el estómago o los intestinos; todo esto suele aparecer cuando Pitta está fuera de equilibrio. Como son calientes por sí mismos, los Pitta rehúyen las exposiciones largas al sol. Sufren fácilmente de golpes de calor y no se aficionan a las tareas físicas duras. A sus ojos les disgusta la luz potente.

Los Pitta se inclinan al enojo como emoción negativa característica, y eso se revela fácilmente con estrés. Pueden ser irritables e impacientes, exigentes y perfeccionistas, sobre todo si están fuera de equilibrio. Aunque ambiciosos y con cualidades de líderes, los Pitta pueden mostrarse cortantes e hirientes en sus modales, lo cual aleja a los demás.

Los Pitta se expresan articuladamente y con exactitud; con frecuencia son buenos oradores. Tienen fuertes opiniones y son polémicos. Las expresiones sarcásticas y críticas identifican un desequilibrio Pitta, pero los tipos Pitta tienen dos caras, como las personas de otros doshas: en equilibrio son dulces, jubilosos, valientes y seguros de sí mismos. Les agradan los desafíos y los afrontan con vigor, aunque con una energía física sólo media. La resistencia de los Pitta es moderada; hasta su digestión, muy poderosa y base de su energía, puede sufrir con el abuso. Constituyen esa clase de personas que en la edad madura tienden a decir: "Antes yo podía comer de todo, pero ya no".

El dosha Pitta controla el metabolismo en todos los tipos físicos. En la gente Pitta, el "fuego digestivo", como lo denomina el Ayurveda, es particularmente fuerte. Esto otorga a los Pitta un gran apetito y, con frecuencia, una sed excesiva. De todos los tipos físicos, los Pitta son los que menos pueden pasar sin una comida o siquiera comer tarde; eso les hace sentir un hambre devoradora y/o irritación. El exceso de Pitta se asocia a la acidez, la tendencia a las úlceras estomacales, las sensaciones de ardor en el intestino y las hemorroides. Si no es atendido, el Pitta afectado debilitará gravemente la digestión.

El tejido epitelial de Pitta se irrita con facilidad, provocando sarpullidos, inflamación y acné. El blanco del ojo es sensible y enrojece con facilidad —también la vista débil tiende a asociarse con el desequilibrio de Pitta—. Los Pitta duermen profundamente, pero pueden despertar durante la noche por exceso de calor. Necesitan un moderado período de descanso y se aproximan más que otros tipos a las ocho horas normales por noche. Fuera de equilibrio, los Pitta sufren insomnio, sobre todo si están muy dedicados a su trabajo, que tiende a ser lo más importante para ellos.

La advertencia básica para un tipo Pitta es que lleve un estilo de vida moderado y puro. Cada célula del cuerpo necesita que el dosha Pitta regule su recepción de comida, aire y agua puros. Las toxinas de cualquier tipo aparecen pronto cuando Pitta se desequilibra. Los tipos Pitta, especialmente sensibles a esto, responden mal a los alimentos impuros, el agua y el aire contaminados, el alcohol y los cigarrillos y, especialmente, a las emociones tóxicas: la hostilidad, el odio, la intolerancia y los celos. El dosha Pitta nos otorga el instinto de la moderación y la pureza, cualidades que son vitales para la salud.

CARACTERISTICAS DEL TIPO KAPHA

El tema básico del tipo Kapha es "relajado". El dosha Kapha, principio estructural del cuerpo, otorga estabilidad y firmeza; proporciona reservas de fortaleza y resistencia físicas que han sido incorporadas a las estructuras sólidas y pesadas de la gente típica Kapha. En el Ayurveda se considera afortunados a los Kaphas, pues en general gozan de buena salud; más aún, sus personalidades expresan una visión del mundo feliz, tranquila. Es muy Kapha:

* Mascullar las cosas largo tiempo antes de tomar una decisión.
* Despertar poco a poco, permanecer largo rato acostado y necesitar café una vez que se levantan.
* Estar conformes con el statu quo y preservarlo conciliando a los demás.
* Respetar los sentimientos de otras personas, con las que se experimenta una auténtica empatía.
* Buscar consuelo emotivo en la comida.
* Tener movimientos graciosos, ojos líquidos y un andar deslizante, aunque se esté excedido de peso.

Físicamente el dosha Kapha proporciona fuerza y resistencia natural a las enfermedades. Además de estar bien constituido, los tipos Kapha tienden a ser corpulentos, de caderas y/u hombros anchos. Poseen una fuerte tendencia a aumentar de peso con facilidad; basta con que miren la comida para que engorden un par de kilos. Como no les resulta fácil perder peso, los Kapha suelen volverse obesos cuando están desequilibrados. Sin embargo, hay personas Kapha de complexión moderada y, en los tipos de dos doshas, como Vata-Kapha, hasta pueden ser delgados. Un rasgo delator de los Kapha es la piel fresca, suave, gruesa y pálida, con frecuencia grasa. Los ojos grandes, suaves, cervales —"como si estuvieran llenos de leche", dicen los textos antiguos— también son muy típicos. Todo lo que sugiera reposo y estabilidad, tanto en la cara como en la forma del cuerpo, sugiere un predominio subyacente de Kapha. En las mujeres, las formas plenas y redondeadas son muy Kapha, al igual que la escultural belleza renacentista.

El dosha Kapha es lento. Quienes comen sin prisa alguna y tienen generalmente una digestión pesada suelen ser tipos Kapha; también los que hablan con lentitud, sobre todo si su manera de hablar es cavilosa. Por ser serenos y reservados, los tipos Kapha tardan en enojarse y tratan de mantener la paz a su alrededor. Por naturaleza reaccionan al mundo a través del gusto y el olfato; los Kapha tienden a otorgar mucha importancia a la comida; de una manera más general, confían en las sensaciones físicas, pues son esencialmente terrenales.

Los Kaphas tienen una energía estable. Su resistencia excede la de otros tipos, así como su disposición a realizar trabajos físicos. Rara vez los vence la fatiga física. Es muy Kapha acumular y ahorrar casi todo: dinero, posesiones, energía, palabras, comida y grasa. La grasa suele acumularse en la zona baja: en los muslos y en las nalgas.

Como este dosha controla los tejidos húmedos del cuerpo, un desequilibrio Kapha tiende a aparecer en las membranas mucosas. Los Kapha se quejan de congestión de los senos, resfríos de pecho, alergias, asma y dolor en las articulaciones —aunque la artritis es una dolencia típicamente relacionada con Vata—. Estos síntomas empeoran a fines del invierno y en la primavera.

Son por naturaleza afectuosos, tolerantes y proclives a perdonar. Mostrarse maternal es expresar Kapha. Los Kapha no se dejan alterar fácilmente por una crisis y reúnen a los otros a su alrededor. Sin embargo, existe en ellos la tendencia a ser complacientes; hasta el más equilibrado de los Kapha andará con rodeos si se siente presionado. La emoción negativa típica en ellos es la codicia o el apego excesivo. Todo el que no soporta desechar cosas viejas está expresando un exceso de Kapha.

Cuando se desequilibran, los tipos Kapha se vuelven tercos, apocados, aletargados y perezosos.

Junto con Vata, Kapha es un dosha frío, pero difiere con respecto a Vata en que no es seco. Puesto que generalmente tienen buena circulación, los tipos Kapha no se quejan de tener las manos y los pies fríos. No les gusta el clima frío y húmedo y responden mentalmente a él volviéndose más lentos o, simplemente, con una depresión. El sueño Kapha es largo y pesado. Los Kapha típicos suelen dormir más de ocho horas por noche; si tienen problemas con el sueño no es por insomnio, sino por dormir demasiado. Después de tardar largo en la mañana, se sienten con energías hasta muy avanzada de la noche.

De los tres doshas, los Kapha son quienes aprenden con más lentitud, pero en compensación gozan de buena retentiva y, con el tiempo, adquieren un excelente dominio de la materia. Absorben informaciones nuevas con lentitud y lo hacen con un enfoque metódico. Cuando se desequilibran se hacen tontos y lerdos de entenderas.

La advertencia básica para los tipos Kapha es que progresen. Cualquier situación sin aliciente convierte la estabilidad Kapha en inercia; el tipo Kapha necesita asegurarse de no aferrarse al pasado, a las personas y a las pertenencias ni rehuir los cambios. Deben tener un buen estímulo para despertar su vitalidad, aunque no es natural para muchos de ellos; no lo conseguirán con alimentos pesados y fríos, falta de ejercicio, excesos en la comida o trabajos reiterativos. El dosha Kapha nos otorga una sensación de seguridad y estabilidad interior, aspecto esencial de la persona saludable.

PARA COMPRENDER UN TIPO DE DOS DOSHAS

Al nacer, a todos se nos dota con algo de cada dosha. Lo que hace posible describir a un Vata, un Pitta o un Kapha puros es que tienen demasiado de un mismo dosha: son extremos. Sin embargo, no ocurre así con la mayoría de la gente. Casi todos constituimos tipos de dos doshas, en los que un dosha predomina, pero no exageradamente.

Esa minoría de tipos de dosha simple tienen fortuna, en cierto sentido, pues sólo deben prestar atención a un factor dominante en su vida. Sin embargo, esa ventaja no tiene mucha importancia. *Todo el mundo necesita equilibrar los tres doshas.*Aunque el lector prestará naturalmente más atención a su propio tipo físico, conocer los tres doshas es muy útil. La mejor manera de considerar cualquier tipo físico es pensar que los tres doshas se expresan en él, pero uno o dos reciben la parte del león en cuanto a la atención.

Entre las señales reveladoras de los tres tipos físicos puros figuran:

Vata: cuerpo delgado, mente rápida y cambiante, modales vivaces. Impresionan de acciones imprevisibles. Con presión se vuelven excitables y ansiosos.

Pitta: cuerpo medio, mente ordenada y decidida, actitud poderoso. Impresionan por su intensidad. Con presión se transforman en coléricos y abruptos.

Kapha: cuerpo pesado, mente serena y estable, actitud despreocupada. Impresionan por lo relajados que son. Con presión se vuelven mohínos y silenciosos.

Se pueden combinar estas series de características y de ese modo llegar a una buena aproximación de lo que constituye una persona de dos doshas. Un Vata-Kapha, por ejemplo, puede ser tanto excitable como sereno, combinación al parecer improbable, pero muy obvia en estas personas. El dosha dominante da a una persona sus reacciones primarias ante el mundo, tanto en lo físico como en lo mental. El segundo dosha ejerce su influencia de diversas maneras . . . pero, como regla, los dos no se mezclan como los colores de pintura. Si uno combina Vata, que produce una constitución delgada, con Kapha, que produce físicos corpulentos, no es común que se obtenga una complexión mediana —esta es característica de Pitta—. Lo que habitualmente ocurre es que el tipo Vata-Kapha exhibe un rasgo o el otro. Aun así, hay ocasiones en que una persona alterna claramente entre un dosha y el otro —un Pitta-Vata, con tensión, puede tender al miedo o al enfado, ya sea a la vez o en momentos diferentes.

En la práctica ayurvédica hemos observado los siguientes elementos sobre los tipos de dos doshas, que pueden ser útiles al lector para ayudarle a comprender mejor cómo se combinan los tres doshas.

VATA-PITTA

Generalmente estas personas son de complexión delgada, como los Vata puros. Del mismo modo que sus compañeros Vata, son de movimientos rápidos, amistosos y conversadores, pero tienden a mostrarse más emprendedores y de intelecto más agudo —ambos rasgos Pitta—. Es menos probable que caigan en los extremos de Vata; no son tan excitables ni tan frágiles físicamente y/o irregulares. Su constitución gana en estabilidad general por influencia de Pitta. En general, también tienen una digestión más fuerte que los tipos Vata y mayor tolerancia al frío, ya que Pitta mejora la circulación. Los Vata puros, sumamente sensibles al medio, suelen ser presa de su intolerancia hacia el ruido, las corrientes frías y las molestias físicas, pero esto ocurre menos en los Vata-Pitta.

PITTA-VATA

Las personas de este tipo físico tienden a ser de estructura media, más fuertes y musculosos que los Vata-Pitta, que se aproximan más al físico delgado y huesudo de los Vata puros. Los Pitta-Vata son de movimientos rápidos, gozan de gran resistencia y suelen mostrarse obstinados. En ellos se nota la intensidad Pitta. La liviandad Vata es visible, aunque no demasiado. Su digestión es más potente y son más regulares en su eliminación que los Vata-Pitta o los Vata. Se enfrentan de buen grado a los desafíos y encaran los problemas con entusiasmo, a veces hasta con agresividad.

Los tipos Vata-Pitta y Pitta-Vata pueden experimentar una tendencia al miedo y al enfado, emociones negativas de los dos doshas. Si están desequilibrados y actúan ante presión, esta combinación los vuelve tensos, demasiado ambiciosos e inseguros. Si existe un tipo ayurvédico que exhiba la típica conducta de Tipo A, que tanto desaconsejan los cardiólogos, ése es el Pitta-Vata desequilibrado, con el Vata-Pitta pisándole los talones.

PITTA-KAPHA

Kapha es un elemento estructural tan fuerte que presta su físico grueso y pesado a los tipos de dos doshas, aun cuando no aparezca el primero. Los Pitta-Kapha son fáciles de reconocer porque tienen la intensidad de Pitta en su actitud y un sólido cuerpo Kapha. Son más musculosos que los Pitta-Vata y hasta pueden ser más corpulentos. Su personalidad puede demostrar la estabilidad Kapha, pero la fuerza Pita, con su tendencia hacia el enfado y la crítica, suele ser mucho más evidente y reconocible que la serenidad Kapha. Es un tipo físico especialmente favorable para los atletas, pues brinda la energía ambiciosa de Pitta junto a la resistencia de Kapha. A este tipo le resulta difícil abstenerse de comer. La combinación de fuerte digestión Pitta con la resistencia Kapha suele otorgar una excelente salud física.

KAPHA-PITTA

La solidez estructural de Kapha surge aún más en este tipo. Los Kapha-Pitta tienden a poseer una buena musculatura, pero con mayor proporción de grasa que los Pitta-Kapha o los Pitta. Suelen ser más redondos de cara y de cuerpo. Se mueven con mayor lentitud y son más relajados que los Pitta-Kapha; esa ventaja de Kapha les otorga aún más resistencia y una energía más estable. Se sienten bien si hacen ejercicio regularmente, combatiendo la tendencia Kapha hacia la inercia y la pereza, pero tienen menos propensión a la acción que los Pitta-Kapha.

VATA-KAPHA

Este tipo suele tener muchas dificultades para identificarse con un test escrito, pues Vata y Kapha tienden a ser opuestos —por no mencionar la tendencia Vata a la indecisión—. Generalmente el rasgo delator es una complexión Vata fina, asombrosamente combinada con la actitud relajada y serena de Kapha, algo que ningún Vata puro exhibe jamás. Para verlo de otro modo, hay personalidades Kapha que de algún modo no adquieren volumen físico. En realidad, puesto que la irregularidad de Vata domina el físico, hasta pueden ser bastante menudos.

A diferencia de los Vata, que siempre están en movimiento, los Vata-Kapha proyectan una sensación de estabilidad interior; tienden a ser de temperamento estable, pero tal vez exhiban las reacciones alarmadas de Vata mediante presión. Este tipo tiende a ser veloz y eficiente cuando se requiere actuar, pero conocen su tendencia Kapha a dejar las cosas para otro momento. También puede estar presente el deseo de acumular y ahorrar. Puesto que ambos doshas son fríos, presentan una fuerte tendencia a detestar el clima frío. Esos doshas fríos también suelen provocarles digestiones irregulares o lentas.

KAPHA-VATA

Este tipo se acerca al Vata-Kapha, pero con frecuencia son más corpulentos y más pausados en sus movimientos. Kapha los hace estables y probablemente más relajados que los Vata-Kapha, sin la fuerte veta de entusiasmo de los Vata. También tienden a ser más atléticos y a tener mayor resistencia. Como ocurre con los Vata-Kapha, suelen quejarse de irregularidades digestivas y no toleran el frío.

PARA COMPRENDER UN TIPO DE TRES DOSHAS

Un tipo de tres doshas, según suele decirse, arranca con las mejores oportunidades para mantenerse en equilibrio, pues la proporción de Vata, Pitta y Kapha es casi igual. No hay un caballo fuerte que impulse a todo el tiro. Un verdadero *Sama dosha prakriti* —triple físico de dosha equilibrado— tenderá a gozar de buena salud toda su vida, de una inmunidad ideal y de longevidad. Por otra parte, también se sostiene que, una vez presente el desequilibrio, los tipos de tres doshas se encuentran en desventaja, pues deben prestar atención a los tres para ponerlos nuevamente en línea —no hay ningún caballo delantero que detenga a los demás cuando se desboca—.

A los doshas les gusta cambiar, y pueden relacionarse entre sí en tantos millares de modos que tenerlos igualados al nacer es sumamente improbable; es como arrojar tres monedas al suelo y descubrir que han caído formando una línea perfectamente recta. Es posible que usted sea un tipo de dos doshas, después de todo. Lo importante no es caer en determinada categoría, sino aprender con respecto a uno mismo. Y esto es posible aun cuando el tipo físico parezca en un principio un tanto ambiguo como tienden a serlo los tipos de tres doshas.

3

LOS TRES DOSHAS:

HACEDORES DE LA REALIDAD

Cuando nos mira un médico ayurvédico, ve señales de los tres doshas por doquier, pero no puede ver literalmente a los doshas en sí. Los doshas son invisibles. Gobiernan los procesos físicos del cuerpo sin ser físicos en sí. Los hemos llamado "principios metabólicos", término demasiado abstracto. Sin embargo, los doshas son lo bastante concretos para moverse, aumentar y decrecer; pueden "atascarse" en los tejidos y desplazarse hacia lugares del cuerpo que no les corresponden; por ende, están en el límite de lo físico. Puesto que se encuentran en el resquicio entre mente y cuerpo, no tienen semejanza con nada que exista en nuestro marco de trabajo de la ciencia occidental. Vata, Pita y Kapha sólo cobran importancia una vez que comenzamos a contemplarnos desde la perspectiva ayurvédica.

PARA APRENDER A "VER" LOS DOSHAS

Imaginemos que estamos viendo una película en color por televisión. La pantalla parece colmarse de personas, árboles, animales, cielo y nubes, pero si la examinamos mejor descubrimos que, en realidad, estamos viendo sólo tres tipos de puntos o fósforos (rojo, verde y azul), que se mueven constantemente para formar nuevas imágenes. Según la distancia desde la que miremos, podemos observar las imágenes o los puntos. Ambas perspectivas son válidas, pero los tres puntos son más fundamentales. Cuando la imagen languidece, es a ellos a los que se debe ajustar. Vata, Pitta y Kapha son los tres tipos de puntos que el médico ayurvédico ve en nosotros. El hígado, los riñones, el latir del corazón, el nivel de insulina, etcétera, son medidas formadas por la cambiante interacción de los tres doshas. Y ajustar el cuerpo, tal como se ajusta la imagen de la televisión, se reduce a realinear los doshas en su variable relación mutua.

El modo en que encaremos cualquier problema depende mucho de cómo lo veamos desde un principio. En este momento, tal vez usted no considere que su preocupación compulsiva sea cuestión de un Vata desequilibrado, ni su incontenible mal genio, un exceso de Pitta. Pero con un leve cambio de énfasis podrá hacerlo; entonces, ajustando a Vata o a Pitta, estos problemas se podrán manejar con más facilidad. Hasta algo tan físico como el aumento de peso depende de la invisible y omnipresente influencia de los doshas.

Cuando uno disfruta de una gran copa de helado de chocolate, tal vez piense que es su contenido graso lo que le hace engordar. Esto es cierto, en un sentido literal, pero la causa más profunda estriba en los doshas. Para empezar, son ellos quienes determinan que uno tenga hambre. Determinan que nos atraiga el helado y no las zanahorias o el apio. Y en gran medida determinan incluso que las calorías agreguen grasa. Las personas Vata convierten más calorías en energía y, por tanto, aumentan menos con el helado que los tipos Kapha, quienes convierten en grasa corporal un mayor porcentaje de las calorías.

Sin la intervención de los doshas, el helado ni siquiera llegaría a nuestros labios, mucho menos a nuestras células. Por tanto, las calorías del chocolate desempeñan un papel sólo parcial en lo que ocurre con esa ingestión. El verdadero director de nuestra dieta es nuestra inteligencia interior, que opera fuera de la vista, en un plano más profundo que el de las calorías. Lo mismo es válido para cualquier otra parte de nuestro cuerpo. No son los cigarrillos los que provocan el cáncer de pulmón, sino las personas que los fuman, motivados por hábitos —o adicciones— que han sido inculcados en sus doshas con el correr del tiempo. En un sentido muy real, no es el fumador el que ansía la nicotina, sino su Vata, en su papel de supervisor del sistema nervioso. Sin embargo, cuando él toma la decisión de no fumar más, es él quien la toma, utilizando su libertad de elección, que va más allá de los doshas.

Alguien que ha aprendido a ver los doshas con asombrosa claridad es el doctor Brihaspati Dev Triguna, a quien llamamos Trigunaji; en la India es señal de afecto y respeto agregar la sílaba *ji* al nombre de alguien. Trigunaji es, quizás, el más grande de los actuales *vaidyas*, o médicos ayurvédicos. Su maestría se fundamenta en su capacidad de mirar a un paciente, tomarle el pulso en la muñeca durante unos segundos y comenzar inmediatamente a pronunciarse sobre el estado de sus doshas. Es sorprendente que alguien nos hable de nosotros mismos por el simple contacto de un dedo. En cierta oportunidad, un grupo de periodistas de Boston entrevistaba al doctor Triguna, escuchando con un disimulado escepticismo nuestra descripción de su capacidad de diagnóstico.

—Si es tan certero —dijo uno de ellos —, ¿podría decirme por qué me hospitalizaron el mes pasado?

El periodista alargó el brazo, mientras Trigunaji le echaba una buena mirada. Hombre corpulento, físicamente imponente, de ojos oscuros y hundidos, Trigunaji tiene la vista de un auténtico médico. Apreció lo que veía, tomó el pulso al hombre durante tres segundos y dijo:

—El dosha Pitta parece muy desequilibrado. Sospecho una obstrucción en los órganos de eliminación, especialmente en los intestinos y en los riñones.

El periodista quedó boquiabierto ya que acababa de ser

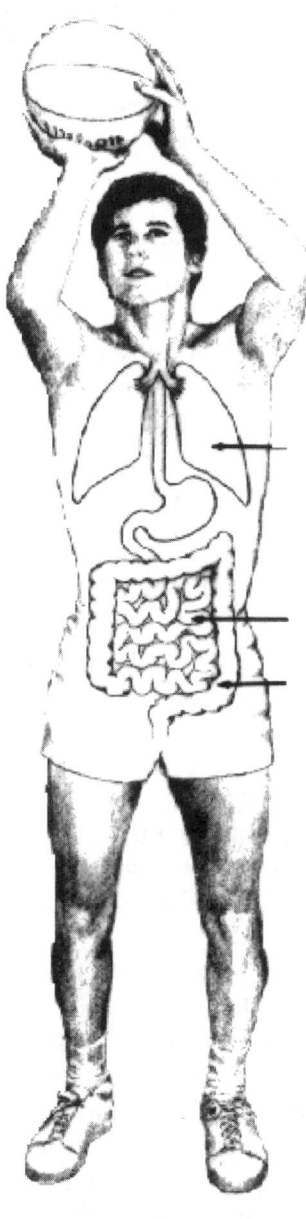

El asiento de Kapha
es el pecho

El asiento de Pitta
es el intestino delgado

El asiento de Vata
es el colon

Cada dosha tiene una localización o asiento principal

dado de alta, después de eliminar un cálculo renal sumamente doloroso. Trigunaji agregó en su información que él era un tipo de dosha simple, Pitta, cuyo cuerpo se había vuelto excesivamente "agrio". Al parecer, este hombre era semivegetariano y consumía grandes cantidades de yogur, pensando que le hacía bien. Admitió, melancólico, que nunca le había gustado el yogur, pues le provocaba acidez estomacal, pero no se le había ocurrido obedecer a esa simple señal de perturbación de su cuerpo.

El yogur no es un buen alimento para los tipos Pitta, pues agrava ese dosha, como todas las comidas ácidas o fermentadas. Esos errores dietéticos, combinados con el consumo de alcohol y otras influencias provocadoras de Pitta, habían llevado a ese hombre a un desequilibrio extremado. Según las normas occidentales, hasta la aparición del cálculo renal estaba perfectamente sano; según los patrones ayurvédicos, llevaba mucho tiempo cortejando a la enfermedad.

El problema específico de este periodista parecía estar en uno de los cinco subdoshas de Pitta, llamado Ranjaka Pitta, responsable de mantener el correcto equilibrio químico en la sangre. El doctor Triguna le aconsejó que bebiera leche desnatada mezclada con soda, le recomendó alimentos bajos en Pitta y lo previno contra los ácidos, tales como el yogur, el queso, el vinagre y los tomates. Más tarde, me extenderé mucho más sobre la comida como medicamento y sobre el método del pulso del doctor Triguna, *Nadi Vigyan*, como se llama en sánscrito. Por ahora, lo importante es que, al vernos a nosotros mismos según nuestros doshas, podemos obtener una valoración rápida y adecuada de nuestra salud.

Además de estar localizados en todas las células, los tres doshas se sitúan en lugares importantes del cuerpo. Cada dosha tiene una localización primaria, conocida como su "asiento", que sirve como punto focal para el tratamiento.

Si un dosha comienza a salir de su equilibrio, el primer síntoma se presenta con frecuencia en su asiento. Los gases intestinales, los dolores en esa zona o el estreñimiento son síntomas típicos de Vata agravado; una incómoda sensación de ardor o dolor en la parte alta del abdomen suele indicar que Pitta está irritado; la congestión de pecho, la tos o un resfrío señala agravamiento de Kapha.

Esto no significa que los primeros síntomas de desequilibrio aparezcan siempre en estos puntos. Un desequilibrio de Vata puede revelarse como un dolor en la zona baja de la espalda o como calambres menstruales —el lector notará, sin embargo, que estos síntomas aún centran su atención en la parte inferior del torso, en la región del colon—. Puesto que todos los doshas están presentes en todas las partes del cuerpo, el desequilibrio de Vata también puede migrar y presentarse como dolor de cabeza, calambres musculares, asma, o decenas de síntomas diversos.

Al considerar la enfermedad como un desequilibrio de los doshas, la prevención se transforma en algo mucho más específico, pues sabemos cuáles son los puntos fuertes y las debilidades de nuestro cuerpo en particular. Estos tienden a ser permanentes o, por lo menos, duraderos. Es raro que una persona Vata escape al insomnio durante toda su vida, y los Kapha aprenden muy pronto que convierten las calorías en grasa con suma facilidad. Pero lo que realmente importa es saber que todas las enfermedades pueden ser evitadas si utilizamos a los doshas como guía, no ajustando minuciosamente a Vata, Pitta y Kapha uno a uno, sino equilibrando todo el organismo.

EL EQUILIBRIO DINAMICO: LAS VEINTICINCO GUNAS

Como los tres doshas están íntimamente vinculados se mueven a la par; aun cuando uno piensa que está trabajando sobre uno solo, los otros también responderán. Si usted come un plato de pimientos picantes, sube Pitta, el dosha caliente, mientras que bajan Vata y Kapha, los doshas fríos. Un sorbo de agua fría baja nuevamente a Pitta, pero eleva a Vata y a Kapha. A estos se les puede bajar comiendo un poco de semilla de hinojo, pero eso eleva a Pitta una vez más, y así sucesivamente. Los doshas están interminablemente conectados en el flujo típico de las cosas vivas.

Vata sobresale en letras mayúsculas —véase el gráfico

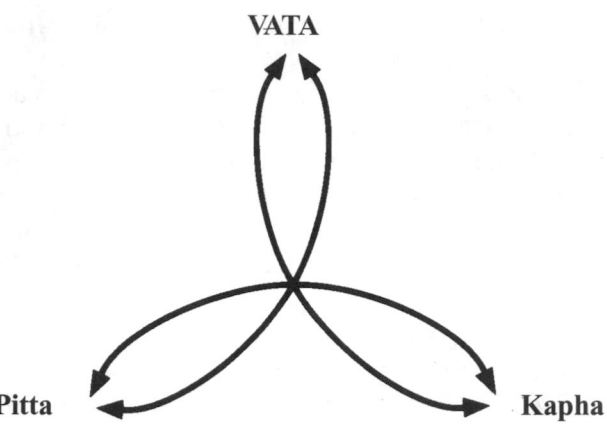

VATA

Pitta   **Kapha**

siguiente— porque es el primero en cambiar, y arrastra a los otros dos consigo. Esto significa que equilibrar a los doshas no es como equilibrar los platillos de la justicia hasta que las cosas estén iguales. Es, más bien, como ajustar el flujo de imágenes de un televisor, tal como mencionamos. En otras palabras, los doshas están equilibrados cuando se hallan en equilibrio dinámico. Hay que permitir interacción al cambio y a la permanencia. Para contribuir al logro de esta condición, el Ayurveda describe ciertas cualidades duraderas evidentes en la naturaleza. Existen veinticinco *gunas*, o cualidades fundamentales:

VATA	PITTA	KAPHA
Seco	Caliente	Pesado
Móvil	Agudo	Frío
Frío	Liviano	Oleoso
Liviano	Húmedo	Dulce
Cambiante	Levemente oleoso	Estable
Sutil	Fluido	Lento
Aspero	Agrio en olor	Suave
Rápido		Pegajoso
(Guía a los otros		Opaco
doshas)		Liso

LOS DOSHAS Y SUS CUALIDADES

Las veinticinco cualidades o gunas constituyen la fuente de todas las características que asociamos con cada tipo físico. A continuación enumeraremos algunas de las principales cualidades de Vata, Pitta y Kapha, junto a unas pocas características típicas que producen.

VATA

El dosha Vata es notablemente:

Frío, lo cual provoca manos y pies fríos, así como rechazo a los climas fríos.

Móvil, lo que lleva a buena o mala circulación, según lo equilibrado que esté este dosha; la hipertensión se relaciona con un exceso de Vata, así como los ritmos cardíacos irregulares, los espasmos musculares y el dolor de espalda. Una mirada nerviosa e inquieta es señal de desequilibrio de Vata.

Rápido, lo cual lleva a muchas características relacionadas: capacidad de captar rápidamente la nueva información, que también se olvida con rapidez; poca memoria a largo plazo; buena imaginación, pero también sueños aterradores; actividad inquieta; tendencia a actuar siguiendo el impulso; cambios de humor; pensamientos veloces y dispersos; hablar rápido.

Seco, lo que lleva a piel sin humedad, pelo seco u opaco, ojos sin brillo y sudor escaso o moderado. La piel puede resquebrajarse y escamarse con facilidad; es propensa a la psoriasis y las eccemas.

Áspero, lo cual conduce a piel áspera y pelo de textura tosca.

PITTA

El dosha Pitta es notablemente:

Cálido, lo que provoca piel caliente y enrojecida, cualquier tipo de inflamación o metabolismo demasiado activo, sensaciones de ardor en el estómago, el hígado, los intestinos, etcétera. Los Pitta suelen apreciar los platos y las bebidas fríos, lo cual despierta su propio calor.

Agudo, lo cual lleva a una mente penetrante, pero también a palabras punzantes; la misma cualidad puede convertirse en una excesiva acidez en el cuerpo y una secreción demasiado abundante de ácidos estomacales.

Húmedo, lo que suele presentarse como traspiración abundante; las palmas calientes y sudorosas son típicas de Pitta. Por ser calientes y húmedos, los Pitta se sienten a disgusto en el clima húmedo del verano.

De olor ácido, lo cual provoca mal aliento, olor corporal agrio o hedor en heces y orina si se presenta un exceso de Pitta.

KAPHA

El dosha Kapha es notablemente:

Pesado, cualquier trastorno de pesadez sugiere un desequilibrio de Kapha, ya sea obesidad, digestión pesada o depresión densa y opresiva.

Dulce, lo cual lleva a un aumento de peso o a la diabetes si se agrega al cuerpo demasiado dulce.

Estable, lo que hace del Kapha una persona medida. Los procesos físicos no se desvían hacia los extremos. La naturaleza estable de Kapha también justifica que no necesiten tanto estímulo exterior como Pitta o Vata. El cuerpo no se ve afectado por cambios que desequilibrarían a otros tipos físicos.

Suave, lo que conduce a una amplia variedad de características, tales como piel y pelo suaves, modales amables, una mirada dulce y un enfoque poco exigente de las situaciones.

Lento, tal como lo expresan los movimientos de las personas Kapha, típicamente lentas y fluidas, así como su manera pausada de hablar y su pensamiento caviloso.

Estas gunas son consistentes en su naturaleza, ya nos refiramos al mundo en general como al cuerpo humano en particular. El corazón es rápido y se mueve: contiene Vata. La digestión y el metabolismo generan calor: expresan Pitta. Las membranas mucosas son pegajosas y suaves: expresan Kapha.

Seco, caliente y pesado son tres buenos indicadores de los doshas. Cuando algo se vuelve seco aumenta Vata, ya se trate de un clima seco, el viento de otoño o los alimentos secos —cereales, galletitas, ciruelas pasas—. Si la piel o los senos están demasiado secos, Vata está en ascenso y probablemente desequilibrándose.

Todo lo caliente aumenta a Pitta. Un día caluroso de verano, un baño caliente y las emociones "acaloradas", como el enfado o la pasión sexual, comparten esta cualidad. Si uno siente sensaciones de ardor en cualquier parte del cuerpo —estómago, intestinos, recto— o si la piel se inflama, Pitta está en ascenso. Pitta no es tan sutil ni penetrante como Vata; es agresivo y cortante.

Todo lo que se vuelve pesado aumenta a Kapha. Aumentar de peso, sentir pesadez interior, un día oscuro y de cielo cubierto, todo eso hace que surja mucho más Kapha. Si nuestro sueño es mucho más pesado que de costumbre o nos hace sentir aturdidos en vez de descansados, lo más probable es que la culpa sea atribuible al exceso de Kapha. De todos los doshas, Kapha es el más estable, el más próximo a la forma material.

Desde el punto de vista ayurvédico, los sistemas del cuerpo existen para equilibrar esas veinticinco gunas. Todos nosotros tenemos que abrirnos paso en un mundo en el que se equilibran lo caliente y lo frío, lo pesado y lo ligero, las condiciones duras o blandas. Las masas de aire cálido se enfrentan a los fríos frentes polares, a la inundación sucede la sequía, la marea alta reemplaza a la baja. El juego de la naturaleza es el juego de estas cosas. El Ayurveda afirma que nosotros mismos somos una ecología equilibrada que coincide exactamente con la externa, puesto que nosotros también nos movemos a través de contrastes que nos hacen sentir ligeros o pesados, con calor o con frío, estables o inestables, blandos o duros.

Cuando comenzamos a estudiar las gunas asociadas con un dosha en especial, su equilibrio dinámico se vuelve más complejo. La vida se transforma en algo más interesante, pero al mismo tiempo mantener el equilibrio es un desafío mayor. Es así como la naturaleza define nuestra individualidad y nos afina los sentidos. Por ejemplo: Pitta es húmedo además de caliente; por eso mismo la pesadez del verano es más molesta para las personas Pitta que el calor seco. Típicamente el tipo Pitta puede soportar el desierto mejor que los trópicos. Pero hay algo de trascendencia más profunda.

Hace más de veinte mil años los hombres prehistóricos cruzaron el puente de tierra que por entonces conectaba a Alaska con el norte de Asia, emigrando a través de todas las regiones, desde el norte ártico hasta Tierra del Fuego, tocando casi la Antártida. El mismo patrimonio genético dio origen a los esquimales —que viven casi exclusivamente con una alimentación basada en grasa de ballena, focas y pescado—, a los indios mexicanos —quienes subsisten con maíz y frijoles— y a los indios del Amazonas —que se alimentan con los animales y las plantas de la selva tropical—. El ADN de todos estos pueblos es idéntico; en ellos funcionan las mismas células, los mismos órganos, enzimas y hormonas. Pero cada pueblo se ha adaptado a un medio diferente; su ecología interior ha aprendido a adaptarse a la exterior. Un dato fascinante sobre los esquimales, los indios del norte de México y los de la cuenca amazónica es que ninguno de estos grupos conoce las enfermedades cardíacas.

Esto representa casi un milagro de la adaptación natural, pues ninguno de estos pueblos elaboró conscientemente su dieta; comieron lo que tenían a su alcance y confiaron en que sus cuerpos lograrían el equilibrio debido. Hasta hace muy poco, cualquier nutricionista se habría estremecido al oír hablar de una dieta basada en grasa de ballena, ateniéndose a la extraordinaria cantidad de colesterol que contiene. Ahora señalamos el hecho de que la grasa de ballena posee los ácidos grasos recientemente descubiertos Omega-3, de los cuales se afirma que aclaran la sangre e impiden la formación de coágulos peligrosos en las arterias coronarias.

Esto explica, ostensiblemente, por qué los esquimales tienen una tasa de ataques cardíacos que equivale al tres por ciento del que rige en los Estados Unidos continental. Pero, ¿es realmente así? Otros pueblos indígenas relacionados con los esquimales no consumen grasas Omega-3 y están igualmente protegidos. Aunque viven en mundos diferentes, cada pueblo ha encontrado un saludable equilibrio con la naturaleza, tanto interior como exterior.

¿Podemos nosotros agregar otro tanto? No hay en la vida moderna nada intrínseco que nos obligue a sucumbir a la epidemia de enfermedades cardíacas que aflige a los Estados Unidos y a casi todos los países industrializados. El Ayurveda diría que necesitamos, simplemente, dar forma a nuestro mundo interior para ajustarlo al exterior que nos hemos construido.

La importancia última de las veinticinco gunas es que extienden la naturaleza humana más allá de los confines del cuerpo. Como colección de células, un ser humano cesa en la frontera de su piel; como colección de gunas, se funde en la naturaleza como un todo. Por ejemplo, el dosha Kapha es frío y húmedo; por tanto, en un día invernal frío y húmedo es mucho más probable que se produzca un desequilibrio Kapha. En días semejantes la gente suele deprimirse mucho más. Hasta existe un síndrome específico: el tan difundido trastorno afectivo estacional, que afecta a ciertas personas provocándoles una profunda depresión en el invierno.

La causa del trastorno afectivo estacional, desde la perspectiva Occidental, es una deficiencia en la luz solar que llega a la glándula pineal, lo cual provoca altos niveles de la hormona melatonina. Cómo sabe la glándula pineal que ha llegado el invierno continúa siendo un misterio, puesto que permanece sepultada dentro del cráneo y no tiene acceso a la luz. El Ayurveda lo explica por un principio más simple: cuando afuera aumenta Kapha, también aumenta adentro. Ciertas personas —las vulnerables al desequilibrio de Kapha— enferman con este incremento de Kapha, que lleva a la depresión. Sin embargo, todos nos vemos afectados por ese aumento, pues todos tenemos Kapha dentro de nosotros.

En el Ayurveda no hay misterios ya que en toda persona, saludable o enferma, se produce una escala móvil de efectos. El desafío no consiste en cómo combatir la depresión invernal, sino en cómo dejarse llevar por el cambio de estaciones. La naturaleza nos ha presentado este desafío, pero también nos ha dotado de la capacidad para afrontarlo. Todos los días nos pregunta: "¿Tu ecología está equilibrada?", y todos los días hay que darle una respuesta. En el análisis final, estar sano o enfermo es el veredicto de la naturaleza sobre nuestra capacidad de mantenernos en equilibrio con el mundo, con el juego constante de las gunas. Equilibrio es flexibilidad frente al cambio; equilibrio perfecto es flexibilidad perfecta frente al cambio constante.

LOS CINCO ELEMENTOS

¿Cómo adivinó el Ayurveda que Vata es seco, Pitta caliente y Kapha pesado? La respuesta es fascinante, pues revela una completa y profunda visión de la naturaleza. Vata, Pitta y Kapha son los principios fundamentales del cuerpo. Como tales, son abstractos, aunque tomen forma material en la sangre, los huesos, las paredes del estómago, los latidos del corazón y la respiración.

La idea de que cuanto vemos en la naturaleza —estrellas, árboles, leones, rosas— es básicamente abstracto parece, en principio extraña. Sin embargo, desde que Einstein ideó su famoso teorema $E = mc^2$, y estableció que la naturaleza puede también tomar la forma de energía, el carácter abstracto de la naturaleza ha sido gradualmente aceptado. Correspondientemente se está descubriendo que los conceptos más abstractos de la física tienen forma material. La fuerza de gravedad, equivalente occidental de la guna llamada "pesado", es actualmente analizada como partículas físicas —gravitones— que se pueden mover y almacenar como ladrillos, al menos teóricamente.

En Occidente nos sentimos cómodos al afirmar que la naturaleza se funda sobre dos planos de abstracción: materia y energía. La energía es más abstracta que la materia de nuestro esquema, pero aun así puede fluir de lado a lado, aumentar o disminuir y ser acumulada —tal como acumulamos la electricidad en pilas—. En el esquema ayurvédico también hay dos planos de abstracción que coinciden igualmente con los sentidos, aunque de modo algo diferente. Un plano contiene los tres doshas; el otro, una serie de principios llamados los cinco elementos.

Los cinco elementos tienen en sí algo de materia y algo de energía. En orden, del más sutil al más tosco, son:

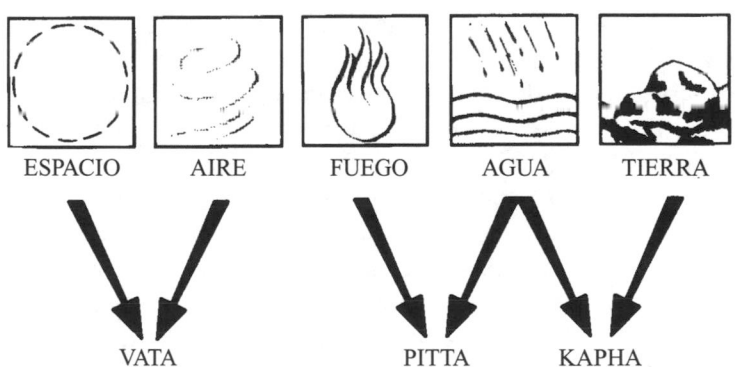

Estos elementos corresponden a la tierra, el aire, el fuego, el agua y el espacio reales, pero también son abstractos. Si preguntamos a un sabio ayurvédico qué representan los cinco elementos, él no nos señalaría el viento, ni un leño ardiente o un arroyo. Los cinco elementos son un código de formas de inteligencia que componen la mente del hombre y el mundo que él percibe con esa mente.

Agrupando los cinco elementos en diferentes parejas obtenemos los tres doshas:

Vata se compone de aire y espacio.
Pitta se compone de fuego y agua.
Kapha se compone de tierra y agua.

El vínculo entre el desequilibrio de Vata y un clima frío y ventoso es ahora más claro, pues Vata es el dosha aéreo; un exceso de aire, en forma de viento, crea demasiado Vata. Una persona Vata se queja típicamente de gases intestinales, demostrando que Vata y el aire están ligados de otro modo. El aire es sutil, penetrante y ligero como Vata.

Una persona Pitta generalmente siente calor, mostrando su fuego, y puede ser propensa a traspirar, mostrando la acuosidad que hay también en Pitta. El fuego es agresivo, enérgico y móvil, como Pitta.

Una persona Kapha tiene los pies en la tierra normalmente; es propensa a la congestión de pecho, al bloqueo de senos y a otros problemas de mucosa relacionados directamente con el exceso de agua. Agua y tierra, juntos, son lentos, viscosos y entre sólidos y líquidos, tal como el dosha Kapha.

El elemento de espacio, que parece fuera de lugar en compañía de los cuatro elementos que podemos ver y sentir, cumple un papel único en el sistema ayurvédico, pues permite la existencia del sonido, que necesita espacio para viajar. El sonido es la base de todas las cosas existentes, según el Ayurveda; no se trata del sonido audible, como el del trueno, sino de vibraciones más sutiles que resuenan en nuestra conciencia silente. El Ayurveda usa esos sonidos para curar el cuerpo, moviendo sus "vibraciones" de diversas maneras que serán analizadas más adelante.

Cuando usted haya pasado un tiempo utilizando este nuevo código, descubrirá que es completamente natural. Se puede contactar con las veinticinco gunas por medio de la vista, el tacto, el gusto y los otros sentidos. No puede decirse lo mismo de las enzimas, hormonas, neurotrasmisores y demás bloques con los que se construye la medicina occidental. ¿Cuántas personas pueden explicar las propiedades básicas de la insulina, por ejemplo? Sin embargo, en una hora es posible aprender con facilidad las cualidades de Kapha, el dosha que más relacionado está con el equilibrio de la insulina.

PASANDO A LOS DETALLES: LOS SUBDOSHAS

En honor a lo completo, corresponde mencionar que cada uno de los tres doshas se divide en cinco subdoshas, lo cual dota de precisión al diagnóstico y tratamiento. Todos los subdoshas tienen en el cuerpo su propia localización, y eso origina los trastornos específicos cuando allí se producen desequilibrios. Por ejemplo, el subdosha más importante de Vata, llamado Prana Vata, está situado en la parte superior del pecho y la cabeza. Regula el movimiento de la respiración y los impulsos nerviosos; por tanto, tiene una profunda influencia en todas las funciones del cuerpo.

Los tres doshas tienen un subdosha asentado en el corazón, que es un importante cruce de caminos en toda la actividad física y emotiva del cuerpo. Ese conocimiento detallado es esencial para un médico ayurvédico, pero resulta prescindible para el paciente. (Al final de este capítulo incluimos una descripción completa de los quince subdoshas.) Para demostrar cómo se suma toda esta información sobre los doshas, veamos una historia clínica.

Ann Holmes comenzó a experimentar dolores menstruales al principio de la adolescencia; en la edad adulta se fueron volviendo cada vez más fuertes. Todos los meses, durante casi una semana, se veía incapacitada por calambres, vómitos y diarrea. Durante algunos días previos al período se sentía nerviosa y alterada por la expectativa de lo que le esperaba; la semana siguiente la dejaba exhausta. En total, era incapaz de trabajar durante dos semanas enteras de cada mes.

Sus intentos de resolver este problema fueron muchos y amplios. Un médico le recomendó megadosis de vitaminas. "Simplemente, el período menstrual dejó de presentarse", recuerda. "Era un alivio no sufrir dolores, pero no me pareció que eso fuera una cura. Cuando volví al médico y se lo comenté, me redujo las vitaminas, pero entonces el problema resurgió, casi tan intenso como antes."

Por un período de más de dos años, Ann consultó con varios especialistas. Un ginecólogo la trató con grandes dosis de Motrin, un calmante no narcótico que alivió en parte sus síntomas. Otros médicos estuvieron de acuerdo en que debía continuar con la medicación o someterse a la cirugía.

"El dolor se había extendido por toda la parte inferior del abdomen y la espalda. Ya no podía levantar objetos pesados ni caminar distancias largas, pero al mismo tiempo no quería ninguna solución que incluyera una histerectomía." Como ciertos episodios anteriores habían requerido hospitalización, Ann decidió que debía adaptarse a su estado y agradecer que no fuera totalmente invalidante. Sin embargo, hacia 1985 se sentía tan desalentada que consideraba inevitable la operación.

En ese momento consultó con un médico ejercitado en el Ayurveda. Su punto de vista fue asombroso:

"No pareció perplejo en absoluto cuando le entregué mi historia clínica. Calificó mi dolor según lo que llamó mis doshas. Aprendí entonces que en mi tipo físico dominaba el dosha Vata, el cual, en grave estado de desequilibrio, suele causar dificultades menstruales. El dolor, en general, se asocia con el desequilibrio de Vata. También existe un subdosha específico de Vata en la parte inferior de la espalda y el abdomen, llamado Apana Vata, que provoca debilidad de los músculos y dolor en esa zona. En resumen, para él mis síntomas presentaban un cuadro muy claro."

Para Ann fue un alivio saber que su enfermedad tenía explicación. La falta de esa noticia tranquilizadora había aumentado notablemente sus sentimientos de confusión y culpa. El médico ayurvédico propuso retirarle la medicación equilibrando a Vata. Esto requería un cambio de dieta, masajes diarios con aceite, con especial atención al abdomen, baños calientes, leche tibia por la noche y una cuidadosa rutina regular. (El dosha Vata responde rápidamente a todas estas medidas, como se explicará detalladamente en capítulos posteriores.)

Se suministró también a Ann una hierba que ayuda a calmar a Vata, y se le pidió que volviera a la clínica para una purificación física periódica, rutina llamada *panchakarma*. La finalidad del panchakarma es lavar los residuos tóxicos de desequilibrios pasados, paso esencial para quien haya llegado a la etapa de enfermedad declarada. Exceptuando esta última terapia, todo lo que Ann debía hacer se podía realizar en su casa a un coste nominal.

El resultado del tratamiento fue excelente y mejoró con el tiempo. "El día en que inicié el Ayurveda estaba tomando veinte cápsulas de cuatrocientos miligramos de Motrin al día. A los pocos meses había descendido a cinco cápsulas. Continué con el programa prescrito y volví para el panchakarma dos veces al año. Ahora, pasados tres años, mi período menstrual dura cuatro días en vez de una semana. El dolor y las molestias se han reducido hasta tal punto que llevo diez meses sin tomar medicamento alguno.

"Es una absoluta transformación haber recuperado la confianza. Me siento otra vez normal y feliz, no como una mártir que debe ponerse a prueba cada mes como una cuestión de vida o muerte."

LOS SUBDOSHAS: UNA GUIA MAS PRECISA

Para localizar el origen de la enfermedad con tanta exactitud como sea posible, el médico ayurvédico observa más allá de los tres doshas, hacia los subdoshas. Estos son quince y cubren todas las partes del cuerpo. La siguiente información está destinada a proporcionar al lector una idea más exacta de cómo actúan los doshas en la vida diaria.

VATA

Vata está vinculado con el sistema nervioso y, por tanto, abarca todas las zonas del cuerpo, pero cada uno de los cinco subdoshas Vata tiene una localización y una función asignadas. Tradicionalmente el Ayurveda llama a esto "los vientos" del cuerpo o, como diríamos nosotros, los impulsos que viajan por nervios, músculos, vasos sanguíneos y cualquier parte en la que haya movimiento físico.

Prana Vata: localizado en el cerebro, la cabeza y el pecho.

Prana Vata es responsable de la percepción y los movimientos de todo tipo. Como el cerebro en el que está localizado, Prana Vata nos permite ver, oír, tocar, oler y degustar —pero principalmente oír y tocar—; otorga vigor a la capacidad de pensar, razonar y sentir; tonifica todas las emociones, positivas y negativas. En equilibrio, nos vuelve alertas, despejados, optimistas y vivaces. También gobierna el ritmo de la respiración y del tragar; se considera que contiene movimiento ascendente; de ahí su vinculación con las funciones más elevadas.

Prana Vata es el líder de los otros cuatro subdoshas y el más importante entre los aspectos del dosha Vata. Puesto que Vata dirige el cuerpo en su totalidad, Prana Vata se considera el más importante de todos los subdoshas. Mantenerlo sano es vital para las funciones del cuerpo.

El desequilibrio de Prana Vata se vincula con preocupación, ansiedad, mente hiperactiva, insomnio, trastornos neurológicos, hipo, asma y otras molestias respiratorias, dolores de cabeza nerviosos.

Udana Vata: localizado en la garganta y los pulmones.

Físicamente este subdosha controla el proceso del habla. A través del centro del habla, también es responsable de la memoria y del movimiento del pensamiento.

El desequilibrio de Udana Vata se relaciona con defectos en el habla, tos seca, dolor de garganta, amigdalitis, dolor de oídos y fatiga generalizada.

Samana Vata: localizado en el estómago y los intestinos.

Este subdosha controla el movimiento de lo ingerido a través del tubo digestivo; es responsable del ritmo peristáltico.

El desequilibrio de Samana Vata se vincula con una digestión demasiado lenta o demasiado rápida, gases, diarrea, nervios estomacales, inadecuada asimilación de los alimentos y formación de tejidos débiles.

Apana Vata: localizado en el colon y la parte inferior del abdomen.

Este subdosha, de movimiento hacia abajo, es responsable de la eliminación de desechos y, fuera del tubo digestivo, de la función sexual y la menstruación. Una de sus localizaciones, el colon, es considerado asiento principal de Vata y sitio en el que se originan generalmente los primeros síntomas del desequilibrio de Vata.

El desequilibrio de Apana Vata se relaciona con estreñimiento, diarrea, gases, calambres intestinales, colitis, trastornos genitourinarios, trastornos menstruales, próstata hinchada, diversas disfunciones sexuales, dolores en la parte inferior de la espalda, incluyendo espasmos musculares.

Vyana Vata: localizado en todo el cuerpo por medio del sistema nervioso, la piel y el sistema circulatorio.

Este subdosha gobierna la circulación en sus diversos aspectos, pero especialmente el ritmo cardíaco, la dilatación y contracción de los vasos sanguíneos y la circulación periférica. Vyana Vata regula la presión sanguínea; también es responsable de la traspiración, los bostezos y la sensación del tacto.

El desequilibrio de Vyana Vata se relaciona con hipertensión arterial, la circulación, ritmo cardíaco irregular y trastornos nerviosos relacionados con el estrés.

PITTA

Pitta es responsable del metabolismo y se lo equipara con el calor del cuerpo, además de la digestión en general. También son funciones de Pitta la agudeza de la vista y el pensamiento sutil. Hay cinco subdoshas Pitta, situados en diversos lugares del cuerpo.

Pachaka Pitta: localizado en el estómago y el intestino delgado.

El asiento de Pitta es el intestino delgado, lo cual lo convierte en un subdosha importante. Pachaka Pitta es vital en su función de digerir los alimentos y separar los nutrientes de los desechos. También regula el calor de la digestión, haciéndola rápida o lenta, eficiente o débil. La aparición de malos olores durante la eliminación o la incapacidad de extraer debidamente alimentos de la dieta pueden deberse a un desequilibrio de este punto.

El desequilibrio de Pachaka Pitta se relaciona con la acedía, la acidez estomacal, úlceras, digestión irregular —ya sea demasiado débil o hiperactiva.

Ranjaka Pitta: localizado en los glóbulos rojos, el hígado, el bazo.

Los complejos procesos requeridos para producir glóbulos rojos, equilibrar la química de la sangre y distribuir nutrientes por medio del torrente sanguíneo están gobernados por este subdosha. La presencia de toxicidad en el cuerpo provocada por alimentos, aire o agua impuros, alcohol o cigarrillos, se considera una causa primaria de desequilibrio de Pitta, que actúa a través de Ranjaka Pitta.

El desequilibrio de Ranjaka Pitta se relaciona con la icteria, anemia, diversos trastornos de la sangre, inflamaciones de la piel, enfado y hostilidad.

Sadhaka Pitta: localizado en el corazón.

Además de controlar el funcionamiento físico del corazón, Sadhaka Pitta crea el contento que viene del corazón, como suele decirse; también se asocia a la buena memoria. Si a usted le falta coraje para enfrentarse a los desafíos y tomar decisiones importantes, este subdosha puede estar débil.

El desequilibrio de Sadhaka Pitta se vincula con las enfermedades cardíacas, la pérdida de memoria, las perturbaciones emocionales —tristeza, enfado, angustia— y la indecisión.

Alochaka Pitta: localizado en los ojos.

La vista es el sentido primario relacionado con el dosha Pitta. Alochaka Pitta es el subdosha asociado a la buena o mala vista, según su estado de equilibrio. También vincula los ojos con las emociones; cuando uno "ve todo rojo" o lo ciega la ira, cuando tiene un brillo colérico en los ojos, Alochaka Pitta se ha agravado. En equilibrio crea ojos límpidos, brillantes, saludables. Una mirada cálida y satisfecha demuestra que Pitta está muy sano.

El desequilibrio de Alochaka Pitta se relaciona con los ojos enrojecidos, los problemas de la vista y las enfermedades oftalmológicas de todo tipo.

Bhrajaka Pitta: localizado en la piel.

Nuestra sensibilidad ante el mundo a través de la piel depende no sólo del dosha Vata, sino también de Pitta, que actúa a través de este subdosha. Es muy Pitta tener la piel irritable, enrojecida o inflamada. Los tipos Pitta se ruborizan con facilidad y demuestran sus emociones a través de la piel; en condiciones de estrés presentan sarpullidos, ampollas y acné. En equilibrio, Bhrajaka Pitta brinda un cutis radiante, que expresa alegría y vitalidad.

El desequilibrio de Bhrajaka Pitta se relaciona con sarpullidos, acné, ampollas, cáncer de piel y trastornos epiteliales de todo tipo.

KAPHA

Los cinco subdoshas de Kapha completan los quince subdoshas del cuerpo. Los temas de Kapha son estructura y humedad. Estos subdoshas tienen a su cargo la conservación de tejidos y articulaciones bien unidos y lubricados; gobierna también los sentidos húmedos: el gusto y el olfato.

Kledaka Kapha: localizado en el estómago.

Este subdosha mantiene húmeda la pared estomacal y es esencial para la digestión. El estómago es un sitio muy importante de Kapha en su totalidad, puesto que la acumulación excesiva de este dosha suele presentarse primeramente allí. En el Ayurveda tradicional, cualquier exceso de Kapha se retira vomitando; esta no es una práctica habitual en el Ayurveda moderno, pues provoca una tensión demasiado grande en el cuerpo. En equilibrio, Kledaka Kapha otorga una pared estomacal fuerte, flexible y bien lubricada.

El desequilibrio de Kledaka Kapha se relaciona con los problemas de digestión —habitualmente demasiado lenta y pesada—.

Avalambaka Kapha: localizado en el pecho, pulmones y parte inferior de la espalda.

Como el asiento de Kapha es el pecho, este es un subdosha importante. Avalambaka Kapha mantiene fuertes el pecho, los pulmones y la espalda. De esas zonas surge una resistencia física típica de Kapha. En equilibrio, Avalambaka Kapha proporciona músculos fuertes y protege el corazón. Los problemas se presentan cuando no está equilibrado, lo cual lleva a congestiones de pecho, jadeos, asma y paro cardíaco congestivo, según la gravedad del desequilibrio. En estas condiciones, los tipos Kapha pierden su acostumbrada energía y resistencia a las enfermedades. Fumar es uno de los peores insultos a este importante subdosha.

El desequilibrio de Avalambaka Kapha se vincula con los problemas respiratorios de cualquier tipo, el letargo y los dolores en la parte inferior de la espalda.

Bhodaka Kapha: localizado en la lengua.

Este subdosha nos permite percibir el gusto. A diferencia de la medicina occidental, el Ayurveda otorga gran importancia al gusto como guía para la nutrición y también para los efectos de la medicina. Los Kapha responden al mundo primariamente a través del gusto, junto con el sentido que lo acompaña: el olfato. En los tipos Kapha que han abusado del sentido del gusto, el comer de forma compulsiva se convierte en inconveniente. Las papilas gustativas pierden su sensibilidad cuando se come demasiado o con excesiva frecuencia. También se desensibilizan al concentrarse en muy pocas sensaciones gustativas. Cuando se pierde el gusto, el cuerpo se vuelve mucho más vulnerable a otros problemas de Kapha, tales como la obesidad, la alergia a ciertos alimentos, la congestión de las membranas mucosas y la diabetes.

El desequilibrio de Bhodaka Kapha se relaciona con el deterioro de las papilas gustativas y las glándulas salivales.

Tarpaka Kapha: localizado en las cavidades de los senos, la cabeza y el líquido espinal.

Mantener húmedos la nariz, la boca y los ojos protege a estos órganos sensoriales; el mantenimiento del fluido espinal es esencial para el sistema nervioso central. Todo esto cae bajo el control de Tarpaka Kapha, que debería ser fluido y móvil. Cuando sale de su equilibrio, este subdosha forma coágulos o corre en exceso; son los dos aspectos típicos de los problemas Kapha en el pecho.

El desequilibrio de Tarpaka Kapha se vincula con la congestión de pecho, fiebre del heno, sinusitis, disminución del sentido del olfato y embotamiento general de los sentidos.

Shleshaka Kapha: localizado en las articulaciones.

A través de este subdosha, el único que no tiene localización, Kapha lubrica todas las articulaciones del cuerpo. Casi todos los desequilibrios de Kapha se presentan en el pecho y se extienden a la cabeza. La excepción principal es el dolor en las articulaciones, que puede aparecer en cualquier parte. El exceso de Vata en una articulación la seca, provocando síntomas artríticos; el exceso de Pitta la calienta y la inflama, causando síntomas reumatoides; el exceso de Kapha deja las articulaciones flojas o acuosas.

El desequilibrio de Shleshaka Kapha se relaciona con articulaciones doloridas, flojas o acuosas y con diversas enfermedades articulares.

4

UN PLANO DE LA NATURALEZA

Si usted se queda alguna vez parado en un aeropuerto, observe cómo reacciona la gente que lo rodea. Algunos se alterarán e irán de un lado a otro tratando de conseguir otro vuelo; mostrarán así una tendencia Vata a la ansiedad e impaciencia. Otros echarán chispas, culparán de incompetencia a la aerolínea y exigirán, furiosos, que se reconozca la validez de sus pasajes, expresando así una tendencia Pitta al enojo y a la crítica. Habrá quienes se sienten obstinadamente y se nieguen a moverse, revelando una tendencia Kapha hacia la resignación y la insistencia.

Sentirse nervioso, colérico o resignado es más que un estado de humor. Cada tipo físico cree que su respuesta es la natural; los doshas tiñen la situación y la convierten en una versión convincente de la realidad. Si tratamos de hacer que un nervioso tipo Vata actúe con paciencia, pronto descubriremos lo convincente que es, en realidad, la visión que Vata tiene del mundo.

Claro que estos estereotipos tienen sus límites. Todo el mundo tiene algo de Pitta; con suficiente presión, se activa y se convierte en enfado. Del mismo modo, el miedo no se limita a los tipos Vata desequilibrados, ni la insistencia es una propiedad exclusiva de Kapha. Incluso así las tendencias innatas afloran una y otra vez, pues de ese modo es como nos formó la naturaleza. Los doshas proporcionan tanta información que llamar tipo físico a nuestro tipo ayurvédico es, en realidad, algo muy limitado: se trata de un tipo físico-mental. La inquietud mental es tan Vata como la inquietud física; tener un carácter irritable es Pitta, así como tener irritable la piel; llegar lentamente a una conclusión o a la mesa del desayuno es igualmente Kapha.

Nuestros doshas, en conjunto, expresan nuestra naturaleza en su totalidad. De ahí que el Ayurveda utilice la palabra sánscrita que significa naturaleza, *prakriti*, para describir de qué modo cada persona está constituida desde su nacimiento. En vez de decir: "Mi tipo físico es Vata", se puede decir: "Tengo una prakriti Vata"; las dos expresiones son intercambiables. Como ya he explicado esta palabra algunos capítulos atrás, ahora quiero demostrar por qué respetar la propia *prakriti* es el mejor modo de armar a medida un plan para lograr el equilibrio completo.

RESPETE SU TIPO FISICO

Cuando llegamos a adultos casi todos conocemos nuestras tendencias básicas, pero eso no significa que podamos hacer nada al respecto. Muy al contrario. Las mismas dolencias suelen afligir a una persona durante toda su vida. Una vez que se siembran las semillas de la depresión, la obesidad, el insomnio u otros problemas crónicos, parecen crecer pese a nuestros deseos de no deprimirnos, no engordar o dormir bien. Estos problemas brotan de nuestra prakriti y, a menos que se los arranque de raíz en ese plano fundamental, continuarán ampliando su influencia como hierbas malignas que ahogan nuestras flores en el jardín.

Pero no pensemos en síntomas. Todo el mundo necesita respetar su prakriti para vivir mejor, para elevarse a un superior estado de salud. Esta es una de las primeras lecciones a aprender si queremos ser personas equilibradas. Si no la aprendemos, las realidades más elevadas sólo nos serán perceptibles fugazmente.

Bobby Thomas recibió un diagnóstico de tipo Vata puro,

lo cual, desde luego, se ajusta a su estructura naturalmente delgada y a su personalidad brillante y extravertida. Bobby pertenece a ese tipo de personas que dedica una sonrisa a cuanto prójimo encuentra. Como es rápido y sensible, pensó que le sería fácil pagarse los estudios universitarios como camarero de un restaurante, pero las exigencias incesantes del local atestado desequilibraron profundamente su Vata, transformándolo en inquieto y desdichado.

Bobby observaba a los otros camareros, que parecían muy complacidos en ese ambiente o, por lo menos, no encontraban en él mayores tensiones que en cualquier otra situación laboral. "¿Qué me pasa?", se preguntaba. Decidió trabajar aún más. Pero esta táctica fracasó por completo. Empezó a dormir mal, perdió el apetito y comenzó a adelgazar. A los pocos meses se quejaba de diversos dolores que aparentemente no tenían ninguna causa física.

Bobby vino a verme pensando que necesitaba tranquilizantes. Sin duda los habría conseguido con mucha facilidad de otro médico, pues parecía ansioso e incapaz de serenarse. Sin embargo, después de un atento examen le dije:

—Por todo lo que usted nos ha dicho, no creo que esté realmente enfermo.

Bobby pareció sorprendido, hasta ofendido. ¿Acaso sus síntomas no eran tan reales como los de cualquiera? Le expliqué entonces que cuanto él experimentaba era un caso típico de Vata agravado. En la medicina occidental, cada uno de sus trastornos habría sido pulcramente clasificado con títulos indicados por los textos: "insomnio", "ansiedad", "dolores en la zona lumbar", etcétera. Pero si uno rastreaba estas señales de perturbación hasta su origen, sólo una cosa fallaba: un desequilibrio fundamental que se expresaba a gritos de diversos modos.

Por fortuna, tratar a Vata es mucho más simple que tratar cinco o seis síntomas. En el caso de Bobby, no fue necesario recurrir a medicamentos, pues el diagnóstico en sí bastaba. Antes que prescribir remedios, que tienden a enmascarar el problema subyacente, le sugerí que se limitara a escuchar su cuerpo.

—Su tipo físico no es adecuado para el trabajo que está realizando —le señalé—. ¿Por qué no se dedica a algo que haga feliz a su Vata en vez de enloquecerlo?

Por mucho que se esforzara, Bobby no se adaptaría nunca a esa actividad ruidosa, atestada y constante, porque su Vata no podía tolerarlo.

¿Qué gusta a Vata, en realidad? Un poco más de tranquilidad y silencio, para empezar. Bobby podía sentirse más feliz como ayudante de cocina, haciendo el trabajo preparatorio, cuando la cocina del restaurante estuviera relativamente tranquila. La creatividad es otra de las cosas que hacen medrar a los imaginativos tipos Vata. Un trabajo que satisfaga esta parte profunda de su naturaleza será mucho más satisfactorio a largo plazo. Cocinar podía ser conveniente para Bobby, pero también podían serlo la actuación, el diseño o cualquier otro trabajo en el que se valorara la expresión personal. Bobby siguió mi consejo. En cuanto renunció a su trabajo y descansó algo, los peores síntomas desaparecieron. A los pocos meses aceptó un empleo relacionado con el diseño gráfico y no ha vuelto a mí por ningún problema.

Si nuestros doshas son felices nosotros seremos felices. Ese es el secreto para equilibrar todo el sistema mente-cuerpo. Para respetar nuestro tipo físico, debemos confiar en que sus necesidades nos convienen. Decir a Bobby que buscara otro trabajo se ajustaba a lo que su cuerpo ya le estaba indicando. Nadie puede ser feliz ni estar sano en un estado de desequilibrio, porque no es natural, simplemente.

TAL COMO NOS HIZO LA NATURALEZA

Como los doshas, nuestro prakriti tiene dos filos. Podemos vernos atrapados por él o aprender de él y beneficiarnos de lo que nuestro organismo trata de decirnos. Una naturaleza Pitta puede predisponernos a la hostilidad; una naturaleza Vata, a la irritación intestinal, pero nada nos obliga a adoptar el tenso estilo de vida que aviva a Pitta hasta convertirlo en llama o lleva a Vata al agotamiento, provocando esos problemas. Entendernos con nuestros doshas es el perfecto ejemplo de cómo hallar la libertad dentro de los límites de nuestra naturaleza.

Como nacemos con un determinado tipo físico, este no cambia. Por otra parte, los doshas están en constante flujo. Cada vez que miramos una montaña; comemos una patata frita; escuchamos a Mozart o ejecutamos una acción, un pensamiento, nuestros doshas cambian. La persona cuyo corazón palpita con fuerza está sufriendo una fuerte reacción Vata, cualquiera que sea su naturaleza básica. *Sea cual fuere nuestra prakriti*, debemos tratar de vivir en plenitud los tres doshas. Para ser completamente sano, todos necesitamos experimentar y expresar lo mejor que se pueda extraer de cada uno de los doshas; en eso consiste el significado de convertirnos en una persona completa.

Los rasgos psicológicos positivos de cada dosha incluyen los siguientes:

Vata: imaginativo, sensible, espontáneo, adaptable, optimista.

Pitta: intelectual, seguro de sí, emprendedor, alegre.

Kapha: sereno, comprensivo, valiente, afectuoso y propenso a perdonar.

Si conocemos a alguien que reúne todas esas cualidades naturalmente, nos sentimos impresionados. Esa persona ha aceptado el más grande don de la naturaleza: el equilibrio perfecto. Por inverosímil que parezca, el equilibrio perfecto no es anormal ya que todos podemos lograrlo.

Cada tipo físico contiene una amplia variedad de posibilidades. Desafortunadamente todos tendemos a compararnos con un modelo, lo que genera sensaciones de incapacidad cuando no respondemos a las normas que, según creemos, todos deben satisfacer. Semejante conformidad no entra en el plan de la naturaleza. Veamos el ejemplo siguiente.

El peso físico es un tema delicado. Todo el mundo quiere

mantener un peso ideal, pero millones de personas se esfuerzan en vano. Los críticos señalan que nuestra sociedad está obsesionada con obtener la delgadez a cualquier precio; las mujeres, en especial, se sienten afligidas e indignas si no parecen salidas de las páginas de *Vogue*. (La moda actual ha agregado un poco más de músculo a la silueta femenina deseable, pero también ha reducido la grasa aceptable casi a cero.)

El Ayurveda diría que el problema no está en nuestra fijación con respecto a la silueta perfecta, sino en la ignorancia con respecto al designio subyacente de la naturaleza. Una mujer Vata será naturalmente delgada, así como una Kapha ha de ser maciza, si no definitivamente con unos kilos de más. Lo que concede un innegable atractivo a ambos tipos se esconde en lo profundo. Las Vata son encantadoras, vivaces y vibrantes; comunican un optimismo natural. Las Kapha pueden no haber sido dotadas de cuerpos livianos y ágiles, pero tienen su propia belleza: son serenas, de ojos grandes, movimientos graciosos y figura plena, suavemente contorneada. A los ojos de un vaidya, ese es el tipo ideal, tan saludable como bello. Las Pitta, que se acercan más a nuestra actual noción de belleza física occidental, por ser de contextura mediana y bien proporcionadas, también tienen una cualidad de autodominio que las hace atractivas para los demás. Cada dosha, por tanto, proporciona un ideal que es de igual valor a los ojos de la naturaleza; también debería ser igual ante los nuestros.

A veces la gente cree que "equilibrar los doshas" significa tratar de tener la misma cantidad de Vata que de Pitta y Kapha. Es un error; no se puede cambiar la proporción de doshas con la que nacimos. Lo que podemos hacer es hallar el equilibrio que corresponda en nosotros a cada dosha. Los doshas funcionan en una escala móvil, con mucho o muy poco en cada extremo de la escala y un punto de equilibrio en el medio:

DOSHA AGOTADO   DOSHA EXACERBADO

EQUILIBRIO

El Ayurveda nos indica que nos mantengamos tan cerca del punto de equilibrio como podamos. Para ello no es necesario concentrarse. El cuerpo mantiene el equilibrio siguiendo sus procesos normales. Sin embargo, puesto que los doshas son tan sensibles a nuestros pensamientos, es necesario aprender a dejar de desequilibrarlos.

Es habitual pensar principalmente en el dosha que se agrava y no en el que se agota, pues si somos Vata, Pitta o Kapha, eso indica que ya tenemos una buena cantidad de ese dosha en particular. El objetivo no consiste en agregar más —agravar el dosha—, lo cual nos llevaría al desequilibrio. Si una persona Vata tiene una mala digestión, se podría diagnosticar que ha agotado a Pitta, pero para todos los fines prácticos se trata como si hubiera agravado a Vata, pues es la causa más probable del problema.

Si un dosha se desequilibra se notarán típicamente los siguientes síntomas físicos:

Vata está desequilibrado cuando hay dolor, espasmos, calambres, escalofríos o temblores.

Pitta está desequilibrado cuando hay inflamación, fiebre, hambre y sed excesivas, acidez o calor.

Kapha está desequilibrado cuando hay congestión, descarga de moco, pesadez, retención de fluidos, letargo o exceso de sueño.

Estas simples líneas orientativas pueden ayudar al lector cuando tenga síntomas de enfermedad sin explicación (al final de este capítulo damos una aclaración más detallada de cómo detectar los desequilibrios). Deberíamos destacar que esta orientación no puede sustituir a la carrera médica; un médico ayurvédico, al igual que su colega occidental, pasa toda una vida aprendiendo a diagnosticar trastornos de todo tipo. Cualquier dosha puede originar cualquier síntoma. El estreñimiento, señal clara de desequilibrio Vata, puede deberse en algunos casos a Pitta o a Kapha, y esto es válido para todos los síntomas típicos. Si se padece gravemente una enfermedad, se necesita la opinión de un profesional sobre nuestro estado.

Cuando los síntomas se convierten en estado crónico siguen siendo útiles los diagnósticos basados en los tipos físicos. Las personas Vata, Pitta y Kapha tienden a ser susceptibles a diferentes trastornos, ya sean físicos o mentales.

Los tipos Vata son propensos al insomnio, estreñimiento crónico, nervios estomacales, ansiedad y depresión, calambres o espasmos musculares, síndrome premenstrual, irritación intestinal, dolores crónicos, hipertensión arterial y artritis.

Los tipos Pitta son propensos a sarpullidos, acné, acidez, úlceras pépticas, calvicie prematura y encanecimiento prematuro, mala vista, hostilidad, autocrítica y ataques cardíacos relacionados con el estrés (conducta tipo A).

Los tipos Kapha son propensos a la obesidad, la congestión sinoidal, resfríos de pecho, dolores articulares, asma y/o alergias, depresión, diabetes, colesterol elevado y embotamiento crónico por la mañana.

Esto esboza, simplemente, el contorno amplio de las cosas. No hay una relación simple y directa entre una enfermedad y un tipo físico. Por ser Vata no estamos condenados a ser artríticos; el ser Pitta o Kapha tampoco nos protege automáticamente de eso. La enfermedad es individual y depende de la línea general de nuestra vida; el tipo físico tiene una influencia notable, pero no es una causa.

Además, los trastornos graves, tales como la enfermedad cardíaca y el cáncer, son resultado del desequilibrio en más de un dosha. Una vez que un dosha se perturba, los otros lo imitarán a menos que se restaure el equilibrio. Aunque diferentes en gravedad, los resfríos y el asma están vinculados en el Ayurveda, pues con frecuencia involucran un desequilibrio de Vata en primer término, seguido por un agravamiento de Kapha. Conocer el dosha que habitualmente dirige el conjunto —suele ser Vata— nos ayuda a corregir el desequilibrio lo antes posible. Cuando vemos a alguien que está enfadado y ansioso al mismo tiempo, típica combinación en las situaciones de gran estrés, reconocemos enseguida que Vata ha perdido el equilibrio, arrastrando a Pitta consigo.

Notará el lector que algunos de los síntomas de desequilibrio de los doshas son mentales. Este es un hecho importante. *La mente es la primera en descubrir los dese-quilibrios del cuerpo.* Puesto que un cuerpo equilibrado vuelve la mente alerta, clara, sensible y feliz, su ausencia logra que estas cualidades declinen. Cuando es así, algo desequilibra a un dosha. Según las normas aceptadas en nuestra sociedad, uno puede sentirse normal sin ser feliz. El Ayurveda argumenta que ese no es el modelo de salud de la naturaleza, dado que la desdicha indica que se requiere acción inmediata para evitar enfermedades futuras.

LA SUTIL FUENTE DE ENFERMEDAD

Hace poco vi a una mujer que había sufrido una mastectomía por cáncer de mama; la operación había sido un éxito y se la consideraba fuera de peligro. Sin embargo surgió una complicación. La paciente volvió repetidas veces a su cirujano quejándose de dolores.

—No encuentro nada que esté mal —decía él.

—Es que siento ese dolor constantemente —insistía ella.

—Por lo que a la medicina concierne —replicaba él—, su dolor no existe.

Sumamente frustrada, la mujer recibió de una amiga el consejo de recurrir al Ayurveda. Al examinarla, descubrí que era un tipo Kapha, lo cual garantiza habitualmente una buena salud. Pero los traumas a los que su cuerpo había sido sometido durante su enfermedad le habían provocado un fuerte desequilibrio del dosha Vata. Su historial clínico indicaba que desde la operación se había quejado reiteradamente a sus médicos, no sólo de dolores, sino de insomnio. El perfil de síntomas Vata era muy evidente, sobre todo si se considera que cualquier herida, como la provocada por la cirugía mayor, agrava drásticamente el dosha Vata.

—¿Qué es el dolor? —le pregunté—. Los médicos tienden a buscar causas físicas detrás de cada dolor, pero hay incontables pacientes como usted que responden al dolor causado por un desequilibrio de Vata. Aunque Vata esté relacionado con el cuerpo, es una parte separada y más sutil del sistema mente-cuerpo en su totalidad.

Se la sometió a un programa para equilibrar a su Vata —algo que debería hacerse con todo paciente postoperatorio— que incluía una dieta especial, descanso y meditación. En breve el dolor se redujo a límites tolerables, el insomnio cesó y desapareció su nerviosismo constante. Una mente escéptica aduciría que allí actuaba el "dolor fantasma", misterioso fenómeno que se ve con frecuencia en los amputados. Pero lo que importa no es el nombre, sino la experiencia subjetiva del dolor. Resulta muy útil emplear los doshas para explorar un nuevo nivel de realidad cuando debemos hallar sentido a una enfermedad por lo demás inexplicable.

No existe mejor ejemplo de esto que las úlceras pépticas. La medicina convencional no ha aclarado la causa de las úlceras, que parecen afectar a uno de cada cinco norteamericanos adultos. Por algún motivo, la pared estomacal de ciertas personas termina absorbida por las secreciones naturales del propio estómago. Una mala dieta, el estrés, la predisposición genética y la inevitable "personalidad de úlcera" son temas que han sido invocados para explicar el porqué. En otros tiempos las úlceras eran consideradas un trastorno propio de los ejecutivos; presumiblemente el estómago ejecutivo pagaba el precio del éxito. Ahora se sabe que los trabajadores de niveles inferiores, los que reciben órdenes en vez de darlas, desarrollan úlceras con mucha más frecuencia que sus jefes.

Aun cuando actualmente la vinculación entre el estrés y las úlceras pépticas está bien documentada, el tratamiento sigue siendo frustrante y hay pocas posibilidades de lograr una curación duradera. Si uno desarrolla una úlcera estomacal en algún momento de su vida, lo más probable es que se repita.

Normalmente al enfermo de úlcera se le indica una dieta blanda, abundante en leche, para aliviar la pared estomacal. Se le dan fuertes antiácidos para el ardor de estómago y se le aconseja que abandone el alcohol, los cigarrillos, las aspirinas y el café, que irritan el revestimiento estomacal; además debe reducir las tensiones de su trabajo. Para muchas personas propensas a las úlceras, este enfoque resulta inadecuado porque se basa en el control. Pero las víctimas de úlcera ya sufren un exceso de autocontrol. Se vigilan como halcones y responden hipercríticamente a sus errores. Según se sabe, esta costumbre de tenerse siempre "a rienda corta" agrava las úlceras o las provoca directamente. Por tanto, si aconsejamos que se controle aún más, aplicando más crítica, no hacemos sino añadir leña al fuego.

El resultado consiste en que, aun después de estar medicados durante largos períodos, los pacientes deben ser hospitalizados, a veces, sólo para aislarlos del ambiente que los está destruyendo. No hay droga que pueda impedir los inevitables estallidos cada vez que su vida cae en altas tensiones o alteraciones emocionales.

El Ayurveda proporciona una solución a esta situación a través de los doshas. El lector ya sabrá reconocer a este nivel que la típica víctima de úlceras es un caso evidente de desequilibrio Pitta. Cuando se analiza el agravamiento de Pitta se encuentra la misma constelación de síntomas que aflige al paciente de úlcera.

SINTOMAS DEL DESEQUILIBRIO DE PITTA

Inflamación del tubo digestivo
Exceso de jugo gástrico
Enfado, hostilidad, tensión
Sensación de ardor en el aparato digestivo
Exceso de acidez en el cuerpo

Esta lista es la receta perfecta para acabar con una úlcera, pero en realidad es la receta de lo que ocurre antes que se presente la úlcera. Puesto que los doshas pueden desequilibrarse un poquito o muchísimo, el desequilibrio de Pitta no garantiza que vaya a aparecer una úlcera péptica. Sin embargo, este es un trastorno común entre la gente que tiene una fuerte naturaleza Pitta. El remedio es evitar que se produzca el desequilibrio de Pitta; para empezar, utilizando la dieta ayurvédica, ejercicios, meditación, etcétera, tal como se describirá detalladamente en las partes II y III. Si la úlcera ya se ha presentado, se sigue el mismo régimen reductor de Pitta y, con el tiempo, el paciente puede abandonar los antiácidos, el estrés y las costumbres insalubres.

Tomemos nota aquí de un punto potencialmente sensible. Participar de una enfermedad no es provocarla. Si uno sale al frío exterior sin sombrero ni abrigo, puede resfriarse. Si eso ocurre, esa insensata manera de actuar habrá cumplido su parte, aunque un microbiólogo tendría razón al asegurar que uno *no la provocó*; fue un virus. En el Ayurveda se nos echa más responsabilidad sobre los hombros, sobre nuestra capacidad de averiguar cuál es nuestra composición de doshas. Con esto no digo: "A fin de cuentas, usted ha provocado su cáncer, su ataque al corazón, su sida". Pero de verdad pienso que uno no puede separarse de la enfermedad; en realidad, ser participante activo es lo que nos salva de ser víctimas indefensas.

En el Ayurveda no solemos hablar mucho de gérmenes, tema que Occidente ya conoce bien. Lo que no se entiende bien es el "control por parte del huésped". Es allí donde conocer nuestros doshas nos otorga ventaja. Si nos exponemos directamente a los virus del resfrío, las posibilidades de que contraigamos la enfermedad están sólo en proporción de uno contra ocho. ¿Por qué? Porque el estado de equilibrio interior es el factor decisivo. La diferencia consiste en mantener a los doshas sanos.

En las páginas siguientes el lector hallará una descripción amplia de la inestabilidad dosha por dosha. Luego, en el capítulo cinco, analizaremos las técnicas ayurvédicas para restaurar el equilibrio de la manera más natural y cómoda.

COMO SE DESEQUILIBRAN LOS DOSHAS

El dosha que saldrá de equilibrio con más facilidad es el que domina en nuestro tipo físico; eso significa que los Vata deben poner cuidado para no agravar su Vata, los Pitta su Pitta, etcétera. Si usted es un tipo de dos doshas, los dos son posibles candidatos a causar problemas. Sin embargo, el dosha más activo en todos es siempre Vata. Este conduce a la mayor parte de los problemas de corto plazo, sobre todo los relacionados con el estrés. (En el capítulo cinco, *Para restaurar el equilibrio*, nos extenderemos sobre el papel que juega Vata como "rey" de los doshas.)

Aquí damos las señales típicas del desequilibrio de los doshas, así como algunos de los estados más comunes que pueden provocarlo.

DESEQUILIBRIO VATA

Por naturaleza una persona Vata es animosa, entusiasta y adaptable a los desafíos de la vida cotidiana. Si usted es un tipo Vata y ha conservado estas cualidades, es muy probable que se encuentre en equilibrio. Sin embargo, es innegable que los Vata no suelen gozar de muy buena salud. En la niñez o la adolescencia comienzan a tener diversos problemas: dolores inexplicados, insomnio ocasional o una pronunciada tendencia a la preocupación y el nerviosismo.

Con el tiempo, si no se atiende a estos primeros síntomas los Vata se convierten en los visitantes más asiduos del consultorio médico, justificando la enorme cantidad de somníferos, sedantes y analgésicos que se prescriben. Estaría justificado decir que, en Norteamérica, el trastorno más común es el agravamiento de Vata. No es el estilo de vida norteamericano el único culpable; el Ayurveda sostiene que el dosha Vata provoca el doble de trastornos que Pitta; Pitta, a su vez, el doble que Kapha. El Vata típico se queja de dolores de cabeza y de espalda, insomnio, calambres menstruales y ansiedad o depresión leve, síntomas todos del "sano preocupado", según muchos médicos. Sin embargo, son problemas muy reales y resistentes, que deben ser atendidos al poner a Vata nuevamente en equilibrio.

Otras escenas de la vida presentan también un cuadro de clásico desequilibrio Vata. Una es la imagen de la vejez, época en que Vata crece en todos. El envejecer mal puede provocar las peores señales del agravamiento Vata; el individuo se reduce a una bolsa de piel y huesos; ya no disfruta de la comida y además tiene dificultades para digerirla; su mente divaga y se vuelve olvidadiza; pasa noches largas y solitarias sin poder dormir. Ninguna de estas cosas ha sido causada por Vata, sino por un desequilibrio de Vata; por tanto, se pueden evitar.

Otro cuadro es el de la pena. Las personas que han sufrido una grave pérdida se vuelven inquietas y apáticas; se niegan a comer y no disfrutan en absoluto de la vida. Parece que el golpe de la muerte las ha matado a ellas también. Puesto que Vata controla el sistema nervioso, eso es, en realidad, lo que ha ocurrido. El dolor, un golpe súbito, la fatiga de combate o un gran susto agotan el dosha Vata, que pierde su capacidad de registrar la percepción. La primera etapa del proceso suele caracterizarse por llanto, conducta inquieta, temblores, pensamientos precipitados y falta de sueño. Si el estrés es lo bastante profundo o prolongado, el resultado inevitable es que Vata se derrumba, lo cual conduce a una apatía total y a la falta de respuesta.

¿Por qué ha ocurrido?

Si empezamos a sentir malestar como consecuencia de un desequilibrio de Vata, habitualmente hay una causa precipitante que puede ser identificada y corregida. Nacer con un tipo Vata o tener una gran cantidad de Vata en la constitución es, desde luego, un fuerte factor de predisposición. Por otra parte, hace falta un modelo de conducta para sacar realmente a este dosha del desequilibrio.

Entre los modelos más característicos que debemos buscar figuran los siguientes:

- Hemos estado recientemente en tensión y reaccionamos con ansiedad.
- Nos hemos agotado físicamente o sufrimos un período de tensión mental y exceso de trabajo.
- Se está en las etapas avanzadas del alcoholismo o la drogadicción, o se fuma incesantemente.
- Se ha producido un cambio brusco en la vida o estamos pasando de una estación a otra.
- Nuestra dieta incluye enorme cantidad de alimentos fríos, crudos o secos, incluyendo bebidas heladas, o comemos una gran proporción de platos amargos, condimentados o astringentes. (Los gustos amargos y astringentes se presentan principalmente en las ensaladas, las leguminosas, las papas y los vegetales de hoja.)
- Hemos seguido una dieta rigurosa o solemos saltarnos comidas. Tener el estómago vacío y no prestar atención a las señales de hambre del cuerpo aumenta a Vata.
- Hemos estado sin dormir o dormido mal por unos días.
- Hemos hecho un viaje recientemente.
- Se ha sufrido emocionalmente por miedo, una gran pena o un golpe inesperado.
- El tiempo está frío, seco y ventoso —otoño-invierno—.

En la práctica clínica el médico ayurvédico diagnosticará un desequilibrio Vata si halla fuertes evidencias de los tipos siguientes:

INDICACIONES MENTALES:

Preocupación, ansiedad

Falta de concentración mental

Mente hiperactiva

Incapacidad de fijar la atención

Impaciencia

Depresión, psicosis

Insomnio
Fatiga
Incapacidad de relajarse

Inquietud
Poco apetito
Impulsividad

INDICACIONES FISICAS:

Estreñimiento
Piel seca o áspera
Falta de resistencia, poca
energía
Gases intestinales,
flatulencia
Hipertensión arterial

Dolores en la zona baja
de la espalda
Calambres menstruales
Síndrome de irritación
intestinal

Piel y labios resquebrajados
Intolerancia al frío y al viento
Articulaciones doloridas
o artríticas
Pérdida de peso,
tejidos débiles
Dolores agudos (sobre
todo nerviosos)
Espasmos musculares,
ataques

Es importante recordar que cualquier dosha puede provocar cualquier síntoma. Estas son sólo las señales más comunes de desequilibrio Vata. Además, Vata puede imitar a los otros dos doshas, por lo cual con frecuencia se sospecha de él aun cuando no se presenten sus síntomas típicos.

DESEQUILIBRIO PITTA

Las personas Pitta están equilibradas cuando su empuje y su apasionamiento innatos no son sobrecogedores; también son cualidades innatas de Pitta la dulzura y la alegría. Si somos un

106

tipo Pitta y presentamos estas características, es probable que estemos en equilibrio. La salud física de Pitta es generalmente buena. Su base es una digestión potente, lo cual, para el Ayurveda, es la clave para construir tejidos sanos y preservar una fuerte inmunidad.

En los años intermedios de la vida, desde la adolescencia hasta el final de la edad madura, Pitta aumenta en todos. El adolescente afectado de acné o de un excesivo calor por la noche está demostrando un desequilibrio Pitta. Otro cuadro muy común de Pitta agravado es el hombre de treinta o cuarenta años que un día descubre que se le está cayendo el pelo de manera alarmante o que está encaneciendo antes de tiempo; tal vez necesite repentinamente gafas, haya desarrollado una úlcera péptica o una temprana enfermedad del corazón.

Algunas de estas condiciones son de predisposición; pero los Pitta también tienden a desequilibrarse por exigirse en extremo. Convencidos de que pueden comer cualquier cosa, abusan de su buena digestión comiendo demasiado u olvidándose de la correcta alimentación. En vez de ser triunfadores naturales, se convierten en personas obsesivas, impacientes, tensas y llenas de exigencias. El dosha Pitta controla el intelecto y dota a los tipos Pitta del sentido del orden. Fuera de equilibrio, se transforman en fastidiosos perfeccionistas obsesionados por el orden. Los Pitta no presentan estos rasgos sino cuando están gravemente desequilibrados. Entonces no es raro que también sean presas de acidez, úlceras, trastornos cardíacos y otras enfermedades relacionadas con la tensión.

El dosha Pitta es más lento para romper el equilibrio que Vata, y se dice que causa la mitad de problemas que este. Pero, cuando se desequilibra, con frecuencia lo hace arrastrado por un desequilibrio anterior de Vata. Esta combinación uno-dos explica las tendencias ocultas hacia la ansiedad que las personas coléricas y críticas tratan desesperadamente de disimular; el Vata agravado también favorece la alta presión sanguínea que los médicos suelen encontrar entre los pacientes cardíacos de Tipo A.

¿Por qué ha ocurrido?

Si empezamos a sentirnos enfermos y la causa es un desequilibrio Pitta, el problema no consiste en que hayamos nacido con un tipo Pitta ni con una fuerte proporción de Pitta en nuestra constitución. Por naturaleza Pitta se inclina hacia la moderación; es preciso acumular una historia de excesivo estrés, demasiado trabajo o imprudencia pura para quebrar este instinto. Si se sospecha que hay Pitta agravado en funcionamiento es preciso buscar las causas siguientes y tratar de corregirlas:

- Hemos estado en tensión y reaccionamos frente a ella con enfado contenido, frustración y resentimiento.
- Exigimos demasiado de nosotros mismos y de los otros; vivimos con la presión constante de fechas límite y no soportamos perder tiempo.
- Hemos ingerido demasiadas comidas calientes, picantes, aceitosas o fritas; consumimos sal en exceso. Nuestra dieta contiene una gran cantidad de alimentos agrios o fermentados: queso, vinagre, crema ácida o bebidas alcohólicas.
- Se han consumido alimentos y agua impuros.
- El clima es caluroso y húmedo (típico clima estival).
- Hemos sufrido un golpe de calor o estamos muy quemados por el sol.

En su práctica médica, un doctor ayurvédico identifica el desequilibrio de Pitta por los siguientes esquemas sintomáticos:

INDICACIONES MENTALES:

Enfado, hostilidad
Disconformidad con
  uno mismo

Irritabilidad, impaciencia
Resentimiento

Arrebatos de mal genio

Críticas a otros

Tendencia a discutir

Intolerancia con las demoras

Conducta tiránica

INDICACIONES FISICAS:

Inflamaciones de la piel, ampollas, sarpullidos

Calores súbitos

Acné

Acedía, acidez estomacal

Úlceras

Hambre o sed excesivas

Fuerte olor corporal

Mal aliento

Ardor rectal, hemorroides

Tez rubicunda o manchada

Insolación, quemaduras de sol

Intolerancia al calor

Heces y orina muy amarillas

Ojos enrojecidos

Es importante recordar que cualquier dosha puede provocar cualquier síntoma; estas son sólo las señales más comunes de desequilibrio Pitta.

DESEQUILIBRIO KAPHA

Kapha es el más lento y estable de los doshas; por eso es renuente a perder el equilibrio. Desde la niñez en adelante, los tipos Kapha son serenos, calmados, afectuosos y propensos a perdonar. Si somos un tipo Kapha y esas cualidades se mantienen intactas, es muy probable que estemos en equilibrio. Los trastornos relacionados con Kapha generalmente tardan mucho tiempo en presentarse. Por tanto, las personas Kapha pueden esperar mantenerse fuertes, saludables y satisfechas hasta muy entradas en años sin mayor esfuerzo.

La infancia y la niñez constituyen los tiempos Kapha de la vida, épocas en que este dosha crece en todos. Kapha se identifica con el crecimiento y la producción de un cuerpo sano y fuerte. Para imaginar cómo es Kapha fuera de equilibrio, pensemos en un niño de seis años con dolor de garganta crónico y siempre con mocos, ya que atrapa un resfriado tras otro. Por lo demás, los Kapha saludables pueden conservar esta debilidad toda la vida; sufren con frecuencia de bloqueos sinoidales y son muy susceptibles a los resfriados y las gripes cuando el tiempo se vuelve frío y húmedo.

También pueden presentarse alergias, junto con el fuerte deseo de dormir más de la cuenta. A los tipos Kapha generalmente les gusta levantarse tarde y son lentos para comenzar a moverse; pero cuando están fuera de equilibrio se vuelven tan pesados por la mañana que llegan a temer una enfermedad grave, cuando el verdadero problema, en la mayor parte de los casos, es un exceso de Kapha.

En años posteriores el cuadro de desequilibrio Kapha se convierte en el de un gordo alegre, una persona insegura que no puede controlar su peso o la aflicción que eso le causa. Marcas de Kapha perturbado son también las tendencias a mostrarse posesivo y a aferrarse a los demás, llevando a su extremo la propensión natural a cuidar y proteger a los demás. Si este dosha se desequilibra mucho, el individuo puede caer en un silencio excesivo, encerrarse en sí mismo y perder la esperanza; la tendencia Kapha a apreciar la posición social se convierte entonces en una rígida incapacidad de aceptar los cambios. Físicamente el gordo alegre puede llegar a un patético fin: padecer de presión muy alta, respiración trabajosa, hinchazón producida por el exceso de líquidos y paro cardíaco congestivo.

Los Kapha no van al médico con mucha frecuencia, pues toleran altos niveles de dolor y están habituados a una salud excelente. Cuando buscan atención médica es, ya por exceso de peso, que pueden arrastrar desde la niñez toda la vida, o por diversos problemas de pulmones y vías respiratorias: dolores de cabeza sinusales, sinusitis crónica, fiebre de heno, asma, congestión de pecho.

Los médicos han descubierto que sólo un pequeño porcentaje de las personas que creen ser alérgicas a ciertos alimentos da un resultado positivo al ser sometido a las pruebas; lo que suele fallar es la digestión, con un desequilibrio Kapha como principal sospechoso. La mucosidad excesiva se debe al consumo de pan de trigo, pastas, leche, mantequilla, queso o azúcar, alimentos que agravan este dosha. La diabetes, tal vez el más peligroso de los trastornos Kapha, figura entre los más difíciles de curar. Sin embargo, los diabéticos pueden llevar una vida mucho más cómoda y estable si siguen el programa que corresponde a su tipo físico.

¿Por qué ha ocurrido?

Si empezamos a sentirnos enfermos y la causa es un desequilibrio Kapha, habitualmente tendremos un resfriado o una gripe pasajera; por el contrario, se trata de un tipo de enfermedad que detectamos a edad temprana: alergias, asma, obesidad, etcétera. En cualquier caso, es posible que se presenten las siguientes influencias como causa o agravamiento de la enfermedad:

- En la familia hay un problema Kapha grave, tal como diabetes, alergias u obesidad.
- Hemos aumentado mucho de peso y eso nos deprime.
- Nuestra dieta contiene grandes cantidades de azúcar, sal, alimentos grasos o fritos, comidas pesadas y productos de granja (especialmente queso, leche y helado).
- Hemos estado en tensión y reaccionamos encerrándonos en nosotros mismos, sintiéndonos inseguros y rechazados.
- Damos demasiada importancia a las posesiones, almacenando cosas y ahorrando.
- En nuestras relaciones actuamos de manera dependiente o protectora en exceso.
- Hemos estado durmiendo hasta tarde durante varios días seguidos.
- El clima es frío y húmedo o nieva (típico de invierno y primavera).

En la práctica médica el profesional ayurvédico diagnostica un desequilibrio Kapha buscando los siguientes síntomas:

INDICACIONES MENTALES:

Embotamiento, inercia mental	Estupor, depresión
Laxitud	Apego excesivo

INDICACIONES DE CONDUCTA:

Postergación	Tozudez
Incapacidad de aceptar cambios	Movimientos lentos
Codicia	Tendencia a la posesión
Tendencia a dormir demasiado, somnolencia	

INDICACIONES FISICAS:

Intolerancia al frío y la humedad	Colesterol alto
Congestión sinusal, coriza	Pesadez en los miembros
Retención de líquidos en tejidos, hinchazón	Resfriados frecuentes
Congestión de pecho	Aumento de peso
Palidez	Alergias, asma
Articulaciones flojas o doloridas	Quistes y otros crecimientos
	Diabetes

Es importante recordar que cualquier dosha puede causar cualquier síntoma; estas son sólo las señales más comunes de un desequilibrio Kapha.

5

PARA RESTAURAR EL EQUILIBRIO

El genio de Miguel Angel como escultor estribaba en su capacidad de ver por anticipado una estatua terminada dentro de un tosco bloque de mármol. Su desafío no consistía en hacer una escultura, sino en librar la que ya estaba allí aprisionada dentro de la piedra. En esencia, eso es lo que hacemos cuando volvemos al equilibrio. No estamos creando una nueva persona: liberamos a la oculta. Es un proceso de autodescu-brimiento.

La persona oculta que quiere emerger está en perfecto equilibrio. Descubrirla no es asunto rutinario ya que cada uno alcanza el equilibrio a su manera. Pocos tienen idea de quiénes son en realidad —a lo sumo, tenemos una idea muy limitada—, pues nos resulta imposible ver nuestra verdadera naturaleza. Permanece oculta tras los desequilibrios, como el fondo del lago que se esconde bajo el agua lodosa. Como el hambre y la sed, el instinto de equilibrio está incluido en el cuerpo humano. En la práctica del Ayurveda tratamos de devolver el equilibrio y, al mismo tiempo, dejar que la verdadera naturaleza muestre su brillo. Los dos procesos son, en realidad, uno solo, tal como lo demuestra el siguiente caso.

Según él mismo calculaba, Norman, escritor ya sesentón, llevaba treinta años sin haber dormido bien una sola noche. El insomnio de Norman es del clásico tipo Vata: en cuanto se acuesta su mente halla diez o doce elementos por los cuales preocuparse y cien impresiones del día le giran en la cabeza. No puede apartar de ellas su atención, ni del tictac del reloj, el grifo que gotea y los ruidos que le llegan de la calle. Pasa la noche entera dando vueltas en la cama con la sensación de no haber dormido más de media hora seguida.

Cuando por fin viene a verme está muy desalentado; ha probado con una sarta de remedios para dormir, desde beber whisky antes de acostarse hasta consumir barbitúricos; nada de todo eso ha dado resultado mucho tiempo. Ha acabado por resignarse a su suerte, pero sólo en la superficie. En realidad, Norman espera con horror la hora de acostarse y la pospone cuanto puede. Tiene un promontorio de revistas junto a la cama para leer en el momento en que se despierte. Si está demasiado inquieto para leer se pasea por la habitación, va al cuarto de baño, come un bocadillo o telefonea a sus amigos insomnes para mantener largas charlas noctámbulas.

—Todo esto es porque soy Vata, ¿no? —se queja, tras haberse familiarizado con el sistema prakriti por lecturas sobre el Ayurveda y haberse sometido a una prueba.

—Aquí hay, por cierto, un desequilibrio Vata —le digo—, pero eso no significa que usted sea Vata.

Parece sorprendido. Un examen profundo descubre que es principalmente Pitta con un fuerte componente Vata. Aun así, no es su Vata el que le causa el insomnio, sino el haber sacado a Vata de su equilibrio mucho tiempo, sobre todo por el uso constante de su mente. Norman se dedicaba a escribir a cualquier hora del día y de la noche; nunca había pensado en imponer una completa regularidad a sus costumbres. Si lo hubiera hecho, el agravamiento de su Vata no habría empeorado tanto con el correr de los años.

Para hacerle ver a la persona sana que hay dentro de él, comencé por explicarle cómo funcionaba el equilibrio y cómo los desequilibrios momentáneos se tornan permanentes.

UN CENTENAR DE TERMOSTATOS

Todas las funciones del cuerpo tienen una sede a la que quieren regresar, tal como el termostato tiene un punto fijo. En realidad, la temperatura del cuerpo funciona de manera bastante parecida a la de un termostato. La podemos elevar corriendo un kilómetro o sentándonos dentro de un sauna, pero cuando nos detenemos nuestra temperatura regresará a 98,6 F. Esa es la sede de nuestro termostato físico, establecida por leyes naturales a lo largo de la evolución. Estas normas son flexibles, de modo que podemos apartarnos momentáneamente de ese punto fijo normal, pero, si nos alejamos demasiado o por mucho tiempo, las repercusiones serán desagradables.

Una de las principales razones por las que la fisiología humana es tan compleja es que en nuestro interior se han instalado cientos de termostatos, cada uno de los cuales obedece a su conjunto especial de leyes naturales; no tenemos un solo punto de equilibrio sino muchos. La coordinación entre ellos es milagrosa. Uno pensaría que el torrente sanguíneo, por ejemplo, debería ser un guiso de elementos bioquímicos, teniendo en cuenta la desconcertante cantidad de hormonas, nutrientes y diversas moléculas mensajeras que flotan en él. En realidad, el torrente sanguíneo está tan perfectamente equilibrado que todas estas moléculas van donde son necesarias con exquisita sincronización y en la exacta medida.

De modo similar el cerebro es capaz de llevar la cuenta de todos nuestros termostatos superpuestos sin confundirse. Una diminuta porción de materia gris llamada hipotálamo, que sólo pesa una sexta parte de una onza y está situada en la parte anterior del cerebro, se encarga de equilibrar una asombrosa cantidad de funciones diversas, incluyendo la metabolización de grasas e hidratos de carbono, el dormir y el despertar, el apetito, la sed, las secreciones digestivas, los niveles de fluidos, el crecimiento, la temperatura del cuerpo . . . en pocas palabras, todo lo que funciona automáticamente dentro del organismo. Todo aquello que no necesitamos recordar está a cargo del hipotálamo, al que a veces llamamos el cerebro del cerebro.

Lo que esto muestra es que el equilibrio es una función de la inteligencia. En realidad no somos una serie de termostatos, porque un termostato no puede regularse a sí mismo y nosotros sí. La regulación con la que nacimos originalmente es nuestra prakriti o naturaleza. Sirve como guía, pero se puede manipular. Digamos que alguien nació con una regulación Pitta-Vata, como Norman. Podemos ilustrar esta prakriti con un sencillo diagrama:

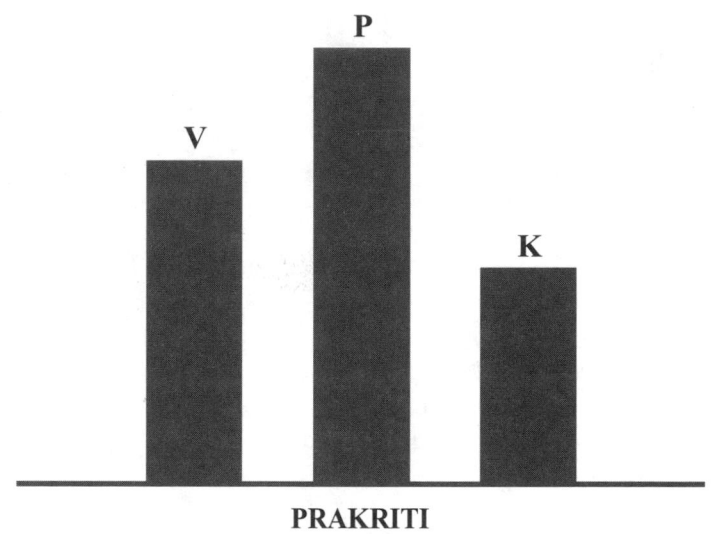

PRAKRITI

A la hora de nacer, esta regulación determina el equilibrio ideal para los tres doshas durante toda la vida del individuo. Los cientos de termostatos del cuerpo obedecen a esa regulación magistral, tal como obedecen al hipotálamo. Pero uno puede convencer a sus doshas con mayor facilidad que a su hipotálamo. Previsiblemente, Vata asciende cuando lo toca cualquier influencia agravante, tal como el frío, el aire seco, el viento, un susto, la comida muy condimentada y el trasnochar. Estas influencias son las palabras que indican al cuerpo: "Más Vata". (Pitta y Kapha tienen sus propios catalizadores.)

El bebé que llegó al mundo siendo Pitta-Vata puede convertirse al crecer en un adulto muy diferente:

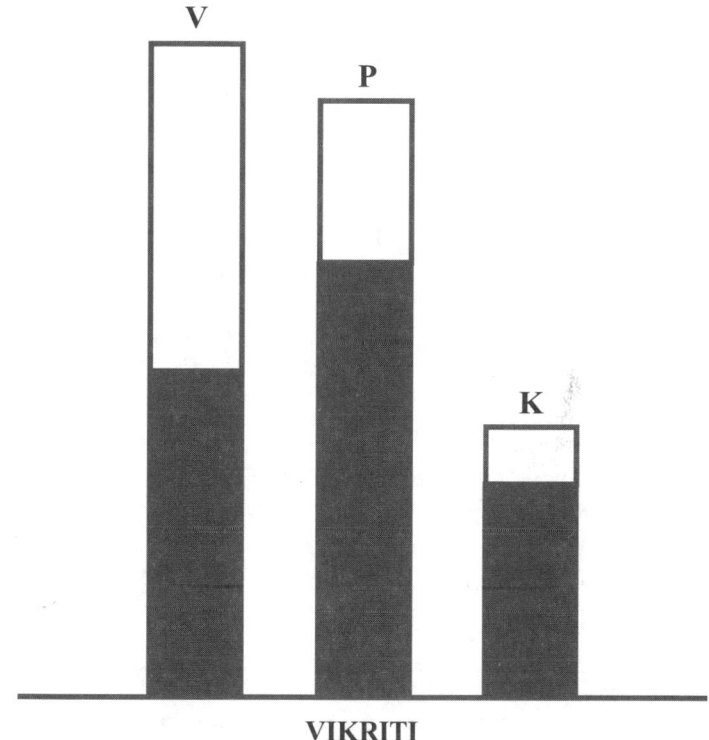

VIKRITI

Ahora parece ser un Vata-Pitta porque los doshas han tomado nuevas posiciones de acuerdo con las influencias diarias de la vida, incluidas la comida, el ejercicio, el sueño y las emociones. Todo cuanto pensamos, decimos, hacemos, vemos, sentimos, olemos o gustamos mueve nuestros doshas, poco o mucho. Deberían volver a su sitio después de viajar a una nueva posición, siguiendo el equilibrio instintivo. En este caso, como en el de Norman, algo salió mal.

A la zona sombreada se superpone ahora una zona en blanco, que representa los desequilibrios acumulados con el tiempo. En el Ayurveda se llaman *vikriti*, palabra que significa "desviado de la naturaleza". Por tanto, los dos vocablos, *prakriti* y *vikriti,* son opuestos; uno se refiere a lo que es natural para una persona, y el otro a lo que no lo es. No se pueden empujar los doshas a una configuración mejor que aquella con la cual nacimos; con eso sólo se consigue crear distancia entre uno mismo y la naturaleza. Si suprimimos una comida, aumentamos un poco nuestra vikriti; pasamos una noche sin dormir y la aumentamos un poco más. Una alimentación equivocada, malos hábitos de descanso, emociones negativas y tensiones físicas o mentales son elementos que hacen la vida un tanto más antinatural, hasta que uno se encuentra en la más antinatural de todas las condiciones: una enfermedad declarada.

Al mismo tiempo también cambiará la imagen que tengamos de nosotros mismos; en vez de reacciones positivas, comenzaremos a exhibir las más negativas. La vikriti nos hace más sensibles a cualquier tipo de tensión. Opaca las mejores emociones. ¿Cuántos de nosotros tenemos aún la inocente capacidad de amor y confianza con la que nace un bebé? Atestamos nuestras células con todas las experiencias de rechazo, desilusión y duda que ensucian el pasado de todo el mundo. Tal vez ahora creamos que nacimos preocupados o que hemos sido insomnes toda la vida, pesimistas o rezongones desde siempre, olvidando que nos ha llevado años llegar a ser así.

En la vikriti de Norman, el dosha Vata es el más gravemente perturbado. Esto no es raro, puesto que Vata es el más fácil de agravar. A Vata le disgustan las cosas tales como los ruidos fuertes, las multitudes y la incomodidad física; por eso, cuando subimos a un tren suburbano colmado de gente, nuestro cuerpo registra la experiencia como estrés. Cuanto más viajamos, más se agravará Vata. Con el tiempo, la sola idea de viajar hacia el trabajo despierta reacciones desagradables; nos adaptaremos, pero jamás nos sentiremos a gusto de esa manera. De este modo, los doshas nos guían hacia los hábitos correctos y nos alejan de los perjudiciales.

"Correcto" significa, simplemente, próximo a la naturaleza. Lo correcto es brindar a Vata un período de paz absoluta y silencio todos los días; eso le permite buscar su punto de equilibrio. Es perjudicial abusar de Vata con ruidos fuertes y aglomeraciones, pues eso lo desequilibra aún más. Tal vez el lector piense: "Todo el mundo tiene que ganarse la vida", y seguirá subiendo al mismo tren día tras día. Nada logrará que Vata disfrute con la experiencia. Y este es uno de los hechos más afortunados del mundo, pues la única esperanza de volver al equilibrio perfecto es el instinto que todo dosha tiene de resistirse al mal trato y volver a su punto de regulación.

A Norman le resultó muy fácil reconocer en todo esto su situación.

—En nuestra sociedad es muy común convertirse en un Vata-Pitta antinatural —señalé—, dado el gran agrava-miento que nos rodea en el medio. Pero la vikriti es una máscara, una ilusión nacida del estrés. Bajo ella está esa regulación ideal de un principio, esa única combinación de Vata, Pitta y Kapha que es su verdadero yo. Si se puede recobrar, desaparecerán sus síntomas Vata. La belleza del Ayurveda es que vuelve saludables a las personas devolviéndoles su mejor manera de ser.

El paso siguiente fue indicar a Norman una nueva rutina que calmaría a sus perturbados doshas. Le di una lista de cosas que devuelven al equilibrio a Vata agravado: el proceso llamado "pacificar a un dosha". (Al terminar este capítulo daremos recomendaciones generales para pacificar a los tres doshas; entraremos en detalle al profundizar en la práctica del Ayurveda.) Encabezaba la lista la fiel regularidad en los hábitos diarios. En el caso de Norman, rápidamente formuló un rito para la hora de acostarse.

—Una hora antes de acostarme me doy un baño caliente, algo más tibio en el verano. Después me masajeo suavemente la frente, las sienes y los pies con aceite de sésamo cinco minutos y bebo un vaso de leche caliente con mezcla de *rasayana*. —Los rasayanas son compuestos de hierbas, de los cuales hay centenares en el Ayurveda; para Norman es muy efectivo el más generalizado, Amrit Kalash, pero también hay hierbas ayurvédicas específicas que se pueden utilizar.— A continuación me siento en silencio y leo durante veinte minutos. Para mí, la lectura más relajante es la poesía o la literatura inspiradora. Por fin apago la luz y escucho música sedante hasta que me siento soñoliento. Inmediatamente me acuesto. He seguido esta rutina con fidelidad durante cuatro meses y sin fallar; me duermo sin dificultad unas seis horas por lo menos. Eso me resulta suficiente para sentirme descansado al día siguiente.

A fin de cuentas, es un resultado muy feliz para el problema que afecta a millones de personas sin alivio, pese a que, según se calcula, uno de cada cinco norteamericanos toma somníferos con regularidad. Pero esta no es sólo una cura para el insomnio, puesto que Norman disfruta de los restantes beneficios que acarrea entrar en equilibrio. Ya no se queja de resfriados frecuentes ni de leves dolores. Ha descartado las preocupaciones y la insatisfacción que se habían convertido en parte de su modo de ser. Se le ve, en general, renovado, y sus ojos ven renovada la vida.

SEIS ETAPAS DE ENFERMEDAD

Poner nuevamente a los pacientes en contacto con su propia naturaleza ha sido la meta de la medicina durante miles de años: eso no es privativo del Ayurveda. Sin embargo, en Occidente hemos sido cautivados por la medicina científica, con su explicación estrictamente física de la enfermedad. Ahora la medicina occidental reconoce que la enfermedad puede originarse tanto en la mente como en el cuerpo. Con el advenimiento de la "medicina mente-cuerpo", ya no está claro que los dos puedan siquiera separarse. Un golpe súbito, como la muerte del cónyuge, puede provocar el caos en el cuerpo, baldando al sistema inmunológico y abriendo paso a la enfermedad; eso explica que la proporción de fallecimientos sea mucho más alta entre las viudas recientes que en la población en general. Sugiere también una explicación para el hecho de que las mujeres solitarias, carentes de la oportunidad de prestar apoyo emocional a otros, tiendan al cáncer de mama en proporciones más elevadas.

Ese movimiento hacia las explicaciones de mente-cuerpo

ha tenido su lado bueno y su lado malo. Por ejemplo, antes creíamos que la neumonía comenzaba cuando las bacterias neumococos invadían los pulmones y se multiplicaban allí sin control. En la medicina mente-cuerpo cualquier explicación tiene sus raíces en una etapa anterior, en el momento en que el sistema inmunológico fue debilitado por una influencia mental negativa. Es una explicación más amplia que la meramente física, pero también bastante vaga lamentablemente. La interacción de la mente y el sistema inmunológico es tan fluida que los médicos no pueden señalar con exactitud el momento crítico en que los pensamientos negativos afectan los glóbulos blancos del cuerpo.

En el Ayurveda podemos ser mucho más exactos. Según los textos antiguos, el proceso de la enfermedad tiene seis fases o pasos distintos. Los tres primeros son invisibles y pueden relacionarse estrechamente con el cuerpo y con la mente; los tres últimos presentan síntomas obvios, que el paciente o su médico pueden presentar. Cada etapa representa una pérdida de equilibrio, pero su aspecto cambia según continúa el proceso:

1. Acumulación: el proceso se inicia con el ascenso de uno o más doshas.
2. Agravamiento: el exceso de dosha se acumula al punto de extenderse más allá de sus límites normales.
3. Diseminación: el dosha avanza por el cuerpo.

---

4. Localización: el dosha vagabundo se instala en un lugar al que no pertenece.
5. Manifestación: surgen síntomas físicos en el punto en el que el dosha se ha localizado.
6. Desorganización: estalla una enfermedad declarada.

Para ilustrar estos pasos, digamos que se ha acumulado un exceso de Pitta, quizá porque el individuo es un tipo Pitta que se encuentra en tensión o, simplemente, sufre la incomodidad de un verano muy caluroso. Cuando hay suficiente exceso de Pitta acumulado, este comienza a trasladarse por el cuerpo, abandonando los sitios en los que supuestamente debería permanecer. En poco tiempo halla un lugar donde el *ama* (residuo tóxico) está presente y se "adhiere" al ama.

Con esto concluyen las tres primeras etapas de la enfermedad. A esta altura un médico occidental no podría llegar a un diagnóstico, pues no hay ningún trastorno que figure en los libros de texto, pero lo cierto es que, desde el punto de vista ayurvédico, el cuerpo ya no está perfectamente sano. Si tenemos mucha conciencia del cuerpo ya podemos sentir el comienzo de un desequilibrio dosha. Todo el mundo reconoce los cambios sutiles que anuncian un resfriado o una gripe. En el caso de muchas otras enfermedades uno "se siente raro", con un vago malestar que no puede ser localizado ni identificado. Habitualmente eso desconcierta al médico, quien trata de hallar síntomas declarados y se encuentra con una borrosa constelación de dolores, debilidad muscular, fiebre leve o, simplemente, fatiga pertinaz. Este tipo de vagas premoniciones es válido hasta en el caso de un súbito ataque cardíaco, que rara vez es súbito. La víctima suele recibir advertencias de sus doshas, pero no les presta atención.

Una vez que un dosha se detiene en alguna parte, generalmente da entrada a la cuarta etapa, en la que empiezan a aparecer los primeros síntomas claros de enfermedad. Si Pitta se ha alojado en la piel, tal vez sintamos un leve escozor, una inflamación. Si está en el estómago, lo sentiremos revuelto o ácido. (No es que culpemos a Pitta solamente por los síntomas de enfermedad. Cualquier dosha puede alojarse en cualquier zona. Si el exceso de Vata se ha colocado en una articulación, uno de los sitios más probables puesto que las articulaciones están disponibles para recibir el ama, tal vez sintamos una punzada de artritis.) Exceptuando esos vagos síntomas, no hay aún señales de que haya una enfermedad grave en marcha.

Como el Ayurveda trabaja en un nivel tan sutil del cuerpo, puede aliviar síntomas que con frecuencia son misteriosos para el punto de vista occidental, incluyendo dolores inexplicables, ansiedad, depresión, fatiga, etcétera. La medicina occidental tiende a decir que son problemas psicosomáticos, es decir, que se originan en la cabeza del paciente. En realidad se originan en las primeras etapas del desequilibrio de los doshas. Es fácil atenderlos cuando aún están en los tres primeros pasos, cuando se pueden emplear efectivamente dietas, hierbas, ejercicios, la rutina diaria y una técnica especial de purificación para el cuerpo llamada panchakarma, que analizaremos en breve.

Una vez que debemos enfrentarnos a una enfermedad declarada, el daño sufrido por los tejidos del cuerpo suele ser muy superior a lo que estos tratamientos por sí solos pueden solucionar. Entonces debemos pasar a terapias ayurvédicas más avanzadas y hasta recurrir a la medicina occidental, que ha sido formulada para entenderse con estados agudos de todo tipo.

¿Cómo saber cuándo va a iniciarse la cuarta etapa, la primera aparición de los síntomas? En general, quienes tienen más de cuarenta años no deben buscar mucho, pues experimentan con perturbadora frecuencia vagos dolores y punzadas. Los cuerpos sujetos a desequilibrios alimenticios, emocionales y de conducta durante muchos años siempre juntan ama, residuos tóxicos, y el ama, por su propia naturaleza, captará a todo dosha vagabundo. Sin embargo, no hay motivos de alarma. Lo que el cuerpo nos dice en la cuarta etapa no es que estamos en grave peligro, sino que debemos purificar nuestros tejidos retirando el exceso de dosha. Una vez que lo hagamos, Vata, Pitta y Kapha recobrarán su equilibrio natural. El enfoque básico de "convencer" a los doshas por medio de sencillos cambios en la dieta y en la rutina diaria puede aportar importantes resultados, aun en casos de enfermedad grave.

COMO EQUILIBRAR LOS DOSHAS

En las páginas siguientes daré las líneas generales para devolver el equilibrio a Vata, Pitta y Kapha. Hay cuatro grandes zonas de la vida cotidiana que se pueden utilizar para favorecer el equilibrio:

Dieta   Ejercicio   Rutina diaria   Rutina estacional

Más adelante, en la tercera parte, dedicaré secciones separadas a cada una de ellas. Por ahora las trataremos en términos más generales para dar al lector una comprensión básica de cómo se puede afectar a los doshas: un texto básico sobre cómo vivir desde el cuerpo mecánico cuántico.

Una advertencia importante: lo dicho aquí es sólo *para prevención*. No es adecuado para tratar enfermedades o como sustituto de la atención médica. Si uno tiene síntomas de enfermedad, restaurar el equilibrio de los doshas es vital, pero la historia no se reduce a eso. Es necesario someterse a un examen completo, efectuado por un médico experimentado en el Ayurveda, quien le indicará un régimen completo, adecuado para su situación específica.

Sin embargo, para todos los que gozamos de buena salud la información siguiente es única e inestimable. Fue reunida en cinco años de consultar los antiguos textos ayurvédicos, aunar la sabiduría de autoridades aún vivas del Ayurveda en la India y utilizar nuestra propia experiencia con miles de pacientes en los Estados Unidos.

Por favor, sea usted flexible con los consejos que se ofrecen aquí. No son reglas rígidas con las cuales atormentarse. Se puede malgastar toda una vida persiguiendo el objetivo del equilibrio sin lograrlo nunca, pues los doshas varían de hora en hora, de día en día, de minuto en minuto. Sin embargo, el equilibrio es lo más fácil. La naturaleza ya ha dotado a nuestro cuerpo con los instintos necesarios para alcanzarlo; nuestros principios sólo ayudan a descubrir y afinar esos instintos.

Para la mayoría, la peor de las tentaciones es la dieta. Cada uno de nosotros tiene, probablemente, algún fanatismo con respecto a ciertos alimentos que cree buenos o malos para sí. Como el Ayurveda aporta tantas indicaciones sobre la alimentación, se puede utilizar con facilidad para justificar una obsesión con la dieta. Pero, si uno lo mira con el enfoque correcto, toda esta información nueva es sólo un modo de despertar al cuerpo. El Ayurveda no dictamina que un alimento sea correcto o incorrecto. Lo correcto o incorrecto se descubren prestando atención a nuestros doshas.

Por tanto, no se quede el lector en los detalles: si su comida es demasiado fría o demasiado caliente, muy pesada o muy liviana, excesivamente aceitosa o seca. Cada vez que se mueve un dosha, se podría recurrir a un alimento específico para impedir que el cuerpo perdiera el equilibrio. Pero, si buscamos el equilibrio de este modo, el proceso degenera rápidamente en fanatismo. Este no es el camino del autoconocimiento. Cada día es una conversación entre nosotros y nuestro cuerpo; las siguientes sugerencias indican el tipo de diálogo placentero, en general, para su tipo físico.

LA VIDA EQUILIBRADA: PUNTOS GENERALES

PARA EQUILIBRAR A VATA

- Hábitos regulares
- Silencio
- Atención a los líquidos
- Disminución de la sensibilidad ante el estrés
- Mucho descanso

- Calor
- Alimentación regular
- Masaje con aceite de sésamo (*abhyanga*)

Como Vata es el rey de los doshas, equilibrarlo es requisito primordial para todos; cuando ponemos a Vata en línea, él trae consigo a Pitta y a Kapha.

La clave para equilibrar a Vata es la regularidad. Es tan sensible y rápido para cambiar que resulta presa fácil de la estimulación excesiva. Las personas Vata se sienten a gusto con la variedad, pero cuando las cosas cambian demasiado el entusiasmo se convierte en agotamiento. Por eso tantos Vata se sienten nerviosos y rendidos por la fatiga. El origen de ese nerviosismo consiste en que el dosha Vata ya no fija en el cuerpo los ritmos debidos. En lugar de comer, dormir y ejercitarse regularmente, los Vata desequilibrados comen cuando pueden, y a veces frugalmente, suprimen comidas, se ejercitan por temporadas, para abandonar luego el intento, y se acuestan a cualquier hora.

Semejante vida es mala para todos los doshas, pero aun peor para Vata. Muchos tipos Vata se aferran a ella. Desafortunadamente, se han condicionado al punto de creer que una vida desordenada equivale a una existencia estimulante. El paliativo consiste en empezar a cultivar hábitos equilibrados y en prestar algo más de atención a la regularidad todos los días.

Si usted presenta señales de desequilibrio Vata, estos indicios lo ayudarán a reestructurar su rutina diaria hasta convertirla en algo más aceptable al dosha Vata:

• Descanse mucho. Esto es muy importante para cualquier inconveniente Vata. Cuando le parezca que se exige demasiado o exagera haciendo alguna actividad —incluyendo la actividad mental—, deténgase y descanse cinco minutos. También es muy importante dormir adecuadamente todas las noches. No debemos resignarnos al insomnio, aun cuando lo hayamos padecido durante años enteros. El mejor descanso, aparte del sueño, es la profunda relajación que proporciona la meditación. Se le pide a todos los pacientes que aprendan Meditación Trascendental a fin de experimentar la relajación profunda. El dosha que más se beneficia con esto es Vata, que emerge completamente asentado y fresco tras unos pocos minutos de trascender, como llamamos al acto de meditar.

También se obtiene un beneficio mucho más profundo. La meditación ayuda a integrar el vínculo mente-cuerpo. Este, a su vez, permite que todos los ciclos naturales del cuerpo describan un círculo completo, avanzando sin sobresaltos del principio al medio y luego al fin. Cuando los Vata descubren que la satisfacción es un estado permanente dentro de sí mismos y no una rara flor a buscar perpetuamente, avanzan una enormidad hacia el descubrimiento de quiénes son en realidad.

• Manténgase abrigado. Vata, por ser un dosha frío, se beneficia con el calor; Vata es también seco; por eso es preciso asegurarse de que el aire de la habitación tenga humedad suficiente. Además es aconsejable evitar las corrientes de aire, puesto que Vata es sumamente sensible al aire en movimiento.

• Siga una dieta moderadora de Vata (véase página 274). También es importante comer con regularidad, puesto que el dosha Vata se agrava cuando el estómago está vacío. Los tipos Vata se agotan con celeridad cuando se sienten descompuestos o dejan de comer con regularidad. Necesitan alimentarse durante todo el día, aunque comúnmente tengan un apetito variable. No deje de sentarse a comer tres veces al día, empezando por un desayuno caliente y alimenticio, compuesto por platos sustanciosos: cereales calientes, por ejemplo. Un poco de jengibre fresco ayuda a estimular el apetito antes de la comida y contribuye a la digestión.

• Beba mucho líquido *caliente* durante el día para evitar la deshidratación. Lo mejor es una tisana Vata, que se puede adquirir por correo; puede beber hasta cuatro tazas al día. Evite los platos y las bebidas muy fríos.

• Dese masajes en el cuerpo con aceite de sésamo por la mañana. Esta rutina ayurvédica se llama *abhyanga* (más adelante se darán detalles).

• Dese un largo baño caliente o una ducha, igualmente prolongada y caliente, por la mañana, antes de meditar. El calor húmedo es conveniente para los dolores Vata.

• Evite las tensiones mentales y el exceso de estímulo. La música ruidosa, las películas violentas y las largas horas pasadas ante el televisor, especialmente por la noche, son agudizadores potentes del mal de Vata.

• Dé un aspecto claro y luminoso a su ambiente. Vata responde bien a la luz del sol y a los colores alegres. Si está enfermo, siéntese ante una ventana cerrada en la que dé el sol, pero resístase a la necesidad de salir al exterior mientras no se sienta bien. Trate con personas que lo alegren, lea libros humorísticos, vea programas suaves y divertidos. Será muy útil todo aquello que saque a relucir el entusiasmo natural de Vata y reduzca su preocupación.

• No beba alcohol mientras esté tratando de equilibrar a Vata, que se resiente con los estimulantes de cualquier tipo, incluidos café, té y nicotina. Todo esto debe ser manejado con cuidado por cualquier persona sensible al desequilibrio de Vata. El ideal es abandonarlos por completo.

• Con frecuencia, los Vata tienen secas las vías nasales en el invierno, lo cual contribuye a que se resfríen con frecuencia. Para compensarlo eche una gota de aceite de sésamo en la punta del dedo y frote con suavidad el interior de una fosa nasal; repita la operación con la otra. Ahora apriétese la nariz y comience a inhalar; suelte rápidamente la nariz y vuelva a apretarla. De este modo el aceite de sésamo entrará en las cavidades nasales. Sin embargo, no es conveniente forzarse ni tratar de desbloquear los senos.

• Este tratamiento es un calmante muy efectivo en los climas secos y fríos —muchos tipos Vata notan que aumenta considerablemente la resistencia a los resfriados y las gripes—, pero también tonifica los senos en general y no hay inconveniente en que lo utilicen todos los tipos, no sólo los Vata. Se puede repetir el tratamiento hasta doce veces al día. (Sin embargo, si tienen los senos bloqueados no se debe abusar del tratamiento; el aceite agrava el dosha Kapha, que con frecuencia se oculta detrás de una sinusitis crónica.)

PARA EQUILIBRAR A PITTA

• Moderación
• Frescura
• Atención al ocio

• Exposición a la belleza natural
• Equilibrio de descanso y actividad
• Poco consumo de estimulantes

La clave para equilibrar a Pitta es la moderación; cuide de no exigirse demasiado. De todos los tipos físicos, Pitta es el dotado de más empuje innato, agresión y energía. Los Pitta son personas que miran la vida de frente y disfrutan con los desafíos;

cuanto más difíciles, mejor. Pero esta fuerza interior suele ser causa de su perdición. Pitta brinda una energía feroz; si abusamos de ella nos agotará. Los adictos al trabajo de este mundo suelen ser Pitta desequilibrados, sobre todo si su matiz es colérico y compulsivo.

Los tipos Pitta deben contenerse voluntariamente cuando notan ciertas señales de peligro; la más evidente es la pérdida de dulzura en sus emociones y de moderación en sus apetitos. En la naturaleza Pitta hay también un innato amor por la belleza que es importante. En todos los puntos enumerados abajo, el tema principal para Pitta es: "La buena vida es la que marcha por el dorado justo medio".

Si usted presenta señales de desequilibrio Pitta, las sugerencias siguientes le ayudarán a equilibrar su rutina diaria, haciéndola más conveniente para el dosha Pitta:

• Tómese tiempo para descansar de la actividad; la alternancia del descanso y la actividad es el ritmo básico de la vida. Como los Pitta tienen tanta capacidad para el trabajo, tienden a ignorar el otro lado del ciclo. Usted necesita encontrar al terminar su jornada una isla de serenidad. Cene en silencio, desconecte su teléfono por la noche y evite resueltamente la tentación de llevarse trabajo a casa. Para todos nosotros csa isla de calma es, en realidad, nuestro interior. Los Pitta desequilibrados suelen olvidarlo.

La meditación es muy útil para recobrar la calma interior y el equilibrio. También nos permite recordar que el descanso es la fuente de la actividad dinámica. El secreto de los grandes corredores no está después de todo en su paso, sino en la potencia que reúnen en su interior en el punto de partida, antes de dar el primer paso. Cuando los Pitta descubren que el mayor poder personal se alcanza sin agresión, dan un paso enorme hacia el descubrimiento de quiénes son cn realidad.

• El fresco, en cualquiera de sus formas, ayuda a contrarrestar al activo Pitta. Mantenga su dormitorio por debajo de los setenta grados Fahrenheit mientras descansa y no se duerma en los baños calientes; cuando Pitta está desequilibrado el exceso de calor húmedo puede provocarle mareos o náuseas. Si siente demasiado calor en un momento dado, póngase una compresa fría en la frente y en la parte posterior del cuello, en vez de beber demasiada agua fría —el agua helada, que apaga el fuego digestivo, no es recomendada por el Ayurveda—. Las bebidas frescas y dulces, no demasiado ácidas, también son convenientes (jugos de manzana y de uva, agua mineral). No deje de beber líquidos en abundancia durante el verano o cuando se sienta indispuesto; los Pitta tienden a traspirar más en estas condiciones y pierden mucha agua. Se puede comprar por correo una tisana especial del Ayurveda para moderar a Pitta y beber de ella hasta cuatro tazas al día.

• Siga una dieta calmante de Pitta. Es importante no comer en exceso, cosa que los Pitta tienden a hacer si abusan de su excelente digestión. Al mismo tiempo, no conviene sentirse incómodo por el hambre; los Pitta sufren cuando suprimen una comida. En lugar de ingerir extremadamente, coma cantidades moderadas a horarios regulares tres veces al día. Si su digestión es inestable, un poco de leche caliente sazonada con azúcar y cardamomo ayudará a devolver el equilibrio a Pitta. Si tiene siempre un hambre devoradora y sed excesiva, necesita moderar su digestión, para lo cual le será útil una dieta que calme a Pitta.

• Si su apetito se desborda, no trate de obligarse a comer menos. En cambio, puede reducir gradualmente la cantidad de alimentos, comenzando con las tres cuartas partes de lo que habitualmente come. Consuma esa cantidad durante uno o dos días; después redúzcase a la mitad de su consumo habitual. A esta altura debería estar comiendo una cantidad cómoda. Continúe con ella a menos que se sienta muy hambriento; en ese caso, vuelva a la primera reducción. Si está comiendo aproximadamente dos puñados de alimento en cada comida, ha alcanzado el ideal ayurvédico. —Este régimen proviene originalmente de Charaka, la mayor autoridad antigua del Ayurveda—. El sabor amargo calma el apetito más que cualquier otro; por eso le conviene beber agua tónica antes de las comidas o consumir ensaladas de hojas amargas, tales como achicoria, endivia, radicheta y lechuga romana.

130

- Evite los estimulantes artificiales, que elevan a Pitta. El alcohol, en cualquiera de sus formas, es como arrojar queroseno al fuego Pitta —ni siquiera la levadura fermentada del pan es buena cuando se trata de equilibrar a Pitta—. Usted no necesita alimentar su caldera digestiva con las calorías inútiles del alcohol. El inconveniente de la cafeína contenida en el té y el café es que aviva su energía, y usted, en cambio, necesita calmarla.

- Tradicionalmente el Ayurveda considera que el tratamiento con laxantes (*virechana*) es el mejor modo de reducir el exceso de Pitta. Esto se debe a que al vaciar los intestinos por un corto lapso aplacamos el "fuego digestivo". Pruebe tomar una cucharada de aceite de castor antes de acostarse, cada cuatro, cinco o seis semanas —pero no con más frecuencia—. Es típico que el laxante lo obligue a levantarse dos o tres veces durante la noche; después de cada evacuación, beba un vaso de agua caliente para evitar la deshidratación. Al día siguiente, mientras su cuerpo se sienta perezoso y relajado, coma muy poco; le conviene beber algunos vasos de zumo de frutas. Si come alimentos sólidos, evite todo lo pesado, graso, frío o aceitoso. Descanse mucho. *Sin embargo, no se deben tomar laxantes mientras se padezcan dolores intestinales, hemorragias o antecedentes de trastornos digestivos.*

- Cuide de tomar sólo alimentos, agua y aire puros, pues Pitta es especialmente sensible a las impurezas de cualquier tipo. Los aditivos que contienen ciertos alimentos, aunque se juzguen inofensivos a gran escala, pueden provocar desequilibrios metabólicos, aunque pequeños, que le impedirán alcanzar el equilibrio perfecto.

- Evite los esfuerzos físicos extenuantes o el exceso de calor al aire libre. Los Pitta son muy propensos al golpe de calor. Su piel clara, que no tolera demasiado sol, les indicará habitualmente cuándo buscar refugio. El Ayurveda recomienda tomarse las cosas con mucha calma en verano. Comience con diez minutos al sol directo y aumente gradualmente a media hora, siempre cuidando de utilizar una loción protectora con filtro solar. La mañana y la tarde avanzada son las mejores horas para estar al aire libre; el mediodía, no.

- Salga al aire libre todo lo posible; tradicionalmente el

Ayurveda recomienda que los tipos Pitta contemplen el crepúsculo y la luna llena, y les aconseja caminar junto a lagos y cursos de agua. Todo esto es muy apreciado por el dosha Pitta. En general, las personas Pitta descubren que es mucho más fácil relajarse en un paisaje bello; eso les distrae la atención mucho más que sentarse en el porche. Evite leer libros o ver espectáculos violentos, chocantes o que conducen a discusiones; estas influencias agravan mucho a Pitta. Dedique algún tiempo todos los días al ocio, siempre que sea humorístico, edificante y entretenido; esas influencias ayudan a suavizar el genio de Pitta. También le impedirán dedicarse demasiado a sus metas bien definidas. Los Pitta ya saben ser serios y responsables; necesitan, más que ningún otro tipo, el tónico de la risa. En muchos sentidos, ella es el mejor medicamento que ha ideado la naturaleza para el Pitta agravado.

PARA EQUILIBRAR A KAPHA

- Estimulación
- Ejercicio regular
- Control del peso

- Variedad de experiencias
- Calor seco
- Reducción de dulces

La clave para equilibrar a Kapha es la estimulación. Por naturaleza el dosha Kapha es estable y lento; eso conduce a la confiabilidad y la fuerza. Pero los Kapha desequilibrados se aferran demasiado a su posición social; necesitan el estímulo de imágenes y sonidos nuevos, gente nueva, hechos novedosos. Lo mismo vale en el plano físico. Sin actividad, los Kapha se vuelven letárgicos y embotados. Esto se vincula directamente con la lentitud de su digestión. Tal como hemos visto, cuando la comida se ha digerido parcialmente —o si es demasiado pesada, aceitosa o difícil de digerir—, los residuos tóxicos llamados ama pueden atascar el organismo y, con el tiempo, llevar a la enfermedad. Los tipos Kapha son particularmente propensos a este problema y necesitan mantener en marcha el fuego interior mediante el ejercicio regular y una dieta variada.

Las personas Kapha son lentas para perder el equilibrio y también para recuperarlo; por eso conviene ser firmes cuando se trata de mantener a este dosha en equilibrio. Si agravamos hoy a Vata, es probable que sintamos los efectos mañana mismo. Pero podemos pasar todo el invierno consumiendo alimentos agravadores de Kapha y no reparar en el error hasta que llega la primavera y el dosha acumulado "se funde", con lo cual nos encontramos con un típico resfriado primaveral o una congestión sinusal. Si estudiamos la lista de las veinticinco gunas notaremos que Vata y Kapha no comparten más cualidades que el frío. Como resultado, la gente Kapha tiende a necesitar exactamente lo opuesto que la Vata. Por eso la estrategia Kapha de estimulación es lo opuesto a la regla de descanso para los Vata. Estos parecen conejos; los Kapha, elefantes.

Si usted presenta señales de desequilibrio Kapha, las siguientes sugerencias le ayudarán a hacer su rutina diaria más conveniente para su dosha dominante:

• Busque la variedad en la vida. Los Kapha necesitan hacer un esfuerzo consciente para buscar experiencias nuevas. Adoran el hogar y la chimenea, con lo cual evitan el peligro de alterarse. Pero existe en ellos una decidida tendencia al estancamiento que lleva a la depresión, marca distintiva de muchos Kapha desequilibrados. Como ocurre con los otros doshas, también en este caso es muy útil la meditación; permite a los Kapha descubrir la conciencia alerta que subyace en su naturaleza.

Lo que torna verdaderamente estimulante a la vida no es la variedad externa sino la chispa alerta dentro de nosotros. La naturaleza nos diseñó para que nos interesáramos vivamente por las ideas y las caras nuevas, así como por las innovaciones productivas. (El hombre es la única criatura, según se dice, capaz de cruzar un océano sólo para ver cómo son los hombres al otro lado.) Con un poco de práctica de meditación, los Kapha que se conformaban con presenciar el desfile deciden que, en realidad, quieren participar. Tienden a ser posesivos, a acumular y ahorrarlo todo, ya sea dinero, energías, posición social o amor. Cuando descubren que pueden soltar frenos y utilizar su sólida fuerza como combustible para el cambio, dan un paso enorme hacia adelante en su evolución personal. Entonces se duplica la considerable capacidad Kapha de amar y ser amados.

• Siga una dieta apaciguadora para Kapha; si usted es un tipo Kapha, es importante no comer demasiado, pues existe una decidida tendencia hacia la obesidad. Un té de jengibre caliente bebido durante las comidas ayuda a despertar las papilas gustativas embotadas; también hace más eficiente la digestión lenta, lo mismo que masticar una cucharadita de semillas de hinojo después de cada comida. Cuando la congestión es excesiva, el Ayurveda recomienda preferir alimentos secos y astringentes. Tostadas secas, manzanas, galletitas, cúrcuma y muchas hortalizas crudas son recomendables para evitar que Kapha se acumule en exceso y para tonificar el tubo digestivo.

• Reduzca lo dulce. Kapha es el único dosha que se identifica fuertemente con un sabor: lo dulce. Descartando las calorías, las personas de este tipo físico aumentan de peso y se desequilibran si su dieta contiene demasiados alimentos dulces. Con evitar los helados, la leche, los postres azucarados, el pan de trigo y la manteca —todos considerados dulces por el Ayurveda— con frecuencia mejoran excelentemente la nariz goteante, los senos bloqueados, las alergias y el letargo que sufren los Kapha cuando se desequilibran. Con el tiempo el exceso de alimentos dulces puede favorecer la diabetes, una grave enfermedad Kapha. Por suerte existe un endulzante natural, la miel pura, que es buena para Kapha. Tomar una o dos cucharadas al día —nada más— ayuda a liberar del organismo el exceso de Kapha.

• Manténgase abrigado. Por ser un dosha frío, Kapha se beneficia con el calor. El calor seco es lo más aceptable cuando se está congestionado, trastorno habitual en los Kapha. Con frecuencia, bañar el pecho con la luz de una lámpara solar o utilizar una almohadilla caliente bajo la espalda suele aliviar el exceso de Kapha.

• Evite la humedad. Kapha es especialmente sensible al frío y a la humedad. Si se siente enfermo cuide de no exponer la nariz, la garganta ni los pulmones al frío del invierno.

- Aplíquese un masaje seco en el cuerpo para estimular la circulación. Este procedimiento se llama *garshana* (página 136); se efectúa con guantes especiales de seda cruda, que se pueden adquirir por correo. No conviene usar aceite cuando Kapha está agravado, pues se trata de un dosha aceitoso. Bastará con frotar enérgicamente todo el cuerpo, entre cinco y diez minutos; no se esfuerce al punto de fatigarse. Si no tiene guantes, se pueden reemplazar por una esponja vegetal seca.

- Beba líquidos *calientes* durante el día, pero hágalo con moderación, pues Kapha es húmedo de por sí. Para aliviar la congestión y el dolor de garganta resulta efectivo preparar una tisana hirviendo un cuarto de cucharadita de jengibre seco y cúrcuma en una taza de agua. También se puede encargar por correo un té del Ayurveda especial para moderar a Kapha. Se pueden beber hasta cuatro tazas diarias.

- Ejercítese regularmente, preferiblemente todos los días. Es una de las mejores formas de evitar el estancamiento y la acumulación de toxinas en el cuerpo. Como los Kapha suelen ser fuertes y musculosos, tienden a ser atletas naturales de jóvenes, pero casi todos se vuelven sedentarios con la llegada de las responsabilidades adultas. Es una pena, pues el ejercicio beneficia a Kapha más que a ningún otro tipo; deberían mantenerse activos en todas las edades.

- Cuando esté enfermo y necesite recuperarse, sea franco consigo mismo. Los Kapha disponen de mucho vigor y disfrutan con la actividad física. También son muy resistentes al dolor y no guardan cama sino cuando están muy enfermos. Si usted pertenece a este tipo y siente la necesidad de acostarse, tenga cuidado. Probablemente esté doblemente enfermo; los Kapha suelen apesadumbrarse mucho cuando no se sienten bien atendidos; por lo mismo, si está decaído, deje que sus parientes y amigos le presten más atención que de costumbre.

- La congestión de cabeza es un problema habitual de Kapha, que se puede prevenir empleando una técnica sencilla. Disuelva un cuarto de cucharadita de sal en media taza de agua caliente. De pie junto al lavabo eche una pizca de agua salada en el hueco de una mano. Tápese la fosa nasal izquierda, inclínese e inhale intensamente el agua varias veces por la fosa nasal derecha para que penetre hasta los senos. Luego tápese la fosa derecha y repita el procedimiento con el otro lado. No inhale profundamente —de ese modo el agua llegaría a los pulmones— ni trate de aspirar por la fuerza si tiene los senos tapados. Tal vez estornude o empiece a drenar por la nariz; eso es conveniente. Repita el procedimiento dos o tres veces si es necesario. Este tratamiento es más efectivo después de una ducha caliente, que ablanda el recubrimiento de los senos. Si siente algún dolor o se le ha diagnosticado una infección sinusal, interrumpa el tratamiento inmediatamente. Su objetivo es mantener tonificadas las vías nasales, no curar una enfermedad ya declarada.

COMO EFECTUAR EL GARSHANA

Este masaje seco debería ser practicado por la mañana durante tres o cuatro minutos antes de bañarse y vestirse. Con los guantes de seda especiales puestos, frote la piel con ambas manos, rápida y vigorosamente. Sobre los huesos largos de brazos y piernas, hágalo en movimientos amplios hacia atrás y hacia adelante. Cámbielos por movimientos circulares pequeños cuando llegue a las articulaciones: hombros, codos, muñecas, etcétera. Para comenzar bastan entre diez y veinte movimientos largos; con el tiempo se pueden aumentar hasta cuarenta.

1.   Comience masajeando la cabeza con enérgicos movimientos circulares, cambiándolos por masajes largos cuando llegue al cuello y a los hombros. Continúe por los brazos alternando los dos movimientos: circulares en la articulación del hombro, largos en el antebrazo, circulares

nuevamente en los codos, largos en el brazo, circulares en la muñeca, largos en la mano y, por fin, movimientos circulares en las articulaciones de los dedos.

2. Pasando al pecho, masajee horizontalmente con movimientos largos, pero evite hacerlo directamente sobre el corazón y las mamas.

3. Masajee horizontalmente el estómago dos veces; luego aplique dos movimientos en diagonal. Utilizando este ritmo alternado, proceda hacia la parte baja del abdomen, la zona lumbar, las nalgas y los muslos, atendiendo especialmente cualquier zona en la que haya acumulación de grasa. (Esto es para favorecer la circulación en estas zonas y para liberar las toxinas asociadas con el exceso de Kapha y grasa.)

4. De pie, masajee la articulación de las caderas con movimientos circulares. Luego repita en las piernas lo que hizo en los brazos: movimientos largos en los huesos largos y circulares en las rodillas y los tobillos, para terminar con movimientos largos en el pie.

El garshana combinado con ejercicios de yoga es especialmente útil para deshacerse de la celulitis.

Segunda Parte

EL CUERPO HUMANO MECANICO CUANTICO

6

MEDICINA CUANTICA PARA
UN CUERPO CUANTICO

En el interminable viaje del autoconocimiento los tres doshas son un punto importante. Nos llevan al mundo interior, único lugar en el que se puede cambiar la inteligencia en todas sus formas: pensamientos, emociones, impulsos, instintos, deseos y creencias. Pero los doshas son sólo una posada en medio del camino. Más allá hay revelaciones incluso más profundas. En la segunda parte quiero llegar a esas profundidades mayores explorando "el cuerpo humano mecánico cuántico", término con el que el Ayurveda designa el invisible *software* que modela, controla y crea el ser físico.

En el primer capítulo establecí algunos de los principios básicos que subyacen en el cuerpo mecánico cuántico: es una red de inteligencia, la sabiduría acumulada, no sólo del cerebro, sino de otros cincuenta trillones de células que componen el cuerpo humano; responde inmediatamente a nuestros pensamientos y emociones más leves provocando el constante fluir y cambiar que es la base de nuestra naturaleza; no está localizado en el espacio-tiempo, sino que es mucho más general: se extiende en todas direcciones, como un campo. No podemos ver nuestro propio cuerpo cuántico, pues está compuesto por entero de leves vibraciones, fluctuaciones del campo; pero podemos tener conciencia de él; en realidad nuestros sentidos están bien afinados con el campo cuántico, cuya actividad es más básica que la materia y la energía. El hecho de que podamos tener conciencia de un plano de la naturaleza entre diez y cien millones de veces más sutil que el átomo parece tan sorprendente que me gustaría explayarme sobre la idea.

EXPLORANDO EL MUNDO INTERIOR

El lector ya sabe que los doshas son como una estación de energía en la que los pensamientos se convierten en materia. Al principio esto parece imposible. La materia es sólida y estable; se puede ver y tocar, medir y pesar. Los pensamientos, por el contrario, son fugaces e invisibles; no se pueden ver ni tocar; en cuanto a medirlos —como con un electroencefalograma—, los procedimientos son sumamente elementales. Tal como lo expresaba un ingenioso fisiólogo, entender el cerebro por medio de un electroencefalograma es como tratar de comprender las reglas del fútbol pegando electrodos en el exterior de un estadio para escuchar los rugidos de la multitud.

También los datos proporcionados por una mirada al interior del cráneo son muy limitados. Gracias a la tecnología ultramoderna llamada tomografía por emisión de positrones, ahora es posible obtener la imagen de una emoción o percepción fuerte mientras el sujeto la experimenta. (Para esto se requiere rastrear los diseños trazados por los radioisótopos mientras el cerebro efectúa el proceso de concebir un pensamiento.) Pero estos diseños, por reveladores que sean, no nos dicen qué tipo de pensamiento es el procesado. No se puede distinguir el amor del odio; la imagen no muestra la diferencia entre una mente sana y una demente, tampoco decodifica la increíble sutileza y la milagrosa variedad de la conexión mente-cuerpo.

El único modo de penetrar realmente en este reino desde dentro del cuerpo mecánico cuántico es la subjetividad. Es aquí en donde se efectúa el truco de convertir mente en materia. Si nos sorprendemos al encontrar una serpiente en el bosque el corazón empieza a latir con fuerza, la boca se seca y las rodillas parece que se convierten en goma. Cuando damos el salto hacia atrás ya se ha producido dentro de nosotros una transformación instantánea. El impulso mental —totalmente abstracto e inmaterial— se ha manifestado físicamente en la forma de moléculas de adrenalina, que son concretas y totalmente materiales. La decisión que posibilita esto se produce subjetivamente; uno elige enviar una vaga intención al cuerpo mecánico cuántico y este, sin vacilar, cumple sus órdenes. Dar un brinco hacia atrás no es nuestra única opción. Si las serpientes no nos produjeran miedo no habría adrenalina; en cambio, generaríamos los elementos que provocan felicidad y entusiasmo, la emoción del descubrimiento, o podríamos tener una reacción mucho más indiferente.

Esto despeja el camino al Ayurveda, según el cual la mente nos proporciona el control, la capacidad de presentar *cualquier* reacción que deseemos. Lo lamentable es que todos nosotros estamos preprogramados según esquemas sumamente rígidos; tenemos sólo unas contadas reacciones, en vez de ser infinitas. Y por eso hay un precio que pagar. La conexión mente-cuerpo deja de ser algo natural, sin esfuerzo; se va acumulando el estrés, y las señales negativas de la mente comienzan a dañar las células. Un viejo adagio indio reza: "Si quieres saber cómo fueron tus pensamientos de ayer, mira tu cuerpo de hoy. Si quieres saber cómo será tu cuerpo mañana, mira tus pensamientos de hoy". Casi todos nos inquietaríamos bastante si nos sometiéramos a esta prueba. La verdadera medicina de la que carecen nuestros cuerpos es la de nuestra conciencia.

MEDICINA CUANTICA

Cuando sabemos que existe un cuerpo cuántico paralelo al físico, mucho de aquello que era misterio comienza ahora a cobrar sentido. He aquí dos datos inquietantes sobre los ataques cardíacos.

Dato 1: Se producen más ataques cardíacos a las nueve de la mañana del lunes que a ninguna otra hora de la semana. Dato 2: Las personas menos propensas a sufrir un ataque cardíaco fatal son las que se declaran muy satisfechas con su trabajo.

Reuniendo estos dos hechos, comenzamos a sospechar que en esto funciona un elemento de elección. Se supone que los ataques cardíacos se producen por azar, pero parece que algunos de ellos al menos están bajo el control de quienes los sufren. Ciertas personas que detestan su trabajo escapan de él los lunes por la mañana, provocándose un ataque cardíaco, lo que no hacen quienes trabajan a gusto. (Dejemos a un lado el porqué de que quienes detestan su trabajo no escojan una salida menos drástica para sus frustraciones.) La medicina convencional no conoce ningún mecanismo que no permita provocarnos un ataque cardíaco utilizando la mente. Sin embargo, para la perspectiva ayurvédica el corazón es una imitación de los mismos impulsos que colman la mente, incluyendo sus desilusiones, sus miedos y sus frustraciones. En el plano de la mecánica cuántica, mente y cuerpo están unidos; por tanto, no cabe sorprenderse de que una profunda insatisfacción alojada en la mente se exprese en un equivalente físico: un ataque cardíaco.

En realidad, cualquier insatisfacción *debe* expresarse físicamente porque todos nuestros pensamientos se convierten en sustancias químicas. Cuando somos felices las sustancias químicas de nuestro cerebro viajan por todo el cuerpo contando nuestra felicidad a todas las células; al recibir el mensaje ellas también "se ponen felices", es decir, empiezan a funcionar más efectivamente, alterando sus propios procesos químicos. Por el contrario, si estamos deprimidos ocurre lo opuesto. La tristeza es químicamente trasmitida a cada una de las células, logrando que nos duelan las del corazón, por ejemplo, y que el sistema inmunológico se debilite. Cuanto pensamos y hacemos se origina dentro del cuerpo cuántico y luego burbujea hacia la superficie de la vida.

Probablemente el lector ha oído hablar de esos experimentos en los que a un sujeto hipnotizado se le calientan las manos, le aparecen manchas rojas en la piel y hasta ampollas, sólo por el poder de la sugestión. Este mecanismo no es privativo de hipnosis. Nosotros hacemos lo mismo todos los dias, pero no tenemos control voluntario de las acciones. Un paciente de ataque cardíaco debe ser asombrada a descubrir que lo dan el ataque cardíaco a su mismo. Sin embargo, si nosotros miramos por adelante las implicaciones severo, los noticias mas exitantes son que nosotros tenemos un poder enorme y unrealizada. En lugar de la inconsciente creación de la enferma, nos podemos creacionar conscientemente el salud.

Porque el Señor Gerald Rice es un médico, conoce perfectamente el grado de su enfermedad. Después de practicar medicina interna en Boston durante un cuarto de siglo, a los cincuenta años de edad se le diagnosticó una leucemia crónica, es decir, un cáncer en los glóbulos blancos de la sangre. Gerald vive en medio de un creciente pánico desde su diagnóstico hace varios meses. Obsesionado por su enfermedad, pasa las noches levantado revisando publicaciones médicas. Todo lo que lee es muy desalentador. Los pacientes afectados por su enfermedad, llamada leucemia mieloide crónica, pueden vivir una media de unos tres años a partir del diagnóstico inicial; cuatro, tal vez, con mucha fortuna.

Aún es temprano. Gerald no ha sentido casi otro síntoma que un desacostumbrado cansancio durante el día, pero su recuento de glóbulos blancos muestra un altísimo nivel de cuarenta mil, más del cuádruple de lo normal, que varía entre cuatro y once mil. Uno de los principales institutos especializados de Nueva York lo ha instado a probar ciertas formas de quimioterapia, altamente experimentales, pero incluyen riesgos desconocidos y no ofrecen garantía con respecto a prolongarle la vida. Ha decidido esperar, pese a que estar sin tratamiento lo atemoriza mucho. Varios oncólogos coinciden en explicarle que, una vez que su recuento de glóbulos blancos pase los cincuenta mil, tendrá que hacer algo. Gerald pasa las noches despierto, obsesionado por esa cifra ya que es una frontera que teme cruzar.

En tiempos recientes, tras haber leído sobre casos de cáncer que habían retrocedido con el tratamiento ayurvédico se presentó a nosotros. La actitud de Gerald era muy cautelosa; sus primeras preguntas revelaron que lo preocupaba mucho ignorar el tratamiento al que se sometía.

—¿Qué protocolo tienen ustedes para tratar la leucemia mieloide crónica? —preguntó de inmediato.

—Esta no es una clínica especializada en cáncer —respondí—. Todos nuestros pacientes graves comienzan básicamente con el mismo tratamiento.

Esto lo horrorizó. Según sus normas profesionales, cada variedad específica de cáncer requería un enfoque propio, intensivo y estrechamente focalizado. En el Ayurveda aplicamos una lógica distinta. Nuestra meta es alcanzar el plano de equilibrio perfecto que hay dentro de cada paciente por enfermo que esté. Experimentar este plano trae la curación en sí y por sí, utilizando los métodos del propio cuerpo.

—En este momento, en su estado predominan las sensaciones de temor y pánico —le dije—. Usted está enviando abrumadoras señales de inquietud a su sistema inmunológico; como médico, sabe que la respuesta inmunológica es sumamente sensible a tales mensajes.

Tuvo que admitir que eso era verdad.

"Lo que deseamos es atraer su conciencia de regreso a un plano más saludable, a un sitio en el que la enfermedad no sea una amenaza tan grande. En definitiva, querríamos que usted hallara el lugar donde ni siquiera existe.

En este punto tuvo una reacción de rechazo.

—¡Pero sí existe! Es real. ¿Usted me pide que ignore ese hecho?

—No —repuse.

—Si tengo pánico es porque la leucemia me hace sentir así —protestó. Comenzaba a agitarse. Estaba luchando para mantener un completo dominio de sí desde ese devastador diagnóstico. La perspectiva de cambiar esa postura rígida y temerosa casi lo asustaba más que la propia enfermedad. Me apresuré a tranquilizarlo. Siempre tendría a su disposición otros tipos de tratamiento médico, fueran ayurvédicos u occidentales. Yo me mantendría en consulta con su propio médico y con los principales especialistas de la zona de Boston. Sin embargo, sin tratamiento para su ser interior, mi opinión era que ningún tratamiento médico exterior, basado en drogas o radiaciones, podría profundizar lo suficiente.

En toda enfermedad grave que ponga en peligro la vida puede haber muchas capas de desequilibrio ocultando las profundidades donde existe la curación; uno puede pasarse la vida entera sin sospechar que existe el cuerpo mecánico cuántico. La salud perfecta es una realidad de este plano profundísimo y espera que la saquen a la superficie de la vida. Tal como decimos a nuestros pacientes, el comienzo de la perfección es desasirse de la imperfección. Para eso la tradición ayurvédica nos ha dejado en herencia muchas técnicas, físicas o mentales, para que el médico las emplee.

—Si usted logra atravesar la máscara de enfermedad y ponerse en contacto con su yo interior, siquiera por unos pocos minutos diarios, emprenderá pasos gigantescos hacia la curación —le prometí—. Nadie puede garantizarle la recuperación, pero este enfoque de la medicina es válido y obtiene resultado.

Gerald recibió estas declaraciones con una mezcla de esperanza y escepticismo. Tengo perfecta conciencia de lo vulnerables que se sienten los pacientes en esta situación. Están propensos a todos los ataques de ansiedad y culpa. Intimamente, se preguntan si no merecían la enfermedad y, por tanto, la han causado sin darse cuenta; se culpan en general por no haber comido mejor, por no consultar con frecuencia al médico, por no llevar una vida más saludable, maldicen al destino y, sin embargo, le suplican que los rescate.

Toda esta angustia es innecesaria; por tanto, debe ser atacada de inmediato. La sencilla verdad es que, cuando se presenta una enfermedad, trae consigo una realidad enferma; cuanto más grave la enfermedad, más distorsionada se hará nuestra visión de la realidad. Para quien está en las garras de una enfermedad verdaderamente debilitante, lo que domina es el miedo. Sin embargo, eso no significa que sea inevitable. El miedo es el paisaje que vemos cuando estamos en una realidad enferma. Si cambiamos esa realidad, que nace dentro de nosotros mismos, el paisaje también cambiará.

—Puede comenzar los tratamientos mañana —dije a Gerald, después de la entrevista y del primer examen—. No hace falta que crea en ellos. Bastará con que los experimente.

El respondió en voz baja:

—Lo intentaré todo.

Inmediatamente se inscribió en nuestra clínica. Teniendo en cuenta todo lo que le pasaba, no sorprendió a nadie que el primer análisis de sangre, efectuado esa tarde, fuera horroroso. Su recuento de glóbulos blancos había ascendido a cincuenta y dos mil, mucho más de lo que le habían hecho considerar como el punto sin retorno.

A continuación ocurrieron varias cosas. En cuanto llegó a la clínica, Gerald se sumergió en las rutinas para equilibrar los doshas que describimos en el capítulo cinco. Fue clasificado como tipo Pitta y se le destinó la dieta apaciguadora de esa clase, con abundancia de ensaladas, frutas, arroz, pan y platos fríos, baja en grasas y sal y con énfasis en el sabor dulce, todo lo cual ayuda a aliviar a Pitta.

En su primera mañana en la clínica aprendió la Meditación Trascendental y comenzó a meditar dos veces al día, antes del desayuno y de la cena. Gerald, como médico, se asombró al observar el ambiente. La clínica fue creada en un ambiente vital y enriquecedor. En ella no hay nada convencionalmente médico. Su ambiente no es sombrío; no huele a antisépticos ni tiene severas unidades de terapia intensiva con monitores que "pían" sin cesar.

El Ayurveda recomienda un ambiente natural, preferiblemente bello, para la recuperación. Los cinco sentidos están alimentando constantemente con señales al cuerpo mecánico cuántico; uno metaboliza cada una de esas señales, que entra en el depósito de imágenes, sonidos, olores, etcétera. Si lo que nuestros sentidos ven, oyen, tocan y huelen nos hace pensar en la enfermedad, estamos absorbiendo algo insalubre. ¿Cómo se puede renovar la realidad si se nos recuerda siempre, sutilmente, la realidad vieja?

A Gerald le encantaban sus largas caminatas matinales bajo las ancestrales hayas que motean la propiedad; no obstante estaba intrigado.

—Yo no veo que aquí exista algo desde el punto de vista médico —protestaba de vez en cuando.

Yo le pedí simplemente que continuara con su tratamiento. La más activa de las terapias que Gerald recibía se denomina *panchakarma*, que en sánscrito significa "las cinco acciones" o "los cinco tratamientos", una amplia rutina para purificar el cuerpo de toxinas depositadas en él por la enfermedad y la dieta inadecuada. En la medicina occidental sabemos que en cada célula del cuerpo se acumulan sin cesar desechos descoloridos y fibrosos. Se supone que esta resaca es causa activa de que el ADN cometa errores —motivo de la mayor parte de los cánceres—; casi con seguridad, estos desechos dificultan el funcionamiento de la célula y conducen más rápidamente a un envejecimiento; con el tiempo acaban por matar a nuestras células. Lo que no se conoce con exactitud es cómo llegan esos desperdicios a las células. El Ayurveda dice que es la basura dejada por los doshas desequilibrados, prueba visible de que algún proceso invisible no se ha realizado bien.

Los sabios ayurvédicos acumularon todos esos residuos tóxicos con el nombre de *ama*, que ellos percibían como una sustancia maloliente, pegajosa y dañina, que era preciso evacuar del cuerpo tan completamente como fuera posible. Algunas medidas purificadoras pueden ser aplicadas en el hogar —como veremos más adelante—, pero el panchakarma completo es un tratamiento médico que requiere un diagnóstico exacto y métodos de trabajo intensivo, comunicado por los vaidyas a los técnicos ayurvédicos.

El panchakarma no quita los desechos físicos de las células, pero se dice que saca el exceso de doshas junto con el ama que se adhiere a ellos, utilizando los canales de evacuación del propio cuerpo —glándulas sudoríparas, vías urinarias, intestinos, etcétera—. Desde el punto de vista del paciente, los masajes y baños de aceite diarios son muy placenteros y relajantes; desde la perspectiva cuántica, estamos limpiando y restaurando los canales que traen señales curativas a nuestras células. El panchakarma, reitero, no es un tratamiento para el cáncer: se aplica a todos los pacientes a fin de restaurar el equilibrio.

Un día o dos después, Gerald sintió que la fatiga acumulada salía a raudales de su organismo, como si liberara años enteros de agotamiento. Por ser habitualmente una persona muy trabajadora y altamente estimulada, descubrió que necesitaba desesperadamente largas horas de descanso y sueño. Cuando me lo mencionó, le dije que desprenderse de la fatiga significaba lo mismo que despojarse del estrés. La fatiga es la sombra de antiguas tensiones que se acumulan en el sistema nervioso. Gerald, como médico, no desconocía lo que era el estrés, pero sus estudios médicos no admitían que este pudiera provocar leucemia.

—No es eso lo que digo. Usted tiene impreso en las células el recuerdo del estrés —aclaré—. Con el tiempo, pierden la capacidad de funcionar a la perfección. Las conexiones de inteligencia se rompen como si se interrumpiera un circuito eléctrico. La inteligencia total de las células se debilita y el resultado final es la enfermedad. En su caso, la enfermedad es leucemia; podría haber sido cualquier otra entre miles de trastornos. Consiste en que a todos ellos se les aplica la misma cura: devolver al cuerpo su propia inteligencia.

Una semana después de su llegada, Gerald estaba listo para volver a su casa, aún convencido de que "no le había ocurrido nada médico". En la última entrevista se le mostraron los resultados de un análisis de sangre tomado esa mañana.

—Según este informe de laboratorio, su recuento de glóbulos blancos ha descendido en más de un cuarenta por ciento: de cincuenta y dos mil a veintiocho mil —le comuniqué.

Quedó atónito. Era una mejoría extraordinaria. Si Gerald hubiera optado por la quimioterapia convencional, una reducción de diez mil en su recuento habría sido considerada todo un éxito. Ese "éxito" habría traído consigo horribles semanas de náuseas, caída de cabello, debilitamiento físico, depresión y los demás efectos colaterales del tratamiento.

Aquí no había sufrido efectos colaterales y se sentía más sano que en muchos años, no sólo desde que lo diagnosticaran como leucémico. Otro síntoma grave de su enfermedad había desaparecido por completo: la anormal abundancia de glóbulos blancos inmaduros producida por la médula de los pacientes leucémicos. La muestra de sangre tomada el primer día exhibía cantidad de células anormales; ya no había ninguna.

—Esto podría ser falso, ¿no? —observó—. El análisis de sangre puede estar equivocado.

Pero sabía que esas pruebas rutinarias muy rara vez se equivocan: él también las usaba todos los días en su práctica profesional.

EL PODER DE LA CONCIENCIA

Pienso que el secreto de la recuperación de Gerald consistió en un cambio en su conciencia. Descubrió que hay más autodominio en dejarse llevar que en tratar de dominar por la fuerza el propio cuerpo. El período de seguimiento lo demostró claramente. Después de abandonar la clínica, Gerald se arrojó de lleno a su trabajo, sometiéndose a las grandes tensiones habituales; tres meses después, en su siguiente visita a Lancaster, el recuento de glóbulos blancos se había disparado otra vez a más de cuarenta y cinco mil. Se hundió en la depresión, pero los tratamientos ayurvédicos pronto redujeron el recuento. Inmensamente aliviado y agradecido, volvió a su casa y se zambulló en su antigua vida incluso con mayor furia. No sorprende que el recuento se elevara por tercera vez.

Cuando volvió para otra semana de tratamiento le dije algo que no esperaba:

—Hay mucho dolor en su casa cuando usted vuelve, ¿no es así?

—¿A qué se refiere? —preguntó, cauteloso—. Lo cierto es que estoy enfermo.

—Quiero decir, aparte de su enfermedad.

No dijo nada. Parecía muy significativo que su leucemia hubiera sido diagnosticada apenas cuatro meses después de la muerte de su esposa, fallecida de un ataque cardíaco cuando rondaba la cincuentena. Gerald la echaba terriblemente de menos. Más aún: por la noche, cuando volvía a su casa, había fricciones con su hija divorciada, que se había instalado allí para atenderlo.

Tuvo que reconocer que su estado dependía del estado de su conciencia. Su mente influía profundamente sobre su cuerpo.

"Imagínese que su conciencia es como una cuerda de violín. La cuerda puede tocar cualquier clase de notas, agudas o graves, según dónde ponga usted su dedo. En este momento usted está emitiendo todo tipo de notas erróneas. No sólo sus elevadísimos recuentos de glóbulos blancos, sino también sus cambios de humor, sus expectativas nerviosas, su dolor, todas son notas que surgen de la misma posición.

"En la medicina convencional sólo cuentan las notas. Se dedica una enorme cantidad de tiempo sólo a matar los glóbulos blancos anormales. Pero usted podría cambiar su posición en la cuerda. Entonces no destruiría nada: crearía una nueva realidad, incluso con notas nuevas. ¿No es eso lo que hemos estado haciendo desde un principio? Piénselo."

Gerald admitió que se sentía mejor cada día que pasaba en la clínica y peor cada día que se quedaba en su casa.

—Pero usted no quiere decir que al sentirme bien se produce una regresión de la leucemia, ¿verdad? —interpeló.

"Si sentirse bien es parte de curarse, en ese caso sí, es lo que quiero decir. En realidad, aquí no se trata de sus cambios de humor. Es natural que el humor cambie en el curso de una enfermedad grave: uno se siente feliz o deprimido, esperanzado o desesperanzado sin previo aviso.

"Por debajo de esos imprevisibles cambios de humor está el nivel cuántico de la conciencia, que se ha perturbado. Son los cambios en este plano de conciencia los que provocan las alteraciones de humor; si su conciencia profunda varía, sus estados anímicos la seguirán tal como una veleta. Cabe esperar que en su cuerpo se produzcan indicaciones similares, y sus recuentos alterados son un ejemplo palpable. Los cambios de conciencia tienen muchísima importancia. Como médico, usted no puede ver las cosas desde un solo flanco y decir que las emociones negativas perturban el sistema inmunológico. También ha de ser cierto que los estados de conciencia positivos lo ayudarán a recuperarse."

A Gerald esto le pareció razonable. Contra sus estudios médicos convencionales, que lo llevaban a ser muy escéptico con respecto a cualquier tipo de "mente sobre materia" en el proceso de curación, debía tener en cuenta su vívida e innegable experiencia. Nuestra conversación tuvo lugar hace varios meses. El continúa beneficiándose del enfoque esbozado aquí, pero le está llevando tiempo romper por completo con sus viejos esquemas. Creemos, sin embargo, que ya ha dejado atrás el recodo. Hay muchas menos muestras de lucha de su parte. Está cediendo en una de sus creencias más preciadas: que debía combatir por su vida con todos los átomos de su ser. Ahora comienza a aceptar la posibilidad de una verdad ayurvédica muy profunda: si logramos desprendernos de la imperfección, la perfección surgirá por sí sola.

7

PARA ABRIR LOS CANALES
DE LA CURACION

En el Ayurveda la meta más importante es volver a ponerse en contacto con el cuerpo mecánico cuántico. Llamamos a este proceso "curación cuántica". Según lo entiende la medicina moderna, las posibilidades curativas del cuerpo son casi infinitas, pero la curación cuántica *es* infinita. El flujo de inteligencia que burbujea desde el cuerpo mecánico cuántico puede ser canalizado de incontables maneras para lograr cualquier resultado en el cuerpo físico, incluyendo la curación de enfermedades graves que presenten peligro de muerte, y hasta la reversión del proceso de envejecimiento.

Esto será tratado en detalle en las páginas siguientes, cuando analicemos las principales técnicas curativas del Ayurveda. Todas son técnicas médicas utilizadas en nuestras clínicas, pero en su mayor parte tienen también versiones domésticas, que usted puede aprender de este libro o con algunas horas de instrucción por parte de un médico bien preparado en el Ayurveda. El término "técnica curativa" debería ser tomado en su sentido más amplio; no se aplica sólo a los enfermos, sino a quienquiera que desee acercarse a la salud perfecta. Las ocho técnicas a describirse son:

Panchakarma	Terapia de los marmas
Meditación trascendental	Terapia de la bienaventuranza
Sonido primordial	Terapia de los aromas
Diagnóstico por el pulso	Terapia musical Gandharva

PANCHAKARMA: PURIFICACION DEL CUERPO

Las impurezas físicas se esfuerzan mucho por ocultarnos nuestra naturaleza perfecta, como el polvo en un espejo. Pero tales impurezas se depositan en un plano mucho más profundo que el polvo, y sus efectos no son sólo físicos, ya que toda nuestra psicología puede alterarse por obra del dolor y el sufrimiento. El valor del panchakarma consiste en que ofrece un tratamiento sistemático para desalojar y eliminar las toxinas de todas las células, utilizando los mismos órganos de eliminación que el cuerpo emplea naturalmente: las glándulas sudoríparas, los vasos sanguíneos, las vías urinarias y los intestinos.

Los textos antiguos alaban al panchakarma como tratamiento estacional para asegurar el equilibrio, en un año. Pese a las elevadas normas de salud por las cuales los norteamericanos se sienten casi siempre sanos, rara vez llegan a la ancianidad libres de enfermedades. En realidad no hay siquiera uno de tres ancianos que no presente señales de cáncer, trastornos cardíacos, artritis, diabetes, osteoporosis y otros trastornos degenerativos, endémicos de la edad avanzada. Todas estas enfermedades carecen de una causa específica; a los ojos de un médico occidental son complejas dolencias que se acumulan a lo largo de toda una vida, algo así como la bola de nieve, al rodar, va acumulando copos diminutos. No hay un único copo de nieve que sea el causante de la bola; sin embargo, con cada uno la bola sigue creciendo. Cuando nos referimos al cuerpo, los copos de nieve son diminutos fragmentos de *ama* (toxinas) y no podemos pensar en el perfecto equilibrio a menos que sean retirados tan pronto como se los recoja.

Pasos de panchakarma

Aunque *panchakarma* se traduce literalmente como "las cinco acciones", en realidad comprende una compleja serie de pasos ajustados a cada tipo físico y requiere una cuidadosa supervisión en el curso de una semana poco más o menos. Ha llevado aproximadamente cinco años clarificar estos procedimientos y adaptarlos para su uso en Occidente. Como ocurrió con otros aspectos del Ayurveda tradicional, el panchakarma ha sido alterado por la confusión y por los diferentes modos en que se practica en toda la India. En el Ayurveda, el panchakarma sigue los siguientes pasos:

Oleación (sneehana). El paciente toma *ghee* (mantequilla refinada o algún otro aceite medicinal) durante varias mañanas seguidas para suavizar los doshas y reducir a un mínimo la acción digestiva. En términos ayurvédicos, lo que estamos haciendo es apagar momentáneamente a *agni*, el fuego digestivo.

Laxante (virechana). Se toma un laxante para limpiar el intestino, con lo cual se baja a Pitta y se disminuye más a agni.

Masaje con aceite (abhyanga). Los técnicos aplican un abhyanga en todo el cuerpo, como el que se realiza diariamente en casa, pero doblemente prolongado y mucho más completo. El aceite se combina con hierbas según el tipo físico. Se emplea más energía para aflojar el exceso de doshas y dirigirlos hacia los órganos de eliminación. También existe un tratamiento relacionado con este, llamado *shirodhara*, en el cual se deja gotear sobre la frente un hilo de aceite de sésamo con hierbas para relajar profundamente el sistema nervioso y equilibrar al Prana Vata, el subdosha de Vata que ejerce mayor control sobre el cerebro.

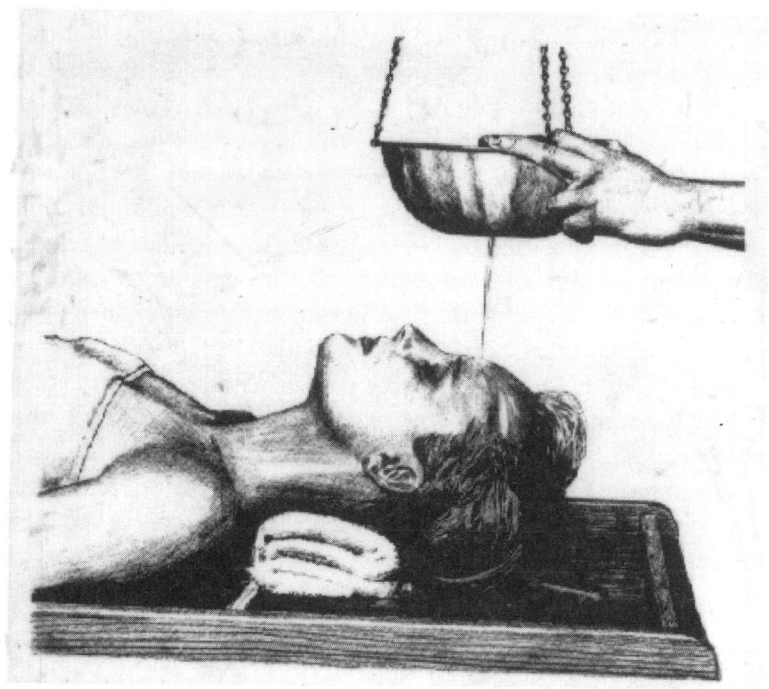

El shirodhara tranquiliza profundamente el sistema nervioso

Tratamientos de sudor (swedana). El vapor de hierbas abre los poros y comienza a liberar al cuerpo de impurezas a través de las glándulas sudoríparas.

Lavativa (basti). Se emplean lavativas medicinales de las cuales el Ayurveda cuenta con más de un centenar por diversos motivos específicos; en general, se aplica este tratamiento para eliminar los doshas desprendidos por el conducto intestinal.

Aplicaciones nasales (nasya). Se inhalan aceites medicinales o mezclas de hierbas, lo cual despeja los pasos sinoidales, libera la mucosidad excesiva y disminuye el Kapha acumulado, que tiende a concentrarse en la cabeza.

Aproximadamente el ochenta por ciento de la eficacia del tratamiento panchakarma se debe a la basti (lavativa medicada). Eso se debe a que el sitio primario de Vata es el colon; retirar su exceso es muy importante para guiar a los otros doshas hacia el equilibrio. Tradicionalmente, el Ayurveda sostiene que los desequilibrios de Vata, Pitta y Kapha se producen en proporción de 4:2:1; de acuerdo con ello es vital equilibrar a Vata si se quiere detener a la generalidad de las enfermedades *en su etapa inicial*. Sin embargo, deberíamos observar que los enemas domésticos de agua caliente se consideran de mínima utilidad en el Ayurveda, puesto que no han sido preparados con hierbas ni precedidas por las etapas preliminares, en las que se ablandan las impurezas del cuerpo y, ya maduras, se las empuja hacia los órganos de eliminación. No recomendamos ningún tratamiento con enemas que no se haga dentro del panchakarma. Los enemas domésticos, administrados con torpeza o con demasiada frecuencia, pueden ser perjudiciales para el cuerpo.

La enumeración de estos pasos apenas sugiere lo efectivo que puede ser el panchakarma. Los dos casos siguientes pueden proporcionar una idea más aproximada.

Hace diez años, Daniel Frazier, un contratista que se aproximaba a los cincuenta años, comenzó a sufrir dolores de espalda recurrentes. Como ocurre con frecuencia, a los médicos les resultó difícil aislar una causa de ese dolor. Aunque para él eran torturantemente reales, las radiografías no revelaban nada problemático. Después de consultar con varios especialistas, se resignó a vivir con un dolor imposible de diagnosticar. Cuando se presentaba un ataque, permanecía en su casa, en cama, y vivía gracias a una serie de relajantes musculares hasta que pasaba.

Un médico del Ayurveda examinó a Daniel y le informó que su dolor parecía deberse a un desequilibrio de Apana Vata, el subdosha de Vata que controla la parte inferior de la espalda y los intestinos. Se le indicó una rutina tranquilizante para Vata y dos semanas de internación para aplicar panchakarma. Aunque lo normal es un período de una semana, las sesiones se pueden prolongar si el médico lo ordena. Al terminar el tratamiento, el dolor había desaparecido por completo por primera vez en una década. Desde entonces, Daniel no ha sufrido casi dolores; regresa a intervalos regulares para someterse a un panchakarma adicional a fin de evitar cualquier repetición posible de su trastorno.

Cheryl De Luca cayó en un modelo adolescente típico a la edad de diecisiete años, cuando comenzó su problema de acné. Sin embargo, aún lo padecía a los treinta y un años, lo que ya no era absolutamente típico. Por suerte, sus erupciones eran relativamente leves y no la desfiguraban de manera permanente. Aun así, vivir con acné crónico era difícil para ella y le provocaba una gran timidez. Como suele ocurrir, los remedios de venta libre le habían servido de muy poco; reducir el consumo de chocolate, tomates, alimentos fritos y otras comidas sospechosas tuvo escaso efecto.

Alrededor de los veinticinco años, el dermatólogo recetó a Cheryl tetraciclina, un antibiótico ampliamente utilizado para el acné de los adultos. Experimentaba ocasionalmente leves efectos colaterales: molestias estomacales y sensibilidad a la luz diurna potente. Su médico consideraba que era poco precio a pagar a cambio de mantener la enfermedad controlada. A Cheryl, por su parte, le preocupaba la idea de tomar antibióticos diariamente y por tiempo indeterminado. Cuando consultó a una clínica del Ayurveda, su trastorno fue diagnosticado como desequilibrio de Pitta. Uno de los cinco subdoshas de Pitta, Bhrajaka Pitta, da brillo a la piel cuando está en equilibrio, pero suele ser responsable de los problemas epidérmicos cuando lo pierde.

El tratamiento fue muy simple. Se indicó a Cheryl una dieta moderadora para Pitta y se la instruyó en la rutina ayurvédica diaria. Pasó una semana en la clínica de Fairfield, Iowa, para someterse al panchakarma. Su acné empezó a ceder y desapareció por completo en el curso de seis meses. Hace ya un año que está libre de su trastorno y no toma medicación.

Cuándo y cómo practicar el panchakarma

En la India actual, el tratamiento de panchakarma estacional es algo reservado a los ricos y a aquellos pocos que respetan fielmente la tradición ayurvédica. Sin embargo, los textos clásicos establecen claramente que todo el mundo necesita del panchakarma. Lo mejor es hacerlo tres veces al año, al comenzar la primavera, el otoño y el invierno. También se recomienda someterse a él como paciente interno, pues el cuerpo descansa mejor si uno no está obligado a trasladarse hasta la clínica y hacer el viaje de regreso todos los días. Aun así, el tratamiento externo es muy efectivo. Como mínimo, las personas que gozan de buena salud deberían recibir una semana de panchakarma todos los años. Los enfermos sólo pueden someterse al tratamiento como pacientes externos con el asesoramiento de un médico del Ayurveda. En cuanto a los niños menores de doce años, no es habitual someterlos a él a menos que así lo recomiende un médico.

Para mayor información, véase el Apéndice A.

MEDITACION TRASCENDENTAL: UNA TECNICA PARA IR "MAS ALLA"

La meditación no consiste en obligar a la mente a que se tranquilice sino en buscar la tranquilidad que ya posee. De hecho, si examina el trasfondo estático de culpabilidad, preocupación, resentimiento, frustración, fantasía, deseos no realizados y sueños que habitan en su cabeza, encontrará evidente que el diálogo interior sencillamente le controla. Cada uno es víctima de su memoria; así lo diagnosticaron los sabios ayurvédicos hace miles de años.

Detrás de la pantalla de nuestro diálogo interno existe algo completamente diferente: la paz de una mente que no es prisionera de su pasado. Es ese el silencio al que queremos invocar a través de la meditación. ¿Por qué es tan importante? Porque en el silencio está la cuna de la felicidad. Es allí donde nos brota la inspiración, los sentimientos más tiernos de compasión y solidaridad, la capacidad de amar. Son emociones delicadas y se pueden ahogar fácilmente por el caótico rugir de nuestro diálogo interior. Pero, cuando se descubre la paz de la mente, deja de ser necesario prestar atención a las imágenes que despiertan preocupación, ira y dolor.

Si quiere adquirir todos los beneficios espirituales de la meditación, es importante conseguir un maestro cualificado cuya tradición espiritual usted respete. Pero también existen técnicas de meditación para llegar a la paz interna que puede aprender rápidamente ya que básicamente son técnicas fisiológicas. Estas técnicas usan la paz natural que existe cuando el sistema de mente-cuerpo está relajado.

Cuando esté dispuesto a comenzar, siéntese tranquilamente con sus manos a los lados o sobre su falda. Ahora, con los ojos cerrados, comience a respirar de una manera leve y pausada. Preste atención a su respiración. Sienta cómo el aire entra por la nariz y desciende hacia los pulmones. No inhale bruscamente ni aguante el aire; simplemente respire con naturalidad. Cuando exhale, enfoque la atención en el aire a medida que asciende desde los pulmones y sale suavemente por la nariz.

Nada es forzado en este método. La respiración ocurre gentil y suavemente; usted la sigue como con la suavidad de las hojas que se mueven en lo alto de los árboles. A medida que el ritmo sea más leve, respire aun más suavemente. Le repito: no se esfuerce, deje que la respiración adquiera un paso más relajado y tranquilo. Si empieza a sentir falta de aire, no se preocupe. Eso indica que necesita más aire ya que las preocupaciones están saliendo a la superficie. Quizás esté forzando la respiración a un ritmo más lento del que quisiera tener. Regrese al ritmo con que su cuerpo se sienta más cómodo y natural.

Continúe el ejercicio durante dos a cinco minutos, simplemente dejando los ojos cerrados y concentrándose en el aire a medida que entra y sale de su cuerpo.

Muy bien. ¿Qué le ha ocurrido durante este ejercicio?

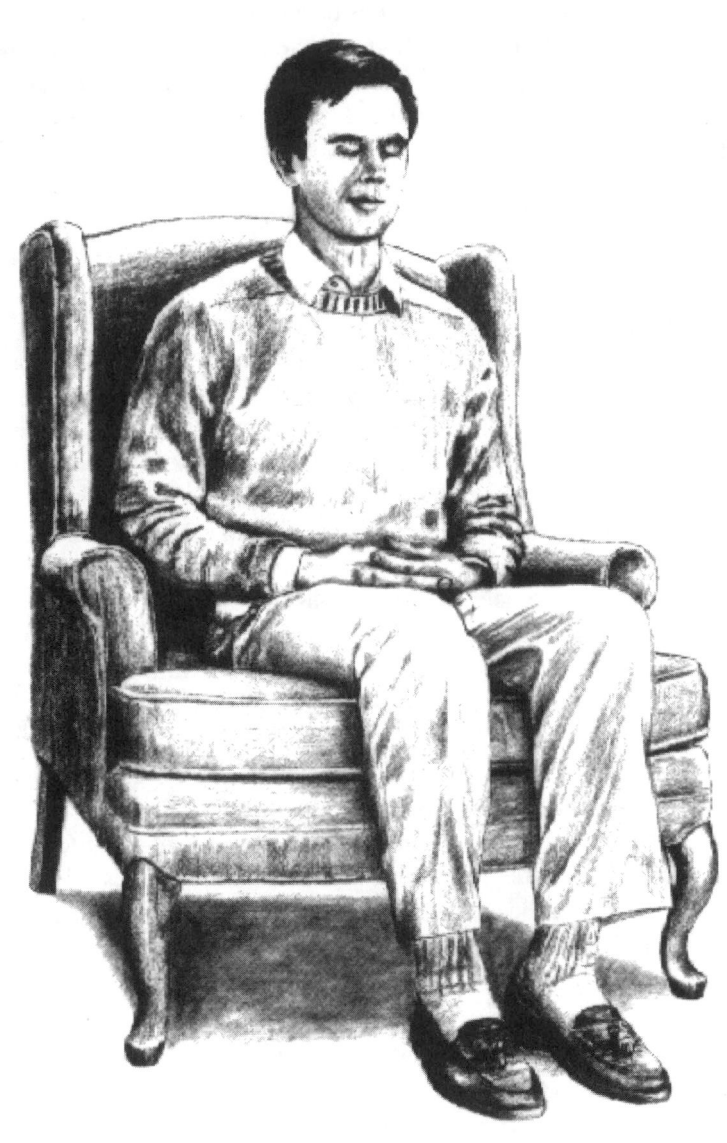

Sentado en posición relajada para meditar

Seguramente se ha dado cuenta de que, al prestarle más atención a su respiración, se sumergió más en la relajación, y a medida que se relajaba, su mente se mostraba más serena. ¿Se dio cuenta de ello? Si es así seguramente experimentó unos instantes de paz total de los que quizá no se percató porque no le pedí que los buscara. Si se hubiera empeñado en buscarlos no los habría encontrado. Me imagino que hubo períodos en que perdió la noción del tiempo, lo que indica que se estaba acercando a la meta. Mucha gente recibe pensamientos mucho más ligeros de lo normal, otro síntoma de relajación.

A medida que gane más experiencia con la meditación, comenzará a sentir la reaparición de una energía juvenil y una vitalidad que brota desde lo más profundo del sistema nervioso. Este es un cambio muy significativo y la verdadera fuente de la juventud.

La mente se cura a sí misma

La vida de Matt cambió profundamente en el último año de secundaria, época en que sus padres comenzaron a atravesar un agrio divorcio. Desde un principio él había sido un excelente estudiante, capaz de obtener las mejores notas con un mínimo de esfuerzo; gracias a sus calificaciones académicas, había obtenido una beca completa para estudiar en el MIT. Sus padres lo adoraban. La decisión de divorciarse fue difícil para toda la familia; Matt recuerda que, estando acostado, oía las violentas discusiones de sus padres a través de la pared.

Al prolongarse estas disputas, el muchacho comenzó a tener dolores de cabeza. En vez de sentirse alerta y concentrado, notó que caía en períodos de depresión. Abandonó el hogar para ir a la universidad, pero su alejamiento agudizó los síntomas. Los dolores de cabeza se hicieron insoportables; sufría dolor agudo, mareos y vómitos. Su depresión se acentuó; antes de concluir el primer semestre había tenido que abandonar los estudios. A duras penas lograba concentrarse lo suficiente para leer un periódico o escuchar música.

Matt fue a vivir con su padre, un eminente abogado profundamente desilusionado por lo que le había ocurrido a su hijo. Contrató a Matt como empleado de su firma y lo envió a la atención de psiquiatras, que intentaron la terapia de diván a la vez que le administraban antidepresivos. Nada obtenía resultados felices ni siquiera por poco tiempo. El tratamiento médico tampoco logró curar las cefaleas. Al cumplir los veintiún años, Matt estaba aún tan deprimido que debía luchar contra la idea del suicidio.

Por entonces un amigo le habló de la meditación; su médico estuvo de acuerdo en que podía serle útil y le aconsejó que probara. Matt supo entonces que la meditación es una técnica puramente mecánica, empleada durante veinte minutos por la mañana y al atardecer. Uno se sienta tranquilamente en una silla con los ojos cerrados, utilizando como se le ha enseñado una palabra especial, llamada *mantra*, que no se elige por su significado, sino estrictamente por su sonido. Ese sonido, por sí, atrae a la mente y la guía, sin esfuerzo y naturalmente, hacia un nivel ligeramente más sutil del proceso de pensamiento.

A medida que el mantra viene y va por la conciencia, comienza a buscar niveles aún más sutiles del pensamiento, hasta que todo pensamiento queda atrás. A esta altura decimos que la mente ha trascendido. Como ya no está atrapada en pensamientos de ningún tipo, la mente queda expuesta a su propia y más profunda naturaleza: la conciencia pura. El silencio de la conciencia pura es muy refrescante para la mente, a quien le resulta cada vez más fácil no aferrarse a los viejos patrones de pensamiento; las rígidas maneras de pensar y sentir empiezan a desprenderse por cuenta propia. Cuando esto ocurre, la mente está aprendiendo, en realidad, a curarse sola.

Después de meditar algunas veces, Matt comenzó a notar un cambio evidente en su estado mental. Empezaban a aparecer pequeñas islas de claridad, en las cuales se sentía totalmente alerta, libre del embotamiento de la depresión y pleno de felicidad. Con el tiempo las islas fueron creciendo más y más; Matt vivía para los momentos en que las encontraba. Sin embargo, las islas de claridad se limitaban a sus meditaciones. Cuando estaba activo la depresión volvía con toda su fuerza. Al cabo de unos cuantos meses vino a consultarme.

—Lo que estás experimentando —le dije— son diferentes niveles de conciencia. Tu trabajo está en un nivel; los dolores de cabeza, en otro; tus islas de claridad, en un tercero. La meditación te está llevando progresivamente al fondo de ti mismo, hasta que llegues a la zona que la enfermedad no toca. Esa es una parte muy real de ti mismo.

"En la medida en que sigas meditando, estos momentos de claridad se expandirán y llegarán a ser lo normal. En este momento estás fijado en ciertos modelos de tu conciencia, y tu cuerpo lo sabe. Tu depresión ha capturado tu atención, y por eso te resulta difícil, si no imposible, concentrarte en otras cosas."

"Pero, como ya has visto, puedes dejarte ir. La meditación es una especie de dejarse ir, dejarse existir, simplemente. Y cuando permitas que esto ocurra, tu atención volverá siempre a ese plano silencioso, apacible, inalterable, que llamamos sencillamente el ser. El ser es el punto de partida de la mente; al volver a él llenas tu mente de esa misma paz, de ese mismo silencio."

Dibujé un diagrama simple.

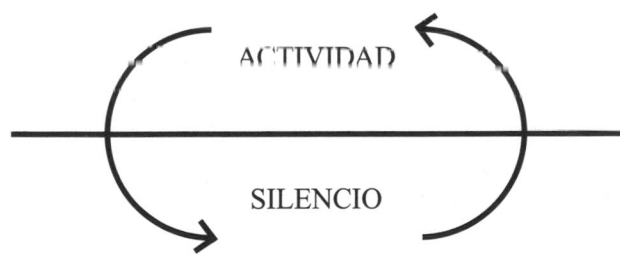

"Utilizando la técnica de la trascendencia, uno lleva la mente de la actividad al silencio. Al cabo de pocos segundos o minutos la mente resurge naturalmente, como el buzo que vuelve a la superficie del agua. ¿Qué la trae de regreso? Los mismos impulsos que nos guían todos los días: nuestros deseos. Un leve deseo causa un murmullo de actividad dentro del silencio; ese murmullo se expande y, a su debido tiempo, tienes un pensamiento completo.

"Sin embargo este pensamiento no es como los de antes. Tendrá un aura de felicidad y frescura, sólo porque lo has obtenido de un nivel más profundo de ti mismo."

Matt mencionó que recientemente había aparecido un nuevo fenómeno. Cuando experimentaba un momento de claridad veía súbitamente versos. Estos formaban un poema completo, que no venía a él palabra por palabra, ni tampoco por el proceso de pensamiento ordinario. Simplemente, aparecía.

"Es una buena señal —le dije—. Según te vas aproximando a tu propio centro creativo, todo tu estilo de pensamiento cambia. En vez de aparecer por trocitos, las cosas se presentan como un todo. En lugar de conflictos preocupantes no hay conflicto alguno. El ser es un paisaje diferente, un nuevo panorama que la mente debe absorber. Mientras estés en ese paisaje experimentarás tu propio ser como algo completamente distinto."

En tono suave, agregué:

"El intenso sufrimiento que experimentas en tu mente es una distracción que te aparta de la realidad. La realidad es que puedes ir a esas islas apacibles cuando quieras. Son partes permanentes de tu ser; si vivieras permanentemente en ellas la depresión no podría afectarte. Lo que la meditación te está enseñando es que la realidad, en el sentido de totalidad, tiene una atracción poderosa. Trata de llamarte al hogar. Ya comienzas a tener confianza en este proceso, ¿verdad?"

Matt admitió que así era. Agregó que sus dolores de cabeza habían disminuido notablemente y que comenzaba a estudiar la posibilidad de dedicarse al sueño de toda su vida: convertirse en escritor.

"Esa confianza es otra buena señal —dije—. Te estás acordando de ti mismo. Encontrar tu propio ser es un proceso muy profundo, que no tiene fin. Tu cuerpo escucha ahora señales más saludables. Mientras continúes llevando tu mente de regreso a su fuente, una y otra vez, las señales serán cada vez más saludables.

Has hecho un descubrimiento decisivo; curarte es sólo cuestión de tiempo."

La meditación como medicina

Esta es la alentadora historia de un solo paciente, pero la aplicación de la meditación a trastornos mayores es también muy prometedora. Uno de los mejores ejemplos es el de la presión elevada o hipertensión, el infame "asesino silencioso", que casi no presenta síntomas, pese a estar relacionado con gran parte de los ataques cardíacos.

No menos de la tercera parte de los norteamericanos adultos están en el límite de la hipertensión. Se calcula que treinta millones han recibido ya una advertencia de su médico, pero no siguen ningún tratamiento. La hipertensión fronteriza suele responder muy bien a la meditación. Esto fue demostrado por primera vez en un estudio realizado en 1974 en la Escuela de Medicina de Harvard. Se observó a veintidós pacientes hipertensos mil doscientas veces, antes y después de que aprendieran a meditar. En un período comprendido entre un mes y cinco años, sus lecturas promedio descendieron de 150/94 a 141/88. Esto fue suficiente para que la cifra baja —presión diastólica— descendiera de lo fronterizo a una lectura aceptable; no bajó lo suficiente la cifra alta —presión sistólica—, que se considera normal entre 120 y 130, pero al menos había una mejoría significativa. Estos resultados repetidos posteriormente en muchos otros estudios eran independientes de que los sujetos estuvieran o no medicados para regular la presión sanguínea.

Se puede pensar que reducir una leve hipertensión no es un gran logro; sin embargo, hasta una leve elevación de la presión sanguínea se considera muy peligrosa a largo plazo. Uno de cada dos fallecimientos asociados con la hipertensión pertenecen a la zona fronteriza. Para las compañías de seguros la hipertensión es el indicador más importante de la expectativa de vida. Un hombre de edad madura con presión normal —120/80— tiene probabilidades de vivir dieciséis años más que alguien con hipertensión moderada —150/100—. Con sólo practicar meditación, la mayoría de las personas menores de cuarenta años podrían descender por debajo del límite fijado para la hipertensión fronteriza, que es de 130/90.

La meditación también puede bajar los niveles de colesterol anormalmente altos. El colesterol es un factor de riesgo primario de ataques cardíacos, pues el exceso de colesterol en la sangre tiene una relación directa con las placas de grasa depositadas en las arterias que conducen al corazón. Superficialmente parece asombroso que la mente pueda controlar el colesterol sérico. El colesterol sérico está determinado por una compleja interacción de diversos factores, todos ellos físicos: la dieta, la edad, la herencia, la eficacia digestiva y el funcionamiento del hígado desempeñan una parte importante. Pero en 1979 los investigadores israelitas M. J. Cooper y M. M. Aygen seleccionaron veintitrés pacientes con niveles de colesterol elevados; a doce se les enseñó la meditación, que practicaron durante once meses; a los once restantes, no.

Al terminar este período, el grupo meditador mostraba un evidente descenso en el nivel de colesterol, de un promedio de 255 a 225 —una lectura de 220 es lo normal entre los adultos de los Estados Unidos—. Los no meditadores no presentaban ninguna disminución significativa. Los sujetos fueron seleccionados de modo tal que la edad, la dieta, el peso y el ejercicio no fueran factores. En un estudio aparte realizado por el mismo equipo se obtuvieron reducciones similares; en esta oportunidad se demostró que se podía bajar el nivel de colesterol en personas que tenían topes más normales.

Estos descubrimiento sugieren que se puede influir sobre todo el sistema mente-cuerpo mediante una simple técnica mental. Los resultados alentadores obtenidos con la hipertensión y el colesterol se han expandido recientemente a muchas otras enfermedades. En 1987, el doctor David Orme-Johnson, psicólogo investigador de la Universidad Internacional Maharishi, examinó la salud de dos mil meditadores. Todos los sujetos seleccionados por Orme-Johnson pertenecían a una póliza de seguro de salud grupal para meditadores. Para poder inscribirse cada uno firmaba un documento en el que declaraba que meditaba con regularidad; también se prestaba a un chequeo periódico, por el que se verificaba que estuviera meditando correctamente. Esta póliza estaba respaldada por una compañía aseguradora que cubría a otros cientos de grupos. No había requisitos previos en cuanto a dietas o estilos de vida.

Orme-Johnson quiso saber con qué frecuencia el meditador típico consultaba al médico comparado con el promedio. La diferencia resultó asombrosa. Los meditadores recurrían al tratamiento médico:

46,8% menos durante la niñez y la adolescencia (0 a 19 años).

54,7% menos durante la juventud (19 a 39 años).

73,7% menos durante la edad avanzada (de 40 años en adelante).

Esto representa una sorprendente mejoría en la salud. El meditador de edad madura, por ejemplo, concurre a la consulta una vez por cada cuatro veces que lo hace una persona común. También resulta significativo que la gente mayor sea la más beneficiada. En cuanto a las enfermedades específicas, el estudio descubrió que los ataques cardíacos y el cáncer, las dos principales causas de fallecimiento en Norteamérica, se reducían muy por debajo de lo normal. Los meditadores tenían:

87,3% menos de hospitalizaciones por trastornos cardíacos.

55,4% menos de hospitalizaciones por tumores benignos y malignos de cualquier tipo.

Nadie ha visto reducciones como esta con el empleo de las técnicas de prevención convencionales. Si una droga reductora de colesterol pudiera reducir los ataques cardíacos en un cincuenta por ciento, todos los diarios del mundo lo publicarían en primera plana —obviamente no ha sido así—. Y esto tiene doble validez en cuanto a las cifras de cáncer. Cualquier reducción en este terreno constituiría un descubrimiento revolucionario. Tras cincuenta años de investigaciones que cuentan con grandes fondos, la tasa media de cáncer permanece inalterada en los Estados Unidos y el tiempo de vida de los pacientes a partir del diagnóstico no se ha extendido significativamente. Esto vale para los pacientes como grupo; como individuos, desde luego, pueden tener mejor suerte que la indicada por las estadísticas; en ciertos tipos de cáncer, como la leucemia infantil y el cáncer de mama localizado, la medicina ha logrado grandes progresos.

Para que la comparación fuera justa, Orme-Johnson utilizó a seiscientos mil miembros de la misma compañía de seguros de salud. Examinó todas las reclamaciones presentadas en los cinco años comprendidos entre 1980 y 1985 para asegurarse de que no estaba ante una pasajera desviación de lo normal. En total, el meditador medio —fuese niño, joven, adulto o anciano— visitaba al médico la mitad de veces de lo que lo hacía el norteamericano común.

Cómo aprender a meditar

Como es una técnica sutil y especializada, la meditación debe ser aprendida de un instructor calificado; no se puede aprender de un libro. La técnica se enseña en diversos centros en los Estados Unidos y Canadá. En páginas anteriores expliqué una simple técnica de meditación que le puede brindar enormes beneficios.

Sé que otros libros se han propuesto enseñar la técnica de la meditación. Quienes la aprenden debidamente tienen una buena posibilidad de continuar practicándola; en cambio, quienes la adquieren a través de un libro suelen abandonarla al cabo de algunos días o de pocas semanas; a lo sumo, habrán recibido un dudoso beneficio. Una instrucción calificada garantiza que se enseñe la técnica correctamente, en todos sus detalles, y que se la ajuste a las necesidades de cada individuo.

Recientemente me invitaron a formar parte del Centro de Medicina Mente-Cuerpo de la ciudad de San Diego en calidad de director ejecutivo. Varias de estas técnicas se enseñan en el Centro. Damos cursos de meditación y de otras técnicas que hemos presentado en este libro. Para más información sobre estos cursos consulte con el Apéndice A. El Centro de Medicina Mente-Cuerpo de la ciudad de San Diego provee cuidado a pacientes y ofrece educación y consejería. Además conduce experimentos y estudios sobre las técnicas mente-cuerpo y otros asuntos ayurvédicos.

SONIDO PRIMORDIAL: LAS VIBRACIONES MAS FINAS DE LA NATURALEZA

Una vez que una persona aprende a trascender, su mente se abre a sí misma de una manera nueva. Esto es muy beneficioso, como ya hemos visto, pero la historia no se reduce a ello. También se puede aprender a manipular los estratos sutiles de la mente. Para eso existen técnicas especiales, la primera de las cuales se denomina "sonido primordial". Toma su nombre de las leves vibraciones que se pueden detectar cuando la mente está casi totalmente en silencio. Según el Ayurveda, esos levísimos sonidos no son casuales: de ellos está compuesta toda la naturaleza. En el completo silencio del universo mecánico cuántico, los sonidos primordiales nacen, forman modelos y, con el tiempo, florecen en materia, energía y en toda la infinita variedad de las cosas hechas de materia y energía: estrellas, árboles, rocas y seres humanos.

La teoría en la que se apoya el tratamiento por sonidos primordiales es que la mente puede retornar al nivel cuántico, introducir ciertos sonidos que se pueden haber distorsionado en algún punto del trayecto y, de este modo, ejercer en el cuerpo una profunda influencia curativa.

Realidad cuántica

Puesto que este concepto resulta tan extraño a las personas arraigadas en la realidad material, como lo estamos todos, tomemos un momento para poner en perspectiva el sonido primordial. Los médicos occidentales ya saben que en el plano más profundo del mundo natural encontramos el campo cuántico. Se define el cuanto como la unidad más pequeña de luz, electricidad u otra energía que pueda existir. La palabra *cuanto* proviene del latín, *quantum*, que significa "¿cuánto?" La realidad cuántica desafía los conceptos del sentido común. Por ejemplo, en ella no hay materia sólida. Antes se consideraba que el átomo era la partícula más pequeña de materia de toda la creación. En realidad, la palabra *átomo* proviene del griego y significa "que no puede ser dividido". Sin embargo, visto de cerca, el átomo está compuesto de trocitos de materia aún más diminutos, que giran a deslumbrante velocidad alrededor de un espacio vacío, tan vacío que rivaliza con el abismo del espacio intergaláctico; el intervalo entre dos electrones es proporcionalmente más grande que el existente entre la Tierra y el Sol.

Si enfocamos estos pequeños trozos de materia subatómica descubrimos que no son materiales en absoluto, sino meras vibraciones de energía que han tomado cierto aspecto de solidez. Este descubrimiento de que la materia es una fluctuación de la energía con diferente disfraz, impulsó la revolución cuántica encabezada por Einstein y sus colegas a principios de este siglo. En vez de confiar en partículas sólidas que se movían como bolas de billar en una mesa, los físicos se encontraron frente a fantasmales vibraciones que parecían sustanciales ahora y abstractas un momento después.

La revolución cuántica produjo un inevitable cambio en nuestra visión del mundo. La física cuántica demostró que la infinita variedad de objetos que vemos a nuestro alrededor —estrellas, galaxias, montañas, árboles, mariposas y amebas— está conectada por infinitos, eternos, ilimitados campos cuánticos, una especie de cobertor invisible en el cual está cosida toda la creación. Los objetos que nos parecen individuales y claros están, en realidad, bordados en el diseño de este vasto edredón. Los duros límites de cualquier objeto, tal como una mesa o una silla, son una ilusión que nos imponen los límites de nuestra vista. Si tuviéramos ojos afinados con el mundo cuántico, veríamos que estos bordes se tornan borrosos hasta fundirse, dando paso a ilimitados campos cuánticos. Descubrir este plano cuántico de la naturaleza ha tenido sus aplicaciones prácticas ya que nos ha brindado los rayos X, los transistores, los superconductores y el láser, elementos que eran inconcebibles antes de que la ciencia profundizara más en la trama de la creación.

Ahora creemos que existe un solo supercampo, llamado el campo unificado; esa es la realidad última que yace en toda la naturaleza. Como el árbol, cuyas pequeñas ramas llevan a tallos, los tallos a ramas y estas a un tronco principal, toda la multiplicidad de la naturaleza se une en este único campo que todo lo abarca. Puesto que nosotros también integramos la naturaleza, debemos ser parte del campo unificado. Está en nosotros y a nuestro alrededor en todo momento.

Es posible experimentar este campo totalizador en nuestra propia mente gracias a la meditación. Un practicante de MT describe así la experiencia:

> Siento que los límites de la mente se corren hacia afuera, como la circunferencia de un círculo cada vez más amplio, hasta que el círculo desaparece y sólo queda el infinito. Es una sensación de gran libertad, pero también de naturalidad, mucho más real y natural que permanecer confinado en un espacio reducido.

Sin duda se trata de un profundo cambio de conciencia, merced al cual la mente capta una verdad nueva y profunda: que el ser humano no es sólo un paquete de carne y sangre localizado en el tiempo y en el espacio. En realidad, tenemos dos hogares: uno, local; el otro, infinito. Si nos volvemos hacia la física, descubrimos que el mundo de nuestros sentidos, los electrones, los *quarks* y otras partículas elementales también parecen estar localizados en el tiempo y en el espacio. Pero, una vez que nos aventuramos más allá del umbral cuántico, cada partícula es el borde de una ola que se extiende infinitamente en todas direcciones a través del espacio-tiempo. Esto significa que no podemos ver adecuadamente nuestro propio ser sino cuando cobramos conciencia de ambas identidades.

El mismo meditador continúa:

A veces la sensación de infinito es tan fuerte que pierdo la sensación del cuerpo o de la materia en una conciencia infinita, ilimitada, un eterno y a la vez cambiante continuo de conciencia.

Es bastante improbable que esta descripción sea sólo una ilusión subjetiva. Las hay registradas en cantidad incontable en toda la tradición espiritual del hombre, tanto en Oriente como en Occidente.

El sonido como medicina

Surge la pregunta obvia: ¿cómo nos conectamos con el campo unificado? Por medio de "hebras" invisibles compuestas de leves vibraciones: lo que el Ayurveda denomina sonido primordial. Esto también es posible desde el punto de vista de la física moderna. Es obvio que, cuando dos electrones se mantienen juntos en un átomo de helio, pese al inmenso vacío que los separa, está presente un vínculo invisible pero muy potente. Este vínculo también debe contener un elemento de designio, puesto que cada átomo del universo es perfecto y permanece perfecto para siempre.

Los sabios del Ayurveda aseguraban haber detectado esos vínculos, que actúan como pegamento del universo, mediante sonidos que llegaban a su propia conciencia. Por haberlos oído, los sabios también pudieron reproducirlos y trasmitirlos a otros. Un sonido primordial puede ser emitido o cantado en voz alta; es incluso más poderoso si se utiliza interiormente como sonido mental. La prueba de que el sonido primordial es verdadero consiste en su aplicación. Si el cuerpo está básicamente unido por sonidos, tal como sostenían los sabios, la presencia de una enfermedad significa que algunos sonidos deben de haberse desafinado.

Sólo al cumplir los ochenta años comenzó Agnes Reiner a tener dificultades con el corazón. A esa edad empezó a experimentar ataques recurrentes de sordos dolores en el pecho; se le diagnosticó una angina de pecho. Agnes no tenía que hacer esfuerzos excesivos para provocarse un ataque; podía sufrirlos estando sentada y quieta, o despertar jadeando en plena noche.

Su diario registra sesenta episodios entre enero y marzo al manifestarse la angina; eso equivale a un ataque cada tres días. Algunos eran leves y pasaban al cabo de dos o tres minutos; otros, mucho más graves, se presentaban como dolores que emanaban del centro del pecho durante diez minutos, dejándola jadeante y débil. "Si llegué a esta edad, no fue preocupándome por mis problemas", decía a sus amigos. Aun así, la experiencia la asustaba.

Cuando visitó a su cardiólogo los exámenes no descubrieron ningún bloqueo grave en las arterias coronarias. Como casi todos los ancianos tenía las arterias algo endurecidas, pero sin grandes depósitos de grasa que privaran de oxígeno al músculo cardíaco. Sin embargo, existe una segunda clase de angina que resulta de espasmos en las arterias coronarias; eso era lo que Agnes padecía. Sus arterias eran lo suficientemente estrechas como para que la más leve tensión, aunque fuera imperceptible, las oprimiera al punto de provocarle un ataque de angina.

—No sabemos demasiado sobre este trastorno —le dijo el médico—. Desde ahora, modérese.

—Cuando una tiene ochenta y ocho años —le espetó Agnes— no hace otra cosa que moderarse.

Le dieron la medicación habitual: píldoras de nitroglicerina, que aliviaban el dolor, aunque sin ofrecerle ninguna posibilidad de cura. Las drogas más recientes, como los bloquea-dores beta, suelen ser muy efectivas para estabilizar los espasmos de la angina, pero hubo que descartarlas, pues Agnes había sufrido de asma; de cualquier modo, esas drogas tampoco son curativas.

A principios de junio, por consejo de su hijo, Agnes se convirtió en nuestra paciente. Después de tomar un historial clínico completo, la instruimos en sonido primordial. Como Agnes ya practicaba Meditación Trascendental, estaba familiarizada con el empleo de sonidos interiores.

—Un sonido primordial funciona del mismo modo —le dije—, pero su finalidad es algo diferente. Si contemplamos cualquiera de los procesos que se producen en nuestro cuerpo, se puede reducir a una serie de pasos que forman una secuencia exacta: uno, dos, tres, cuatro, cinco, etcétera. En otras palabras, todo tiene un principio, un medio y un fin, precisamente dispuestos de modo tal que ninguna de las partes puede salir de su sitio. Por el momento dejaremos a un lado lo que son esos pasos en realidad; los números podrían representar un esquema de neuronas disparándose en el cerebro, la liberación de un neuropéptido, la secreción de una enzima, y así sucesivamente.

"Nuestro ADN no es, en sí, sino una serie de átomos muy comunes: primordialmente, carbono, hidrógeno y oxígeno, ligados entre sí por cierta secuencia de vibraciones demasiado sutiles para ser medidas con instrumentos vulgares. Pero esa misma sutileza las hace poderosas; a la menor desviación, aunque sea de una millonésima de milímetro, la exquisita inteligencia que hace tan milagrosa la molécula de ADN se desintegraría. En un sentido muy real, esas vibraciones minúsculas e invisibles que ligan al ADN, milenio tras milenio, son las ataduras más potentes de la naturaleza.

"Intelectualmente no se pueden analizar todas estas vibraciones, pero ahora sabemos que existen y que la naturaleza las combina en perfecta armonía. Sin embargo, a veces ocurre que una secuencia sale de su línea. En ese caso, el Ayurveda nos indica que apliquemos un sonido primordial específi-camente elegido, como un molde que deslizáramos sobre las células perturbadas para ponerlas en línea, no en el sentido físico, sino reparando la secuencia de sonido que hay en el centro de toda célula.

"En el caso de un trastorno como la angina, sabemos que el cerebro envía señales específicas que contraen las arterias, operando a través de moléculas mensajeras que estimulan las células nerviosas y musculares de las capas intermedias de los vasos sanguíneos. Los espasmos son provocados por algún tipo de mensaje indebido. Ciertas medicinas —los bloqueadores beta, por ejemplo— aprovechan esto al inhibir la acción de los mensajeros químicos del cerebro de modo que no lleguen a entregar su mensaje. Pero la verdadera fuente de estas moléculas está en la mente. Si uno fuera sin rodeos al proceso de pensamiento y corrigiera los impulsos del cerebro, el tratamiento sería más efectivo y más suave. Esa es la finalidad del sonido primordial."

Agnes quedó encantada con estos nuevos conceptos. Después de enseñarle la técnica le recomendé que la empleara todos los días durante un período determinado; también podía recurrir a ella en cuanto se presentara un ataque de angina. Se le aconsejó que continuara poniéndose una tableta de nitroglicerina bajo la lengua, lo cual eliminaría cualquier dolor en pocos minutos.

Dos meses después, Agnes me envió una alegre carta que comenzaba diciendo: "¡No tengo más dolores!" Los ataques de angina habían cesado el mismo día en que aprendió la técnica de sonido primordial sin presentarse jamás. Sus palabras traslucían deleite y alivio. Ahora se siente cómoda en actividad, aunque los enfermos de angina suelen preocuparse mucho por no hacer esfuerzos, ni siquiera leves. Ya no lleva píldoras de nitroglicerina en su bolso, y este verano, en una decisión audaz, se inscribió como estudiante en la universidad. Me cuenta con orgullo que es la estudiante más anciana en toda la historia de la institución.

* * *

El grado de curación logrado por el sonido primordial varía de una persona a otra. Después de prescribirlo durante tres años, he presenciado cientos de casos en los que pacientes que padecían de enfermedades cardíacas, cáncer, esclerosis múltiple y hasta sida han experimentado alivio del dolor, nerviosismo y varios síntomas inquietantes más. Todos son informes anecdóticos, lo cual significa que no han sido estudiados estadísticamente, utilizando los controles necesarios para su validación científica. Por tanto, no se pueden ofrecer como prueba de que esta cura mental sea efectiva; según las normas de la medicina científica, hay mucho camino por recorrer antes de que se disponga de pruebas indiscutibles.

Por otra parte, el enfoque ayurvédico arraiga en milenios de experiencia; su uso puede complementar los beneficios del tratamiento médico habitual.

Cómo aprender el sonido primordial

La técnica del sonido primordial es un tratamiento médico, que enseña un médico del calificado Ayurveda, después de un diagnóstico completo del estado del paciente. Como alternativa es posible inscribirse en un programa especial de sonido primordial, seminario de medio día que se imparte en nuestras clínicas y en el que se enseña la teoría sobre la cual se apoya este enfoque. El programa de sonido primordial se enseña a personas saludables y enfermas por igual sin que se requiera diagnóstico médico.

Descubrir que el cuerpo humano es fundamentalmente una trama de sonidos surge como revelación; cuando se pone en práctica la teoría rinde resultados notables. En cuestión de pocas horas cambia por completo la imagen que de nosotros mismos tenemos; con frecuencia la gente habla de transformaciones extraordinarias en sus poderes de percepción. El sonido primordial es una ilustración perfecta del viejo dicho ayurvédico: "El mundo es tal como eres tú". Cuando se abre nuestra percepción "aquí dentro", lo mismo ocurre con todo lo de "allí fuera".

DIAGNOSTICO POR EL PULSO:
MENSAJES DEL CUERPO
MECANICO CUANTICO

Más allá de nuestras células, tejidos y órganos, existe una abundante actividad de la que apenas tenemos conciencia, si acaso la tenemos. Forma complejos esquemas, tan sutiles y tan importantes para nuestra existencia como el sonido primordial, pero que se perciben por el sentido del tacto. Si tuviéramos que investigar esta actividad pequeño trozo a pequeño trozo, sería interminablemente complejo —tan complejo como desentrañar cada uno de los tres mil millones de fragmentos genéticos codificados en cada fibra de nuestro ADN—. Por suerte, el Ayurveda dice que todas estas señales se encuentran convenientemente agrupadas en un mismo punto: el pulso.

Según la teoría ayurvédica, cada célula envía su propia e inigualable señal al corazón por medio de la sangre. Estas señales individuales se comprimen luego en una sola "frecuencia portadora": el pulso, que se puede decodificar para saber qué está pasando en el hígado o en el estómago, en el ventrículo derecho del corazón o la parte izquierda de la tiroides. Basta una onda de radio para trasmitir una sinfonía entera; de la misma manera, la naturaleza ha ideado el modo de trasmitir todas las actividades del cuerpo por medio del pulso.

Un maestro del diagnóstico

El pulso es la entrada al cuerpo mecánico cuántico. Y puesto que el cuerpo cuántico se extiende en todas direcciones al campo cuántico, el pulso recibe la influencia de lo que ocurre en todo el universo. Un médico ayurvédico puede detectar inmediatamente con sólo tocarnos la muñeca cualquier desequilibrio de Vata, Pitta y Kapha. Un renombrado experto en esta técnica —conocida como *Nadi Vigyan*— es el doctor B. D. Triguna, a quien presentamos en el capítulo tres. En una de sus frecuentes visitas a los Estados Unidos, Trigunaji fue consultado por Hal Ashley, un contratista que sufría de dolores crónicos en la zona lumbar desde hacía varios años. Cada vez que su espalda era atacada por espasmos, Hal quedaba completamente incapacitado durante varios días seguidos. Como suele ocurrir, sus médicos no hallaban en su espalda ningún daño orgánico evidente. Sólo contaba con grandes dosis de relajantes musculares para aliviar sus espasmos y calmantes para reducir el dolor.

Sin conocer estos datos, el doctor Triguna tomó el pulso a Hal unos segundos y anunció que, varios años antes, su espalda había sufrido una herida. Hal reconoció que sus dolores habían comenzado poco después de que él cayera de una escalerilla en una obra en construcción. Ese golpe, dijo Trigunaji, no había dañado de gravedad los músculos, pero sí desequilibró a Apana Vata, el subdosha localizado en el abdomen. Esta es una de las más comunes entre las causas de dolores de espalda que no se pueden diagnosticar.

El Apana Vata desplazado a su vez atraía el ama a la parte inferior de la espalda, facilitando el desequilibrio de Vata y dificultando el regreso al equilibrio de esa parte del cuerpo. Eso explicaba el hecho de que los dolores de Hal fueran cada vez más frecuentes y severos. Triguna detectó que Hal, que era un tipo Pitta, tenía ahora una vikriti —tipo físico desequilibrado— Vata-Pitta como resultado de su prolongado agravamiento de Vata.

La solución para todo esto fue, en primer término, un tratamiento de panchakarma, a fin de retirar las toxinas acumuladas en los músculos de la espalda; a eso siguió una estable rutina de dieta apaciguadora para Vata, largos períodos de reposo, hábitos de descanso regulares, masajes diarios con aceite de sésamo, etcétera. También se recetaron a Hal hierbas específicas, aconsejadas por el Ayurveda para su estado. El cumplió con el consejo de Triguna. Para su alegría, los dolores crónicos desaparecieron el mismo día en que concluyó el tratamiento de panchakarma en la clínica. En los meses siguientes los espasmos se reiteraron pero con mucha menor frecuencia. El siguió con su rutina moderadora de Vata y se sometió al panchakarma dos veces más. Ha pasado un año y, desde entonces, Hal no ha sufrido espasmos en la espalda.

El diagnóstico por el pulso es asombrosamente amplio. He visto al doctor Triguna detectar no sólo el tipo físico de una persona y el estado de desequilibrio de cualquier dosha —eso es cosa de rutina para él, cuyos descubrimientos han sido repetidamente verificados por los médicos que presencian su trabajo—, sino también las diversas cualidades de los doshas: rápido, lento, caliente, frío, áspero, oleoso, etcétera. Le he oído enumerar a sus pacientes dolores crónicos, anormalidades en el nivel de azúcar y la digestión, problemas cardíacos, de hígado o de riñón y úlceras, todo sin conocimiento previo. Puede percibir tumores no diagnosticados, de los cuales describe la localización y el tamaño; también sabe determinar si son malignos o benignos. Más aún, es capaz de tomar toda una historia clínica por medio del pulso, pues descubre qué enfermedades ha sufrido el paciente en el pasado y cuáles puede presentar en el futuro. Sus pronósticos incluyen la gravedad de la futura enfermedad y la facilidad, dificultad o imposibilidad de curarla. (Como consideramos que los diagnósticos muy desfavorables, sobre todo con respecto a enfermedades que pueden ser mortales, disminuyen la capacidad del paciente de recuperarse, nunca los comunicamos.)

Cómo se toma el pulso ayurvédico

Como el cuerpo mecánico cuántico no se puede ver ni tocar, la única manera segura de verificar su existencia es utilizar tecnología basada en él. El diagnóstico por el pulso es parte de esta tecnología. Cuando un experto nos toca la muñeca, lo que hace es sondear profundamente nuestro estado de salud general. Para comenzar, el pulso está íntimamente relacionado con el tipo físico. Se dice que un tipo Kapha característico tiene un pulso lento y deslizante, simbolizado por un cisne. El pulso de Pitta es más rápido y se siente con potencia, palpitante, parecido a una rana. El pulso Vata es el más rápido de todos y parece irregular, hasta vacilante; por eso se le compara con una serpiente. Por tanto, lo primero que debe aprender el intérprete del pulso es a distinguir la serpiente de la rana y del cisne para dar una clave vital del tipo físico del paciente.

En realidad los tres pulsos distintos están presentes en todos, pero el más destacado indica el tipo físico particular. El diagnóstico por el pulso puede diferenciar a una persona Pitta-Vata de una Vata-Pitta, detectando que la rana es más fuerte en el primero y la serpiente en el segundo. En la ilustración se ve que se emplean tres dedos para tomar el pulso ayurvédico, cada uno presionando levemente un sector diferente de la arteria radial.

En los hombres se utiliza el brazo derecho; en las mujeres, el izquierdo. La posición ilustrada a continuación es la de un hombre que se toma el pulso a sí mismo; por eso la mano izquierda interviene desde abajo.

Para hallar la arteria radial localice primero la cabeza del

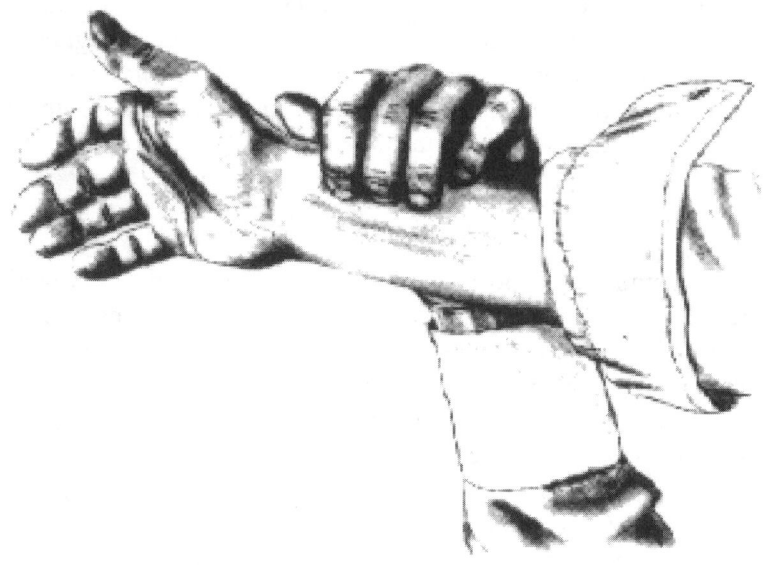

Cómo se toma
el pulso ayurvédico

radio, el bulto localizado en la parte exterior del hueso de la muñeca, justo debajo del pulgar. Si mueve el dedo índice apenas por debajo de ese punto, hallará la arteria radial. Ahora apoye en línea índice, medio y anular y presione hasta sentir tres pulsos por separado. Su dedo índice estará sobre el pulso Vata; el medio, sobre el pulso Pitta; el anular, sobre Kapha. Puesto que la arteria radial se hunde más profundamente bajo la carne al alejarse de la muñeca, a algunas personas les resulta difícil detectar el pulso Kapha; esta puede ser una señal de que su prakriti no contiene mucho Kapha o que su cuerpo no está expresando mucho Kapha en ese momento. Sin embargo, habitualmente se puede detectar el pulso Kapha presionando un poco más con el tercer dedo.

Toda la técnica de interpretación del pulso depende de la sensibilidad con que podamos recibir los impulsos trasmitidos a través de la punta de los dedos, y eso depende de varios factores más: el adiestramiento, lo alertas que estemos y la práctica. Quien diagnostica según el pulso comienza por realizar decenas de lecturas diarias en sí mismo hasta familiarizarse íntimamente con las variaciones que experimenta su propio pulso durante el día antes de proseguir con la etapa siguiente: efectuar centenares de lecturas diarias en otras personas. Sin embargo, cuando se domina la técnica no hay límites a lo que se puede saber. Todo el mundo presenta un pulso profundo que se detecta presionando con firmeza y revela la composición dosha con la que el paciente nació. Existe también un pulso superficial, que parece flotar sobre el profundo; se detecta con un toque muy leve y trasmite el estado actual de los doshas.

Como sabemos, los doshas cambian sin cesar; por tanto, quien interprete el pulso debe ser sensible a muchos tipos de variaciones: la edad, la estación y la hora marcan diferencias en el pulso, junto con todas las posibles variaciones de nuestra salud. Una persona afectada de neumonía no tiene sólo el pulso débil: allí se cuenta toda la historia de la enfermedad desde el plano de los doshas.

Aprender a detectar la enfermedad desde el pulso es algo

que corresponde al médico, pero cualquiera puede familiarizarse con su propio pulso y adquirir fascinantes conocimientos sobre cómo varían sus doshas con el tiempo. Por ejemplo, por la mañana el pulso es lento y estable; durante el día comienza a presentar picos de Vata, Pitta o Kapha. El pulso Pitta es más alto durante una comida e inmediatamente después de ella, pero da paso a Kapha mientras digerimos. Vata se presentará con fuerza en cuanto el estómago vuelva a vaciarse —todos los espacios vacíos del cuerpo están dominados por Vata—. Otras variaciones van apareciendo a medida que cambiamos de actividad, nos preparamos para dormir, experimentamos profundos pensamientos o sensaciones, etcétera.

Si se interrumpen estos esquemas normales, eso nos da la clave de que los doshas pueden estar desequilibrados. El pulso que presenta un exceso de serpiente, rana o cisne —o una carencia de cualquiera de ellos— puede estar indicándonos que tomemos medidas para equilibrar el cuerpo. Una falta de serenidad en el pulso al despertar por la mañana puede indicar tensiones acumuladas que el sueño no ha podido disipar. Entre nuestros pacientes, los que aprenden a interpretar el pulso reciben el consejo de llevar registros, efectuando de tres a doce lecturas diarias de sí mismos; esta base de datos les proporciona una verdadera intimidad con sus propios doshas por medio del contacto personal.

Por añadidura esto tiene un valor terapéutico. Cuando presionamos un dedo contra el pulso estamos cerrando un circuito, poniendo a la conciencia mental en contacto con la conciencia física. Mientras la mente percibe el mundo a través de la punta de los dedos —cada una de las cuales está equipada con mil trescientas terminales nerviosas que pueden ejecutar cambios instantáneos en la química del cerebro—, el pulso envía cientos de señales que esperan ser recogidas. Una de las principales razones por las cuales estas señales pueden estar fuera de línea es que no tenemos conciencia de que existen. Por eso, el simple acto de tomarnos el pulso trae información nueva a la conciencia e inicia el sutil acto de equilibrar el flujo interior de la inteligencia.

Cómo aprender a diagnosticar por el pulso

Cualquier paciente que va a la consulta de un médico del Ayurveda recibe por rutina un diagnóstico por el pulso; esta es una buena oportunidad para hacer preguntas sobre lo que expresa nuestro pulso. Recibir la interpretación del doctor Triguna y otros especialistas indios muy experimentados es una oportunidad incomparable, pero en los Estados Unidos se están preparando con mucha celeridad expertos en el diagnóstico por el pulso. Existe un curso de siete lecciones ideado por el más experto de los profesionales norteamericanos, el doctor John Douillard. Este curso ofrece una comprensión práctica y teórica del *Nadi Vigyan*, después de la cual se domina la técnica mediante la práctica.

TERAPIA MARMA: ESTIMULACION DE LOS PUNTOS EN QUE SE ENCUENTRAN MENTE Y CUERPO

Como en toda célula hay inteligencia, la mente y el cuerpo se reúnen por doquier, no sólo en el cerebro; en realidad, una vez que le quitamos la máscara física, la célula es un punto de unión entre la materia y la conciencia, una estación en la que se cruzan el cuerpo mecánico cuántico y el mundo exterior. Sin embargo, ciertos puntos de unión son más vitales que otros. El Ayurveda utiliza algunos puntos sumamente sensibles localizados en la piel. Existen ciento siete de estos denominados *marmas*. Aunque invisibles a la vista, los marmas son accesibles mediante el sentido del tacto y se los considera críticos para mantener el equilibrio en todo el cuerpo. Son estimulados por medio de una técnica de masaje llamada terapia marma, que se imparte en nuestras clínicas y se puede aprender para aplicar en casa.

Los antiguos textos ayurvédicos de cirugía advierten al médico que nunca debe cortar a través de los marmas, exactamente determinados según el sitio y la función. Esto es similar, aunque no igual, a los meridianos trazados por la acupuntura china; la terapia marma es anterior al enfoque chino y, probablemente, su antecesora directa. Evitar el daño a los marmas es una precaución prudente. Aunque no suelen cruzarse con nervios o vasos sanguíneos importantes, los marmas son igualmente vitales, pues marcan el lugar en el que se mueve el flujo de la inteligencia indicando puntos de máxima sensibilidad y conciencia.

Para estimular los marmas

Al estimular los marmas se puede vitalizar la conexión entre la conciencia y la fisiología. Existen diversos modos de activar un marma. Uno es mediante los suaves movimientos del yoga, indicados en la tercera parte como ejercicio. Al mover el cuerpo en una posición del yoga, estamos estirando suavemente puntos marma específicos. El goteo de aceite sobre la frente que se emplea en el panchakarma —llamado *shirodhara*— es profundamente sedante, porque el aceite caliente cae sobre uno de los grandes puntos marma. De modo similar, el diario masaje de aceite —*abhyanga*— que se enseña como rutina diaria llega a todos los marmas de la piel. Este contacto se registra inmediatamente en todo el sistema nervioso. Por tanto, los puntos marma nos permiten "hablar" directamente al dosha Vata y mantenerlo en equilibrio.

Puesto que los marmas no son superficiales sino que penetran profundamente en el organismo, se pueden estimular mentalmente. La MT vitaliza todos los marmas, pero especialmente los tres "grandes" —*Maharma*—, situados en la zona de la cabeza, el corazón y la parte baja del abdomen. Estos no están localizados en la superficie de la piel, por lo que deben ser estimulados yendo directamente al cuerpo mecánico cuántico; son también los que más conviene estimular, puesto que tienen una fuerte influencia sobre los marmas menores. Finalmente la técnica de bienaventuranza es un medio potente para vitalizar a todos los marmas; al realizar esta técnica, la gente suele experimentar un calor placentero y cosquilleante o una sensación de flujo sobre la piel.

TERAPIA MARMA CLINICA

En todas las clínicas del Ayurveda se aplica una terapia marma especial que incluye la instrucción para el tratamiento en el hogar. Mi colega, el doctor John Douillard, es personalmente responsable de que se haya restablecido el conocimiento de los marmas, por mucho tiempo perdido, en consulta con los principales vaidyas de la India. Su enfoque es único, pues se han localizado los puntos marma de cada uno de los quince subdoshas, combinándolos luego con los aceites medicados aptos para equilibrarlos.

Primero se diagnostican los desequilibrios específicos de cada paciente. Supongamos que un dolor de cabeza crónico ha sido asociado con el desequilibrio de Prana Vata, el subdosha de Vata localizado en la cabeza. Un técnico avezado masajea con suavidad, en orden exacto, los puntos marma que corresponden a Prana Vata, y aplica un aceite con hierbas indicado por el médico. Como ocurre con algunas otras técnicas ayurvédicas recientemente revividas, los resultados de la terapia marma aún son anecdóticos, pero sabemos que a los pacientes les resulta muy relajante; hay alivio de dolores y otros síntomas crónicos —con frecuencia de larga data— y, en general, el proceso de equilibrar a los doshas se efectúa con mayor facilidad y rapidez.

LOS MARMAS EN CASA

Puesto que los marmas deben ser localizados con ojo clínico, pues difieren un poco entre una persona y otra, no se puede enseñar la terapia clínica en un libro. Sin embargo, es posible obtener ventaja de los marmas de una manera más general. En la planta de los pies se localiza un grupo de los puntos más importantes. Para vitalizarlos se recomienda un suave masaje del pie con aceite de sésamo, que dure de tres a cinco minutos diariamente. La hora más conveniente para hacerlo es al acostarse, pues el efecto sedante del sistema nervioso —y sobre

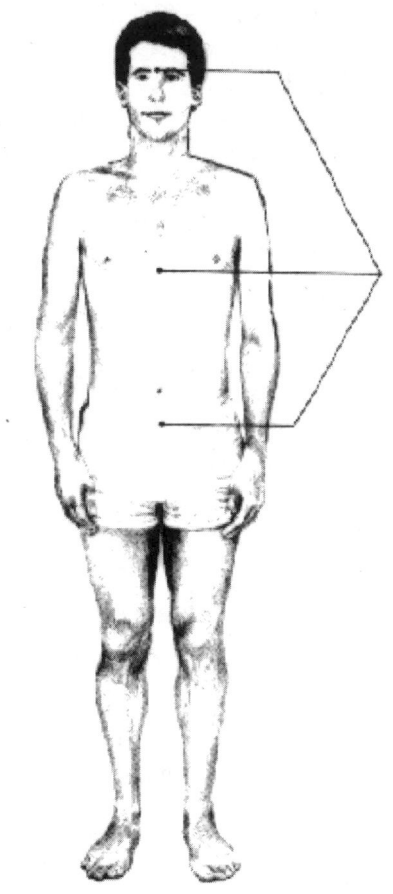

Tres importantes puntos marma para masajear en casa

el dosha Vata en especial— convierte al masaje en un buen preludio para el sueño.

Cuando efectúe su abhyanga (masaje) diario, preste especial atención a los tres importantes marmas que se indican en la ilustración.

Uno está localizado entre las cejas y se extiende hasta el centro de la frente. Masajear suavemente esta zona con los ojos cerrados es recomendable cuando hay preocupaciones, dolores de cabeza, tensión mental y otras dificultades del Vata superior. El vinculado con el corazón —su verdadera localización está justo debajo del esternón, allí donde termina la caja torácica— es bueno para aquietar las emociones alteradas. El que está en la parte baja del abdomen, unas cuatro pulgadas por debajo del ombligo, es eficaz para el estreñimiento, los gases y otros problemas del Vata inferior. Aplique un leve movimiento circular de varios minutos en cada sitio. El marma de la frente puede ser elegido por sí mismo como ayuda para conciliar el sueño por la noche, siempre que no se presione con fuerza ni se empleen movimientos apresurados; eso tendería a perturbar a Vata en vez de inducirlo a asentarse.

Cómo aprender la terapia marma

En nuestras clínicas la terapia marma se ofrece tanto a los pacientes internados como a los que no lo están, siempre con supervisión médica. A todos los pacientes que la reciben se les enseña la naturaleza exacta de sus desequilibrios y luego se les indica qué puntos marma deben estimular en su casa. También se les proporcionan los aceites medicados más convenientes, con lo cual, una vez dominada la técnica básica, son autosuficientes.

LA TECNICA DE LA BIENAVENTURANZA: COMO EXPERIMENTAR "ALEGRIA PURA"

Cuando pensamos en una experiencia jubilosa —el nacimiento de un hijo, la visión de un magnífico crepúsculo o un lago alpino al amanecer— y luego llevamos nuestros sentimientos más allá de un momento fijo, llegamos a un nuevo estado llamado "alegría pura". El Ayurveda nos enseña que la alegría pura es una cualidad fundamental de la vida. En sánscrito se denomina a esta cualidad *ananda*, que habitualmente se traduce como "felicidad" o "bienaventuranza".

Con la popularidad de las enseñanzas orientales en Occidente, la gente ha pasado a utilizar la palabra "bienaventuranza" para expresar muchas clases de emociones positivas. Para ser exactos, la bienaventuranza es algo demasiado abstracto para ser experimentado por sí mismo. Por analogía, ¿cómo se experimenta el ser inteligente? Al igual que la inteligencia, la bienaventuranza es un producto final. Reside en el cuerpo mecánico cuántico de forma pura y burbujea hasta la superficie sólo en las condiciones adecuadas. No se puede ver ni tocar el millar de procesos del cuerpo y el cerebro que deben ser coordinados a fin de crear felicidad, pero hay una sensación definida, la alegría pura, que se puede sentir y por la cual se demuestra que la bienaventuranza existe.

Según los sabios ayurvédicos todas nuestras alegrías surgen de la alegría pura. Es la luz intensa que no vemos directamente, sino sólo reflejada en alegrías menores. Estas luces secundarias no podrían existir sin la más grande. Aun en la sociedad occidental, en la que el dinero, la belleza física y el éxito se equiparan a la felicidad, todo el mundo tiene momentos inesperados en que la vida parece absolutamente perfecta y llena de goce. Si pudiéramos vivir siempre en un estado de alegría pura tendríamos la esencia práctica de la perfecta salud.

La técnica de la bienaventuranza

Para tener acceso a la alegría pura enseñamos a los pacientes una técnica de la bienaventuranza, formalmente llamada técnica de Integración Psicofisiológica. Este término más bien desmesurado, *integración psicofisiológica*, significa "unir cuerpo y mente". La técnica de la bienaventuranza utiliza un débil impulso mental, un sonido especial cuya finalidad es poner a la mente otra vez en contacto con las vibraciones de felicidad que sutilmente llenan todas las células del cuerpo. Difiere de la meditación en cuanto su meta es la sensación física de bienaventuranza que burbujea desde el cuerpo. En sí y por sí, esta sensación es muy agradable, pero también indica que se está produciendo la "curación cuántica", que los canales interrumpidos de la inteligencia interior están siendo reparados. Cuando se cierran esos contactos la felicidad no puede fluir. Cuando están abiertos se restaura el contacto con el cuerpo mecánico cuántico.

Laura Simons es una joven que padece de avanzado cáncer de mama; marcha notablemente bien desde que comenzó a emplear la técnica de la bienaventuranza en combinación con la terapia convencional. Durante varios años, desde que descubrió que ese sospechoso bulto de su pecho izquierdo era maligno, Laura se negó a que la operaran. Afortunadamente el tumor se mantuvo localizado y continuó creciendo con mucha lentitud. Por fin ella tomó la dolorosa decisión de someterse a una operación quirúrgica —una extirpación limitada antes que una mastectomía— y, durante el período de quimioterapia comenzó a emplear la técnica de la bienaventuranza. Casi todos los pacientes reaccionan ante la cirugía de cáncer y la quimioterapia con inevitables períodos de depresión y miedo, acompañados de un debilitamiento físico que puede ser leve o devastador. En el mejor de los casos el tratamiento es una dura prueba.

Sin embargo, Laura pudo hallar complacencia en la experiencia. En cuanto aprendió las técnicas, informó que se sentía más serena y positiva. A veces experimentaba una sensación palpitante, calor y hasta dolor; pero en general el dolor del pecho afectado desaparecía cuando utilizaba la técnica. Subjetivamente el resultado más efectivo fue el descubrimiento de la bienaventuranza en medio de una enfermedad. "Las experiencias durante la técnica de la bienaventuranza no son tan profundas como cuando empecé, hace un año y medio", escribe Laura, "pero en ese momento el miedo y la pena estaban tan arraigados, me sentía tan inerme y preocupada que el contraste fue muy grande cuando empecé a experimentar tanta felicidad y alegría.

"Por entonces había grandes huecos negros en mi conciencia. Ya no los veo más, y la sensación de felicidad constante es más estable. Incluso así hay días en que la bienaventuranza y la alegría son tan potentes que apenas puedo contenerlas. Rara vez experimento miedo; sólo alguna preocupación general que, habitualmente, puedo dominar con un poco de atención." Sin que importe qué más involucra la experiencia, el agudo contraste entre este relato y los "agujeros negros" en los que cae la mayoría de los pacientes nos da una amplia evidencia de lo valioso de esta técnica. Hemos encontrado los mismos resultados al enseñarla a una gran variedad de pacientes que padecían todo tipo de enfermedades, no sólo el cáncer.

La naturaleza de la bienaventuranza

Cada dosha expresa un sabor diferente de alegría pura, y en estado de perfecto equilibrio uno podría experimentar todos:

Vata - estimulante, regocijante, alerta, animoso, optimista, flexible

Pitta - contento, jubiloso, caballeresco, grato, de mente despejada

Kapha - estable, fuerte, valiente, generoso, afectuoso, sereno, propenso a perdonar.

Como en casi todos los casos, Vata es el líder de los otros doshas. Trasmite la alegría por el sistema nervioso, provocando cambios en las células de todo el cuerpo. Pero sin equilibrio entre los tres doshas la fisiología no puede sostener la alegría pura por períodos prolongados. Una de las principales metas del Ayurveda es cambiar esto limpiando las ventanas de la percepción interior. La percepción normal de uno mismo en el estado de vigilia está habitualmente mal preparada para comprender el goce que existe en nuestro interior.

Como la psicología convencional se concentra tanto en los estados anormales, en las neurosis y las psicosis, poco puede decir sobre los efectos de la alegría; en cuanto a la medicina internista, no ha dicho nada. Los momentos de éxtasis han sido muy apreciados, desde luego, por poetas, personajes religiosos y personas comunes; pero la conexión entre esto y los estados más elevados de la salud sólo se efectuó cuando el psicólogo Abraham Maslow, en las décadas de 1950 y 1960, comenzó a estudiar a ciertos grupos de triunfadores a quienes llamó "autoactualizados". Maslow descubrió muy pronto que estos individuos llevaban vidas muy diversas y altamente individuales. En la superficie no había similitud obvia entre el empresario de éxito, el novelista famoso y el gran director de orquesta. Sin embargo, por debajo de sus diferentes estilos de vida, Maslow descubrió que muchos de ellos habían experimentado lo que él denominó "experiencias límite": momentos de intenso bienestar y alegría.

Durante los altos momentos, estas personas experimentaban una total transformación de su realidad personal. Los obstáculos que en la vida ordinaria parecían inmensos se tornaban risibles. Por ellos circulaba una sobrecogedora sensación de poder. Se sentían profundamente tranquilos y a tono con la vida.

Los atletas de más talento y los ejecutantes de todo tipo testimonian que existen momentos en que exceden sin esfuerzo su capacidad conocida. Patsy Neal, campeona del baloncesto, lo describe de esta manera: "Hay momentos de gloria que van más allá de la expectativa humana, más allá de la capacidad física y emotiva del individuo. Algo *inexplicable* se adueña e insufla vida en la vida conocida. La atleta va más allá de sí misma; trasciende lo natural: casi *flota* a través de su actuación, recurriendo a fuerzas de las que anteriormente no tenía conciencia".

Según descubrió Maslow, una experiencia límite era muy terapéutica. Sus pacientes atribuían grandes cambios en su vida a alguna súbita comprensión alcanzada en momentos altos: nueva confianza en sí mismos, creatividad, soluciones inesperadas a disyuntivas desconcertantes y la seguridad de que ningún miedo podía alcanzarlos. En algunos casos, depresión y neurosis ansiosa de larga data desaparecieron súbitamente para no volver jamás.

Maslow quedó tremendamente impresionado; sus estudios de pionero extendieron vastamente el campo de experiencias positivas que se consideran normales para la psiquis humana. Sin embargo, no halló el modo de brindar a nadie una alta experiencia; tampoco descubrió su fuente. Sin una técnica para trascender, sólo podía esperar esos momentos ocasionales en los cuales el telón se abre y la psiquis ve más allá de su común estado de vigilia.

Superfluidez

En tiempos recientes, los psicólogos clínicos han descubierto un estado carente de esfuerzo en el que los creativos caen con frecuencia, popularmente llamado "el flujo". En períodos de "flujo", los proyectos de trabajo parecen progresar por cuenta propia y la concentración más profunda no requiere esfuerzo alguno. Mientras están en el flujo, los creativos de cualquier tipo experimentan una placentera sensación de ser llevados muy por encima de su capacidad normal. El inconveniente del flujo es que no puede enseñarse a otros ni desarrollarse más en uno mismo. Se dice que lo experimenta menos del diez por ciento de la gente común, y quienes lo hacen caen en ese estado sólo de manera intermitente. Aun así, esto representa un adelanto con respecto al minúsculo grupo de gente autoactualizada, que Maslow había calculado en menos de una décima del uno por ciento de la población en general.

La evasividad de estos fenómenos sólo quedó explicada por completo cuando la ciencia comenzó a investigar seriamente la meditación. Resulta que una experiencia límite o una sensación de estar en el flujo apunta a un estado más profundo y sostenido, que los investigadores de la MT han titulado "superfluidez". La superfluidez es semejante al flujo en cuanto a que se requiere menos esfuerzo en actividad, pero el esfuerzo es reducido a un mínimo absoluto. En estado de superfluidez, la acción se torna completamente automática: el hacedor se funde con su tarea, el pensador con sus pensamientos, el artista con su arte.

He aquí una descripción de primera mano obtenida de un meditador a mediados de la década de 1970: "Tanto en la mente como en el cuerpo está presente casi siempre una suave pero potente sensación de bienaventuranza. En lo físico, se la experimenta como una vivacidad muy deliciosa perceptible en todo el cuerpo. Esta estabilidad es tan profunda e invariable que se mantiene durante una gran actividad: nos protege de interrupciones y convierte toda actividad en algo fácil y digno de disfrutar".

La palabra *superfluidez* proviene de una especie de materiales peculiares, llamados superfluidos, que fueron descubiertos por la física hace más de cincuenta años. Por ejemplo, cuando se enfría el helio líquido hasta aproximarlo al cero absoluto (-273 C), adquiere la capacidad de correr hacia arriba por los lados de su envase, de atravesar agujeros casi infinitamente pequeños y, si se pone en movimiento, fluye para siempre. El motivo de este extraño cambio de conducta es el efecto del propio enfriamiento. A una temperatura lo suficientemente baja, los átomos de helio dejan de moverse al azar y se tornan casi completamente ordenados, como un ejército que se formara para el desfile después de deambular por el campo. Los átomos de helio superfluido son tan ordenados que llegan a un estado de superflujo sin fricción. Una propiedad similar de los materiales superenfriados es la superconductividad: la capacidad de conducir la electricidad sin fricción. La superconductividad también parece desafiar las leyes normales de la naturaleza, pero en realidad es una propiedad especial que surge con bastante naturalidad, siempre que se satisfagan ciertas condiciones especiales.

Del mismo modo, la superfluidez de la conciencia aparece cuando la meditación "enfría" el proceso de pensamiento. La mente descubre mayor orden en los niveles más silenciosos del proceso de pensamiento, hasta que se aproxima al orden total del silencio puro sin caer del todo en él. En ese punto exacto —el límite cuántico de la mente— aún es posible pensar y actuar, pero siguiendo reglas diferentes. Uno experimenta una expansión sin esfuerzo y una especie de creatividad "sin fricción", que no puede ser descubierta en el estado de vigilia ordinaria.

Cómo aprender la técnica de la bienaventuranza

La técnica de la bienaventuranza se enseña a sanos y a enfermos. La instrucción está a cargo de un maestro calificado, que es también médico del Ayurveda. Se cumple en una hora poco más o menos; la enseñanza en sí está precedida de una evaluación médica completa. Se enseña a la persona a utilizar la técnica en diversas situaciones, según existan dolor físico, síntomas de ansiedad y depresión o síntomas declarados de enfermedad. En todo caso, la infusión de bienaventuranza marca un paso importante hacia el autoconocimiento, revelando de la manera más convincente que la alegría pura es una realidad en cada uno de nosotros.

TERAPIA DE LOS AROMAS: EL EQUILIBRIO MEDIANTE EL SENTIDO DEL OLFATO

Cada uno de los cinco sentidos está formado por una vibración diferente en el cuerpo mecánico cuántico. Las vibraciones de luz que caen en la retina causan una respuesta muy distinta de las vibraciones del tacto que reciben los dedos. Es así como la "sopa de energía" del universo es clasificada en imágenes, sonidos, olores, etcétera. También los tres doshas están exactamente entonados con la naturaleza. Cada uno prefiere responder a uno o más de los cinco sentidos:

Vata - oído y tacto
Pitta - vista
Kapha - gusto y olfato

Estas preferencias se detectan con gran facilidad en las personas cuyos tipos físicos están dominados por un solo dosha.

Los Vata puros son sumamente sensibles al ruido fuerte y su piel percibe el menor contacto. Los tipos Pitta, sobre todo si son de pelo rubio y piel clara, no soportan el sol fuerte siquiera por poco tiempo y son también muy receptivos ante la belleza visual. Los Kapha, el más terrenal de los tipos, aman la atmósfera del hogar; para ellos, los gustos y los aromas de la cocina son sumamente gratificantes.

Puesto que todos poseemos Vata, Pitta y Kapha, estas preferencias son relativas. Cualquier tipo físico puede responder a la terapia marma, por ejemplo, que opera a través del sentido del tacto; no está restringido sólo a los Vata. Los antiguos textos ayurvédicos nos proporcionan listas muy largas de estímulos sensoriales que ayudan a equilibrar los doshas, desde contemplar la luna llena y caminar junto al agua —muy bueno para Pitta— hasta escuchar el viento entre los árboles —muy bueno para Vata—. A partir de estos conocimientos se ha desarrollado un tratamiento especial, llamado terapia de los aromas, que a nuestros pacientes les resulta absolutamente deliciosa.

El vocabulario de los aromas

Cada uno de los doshas puede ser equilibrado con aromas que se ajustan a él. El ajuste corre por cuenta de los *rasas* —sabores— que se encuentran en los alimentos. En la tercera parte, al ocuparme de las dietas, hablaré abundantemente sobre los rasas. Por el momento señalaré que en el Ayurveda hay seis sabores: los cuatro habituales de dulce, agrio, salado y amargo, más lo astringente —ese sabor seco, que contrae la boca, asociado con las judías, las granadas y la cúrcuma— y lo picante. Se dice que los alimentos dulces equilibran tanto a Vata como a Pitta, lo mismo que el dulce olor de la rosa. Los sabores agrios agravan a Pitta, y también los aromas acres, así como los olores desagradables en general. Los olores húmedos y terrestres aumentan a Kapha. Los amargos y astringentes agravan especialmente a Vata.

El lenguaje del sabor se limita a lo dulce, lo agrio, lo salado, lo amargo, lo astringente y lo picante. La nariz, por el contrario, comprende un vasto vocabulario de olores que suman unos diez mil diferentes para quien la tiene bien adaptada. Para que los olores sean detectados por la nariz deben disolverse primero en la humedad del tejido nasal; luego las células olfatorias especializadas los pasan directamente al hipotálamo, en el cerebro. Estas células olfatorias son, en realidad, nervios, los únicos de todo el cuerpo que están expuestos al aire, aunque protegidos por una delgada cubierta mucosa. También son los únicos nervios que se regeneran, reemplazándose una vez cada tres semanas.

El hecho de que el olor vaya directamente al hipotálamo es muy significativo, pues este órgano diminuto se encarga de regular decenas de funciones corporales, incluida la temperatura, la sed, el hambre, los niveles de azúcar en la sangre, el crecimiento, el dormir, el despertar, la excitación sexual y emociones tales como el enfado y la felicidad. Olfatear algo es enviar un mensaje inmediato al "cerebro del cerebro" y, desde él, al cuerpo entero.

Al mismo tiempo, el mensaje de un olor va al sistema límbico del cerebro, que procesa las emociones, y a una zona llamada hipocampo, parte del cerebro responsable de la memoria. Por ese motivo los olores traen con tanta vividez recuerdos pasados. Los olores de la cocina, las flores y los perfumes activan siempre una sensación de cosa ya vivida. Los jardines por los que alguna vez caminamos se han convertido en nosotros mismos, gracias a la impresión duradera de la fragancia en nuestro cerebro.

Cómo usar la terapia de los aromas

El Ayurveda utiliza los aromas para enviar señales específicas que equilibran a los tres doshas. En términos generales:

Vata se equilibra con una mezcla de aromas cálidos, dulces y agrios, como los de la albahaca, naranja, geranio de rosa, clavo y otras especias.

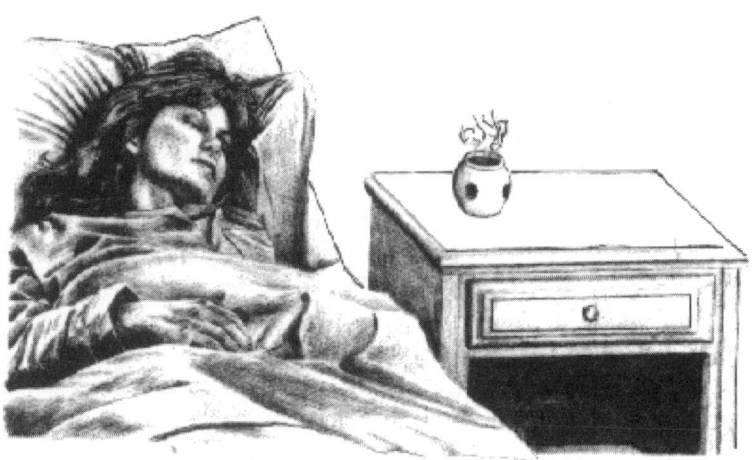

Terapia de los aromas a la hora de acostarse

Pitta se equilibra con una mezcla de aromas dulces y frescos, como los de sándalo, rosa, menta, canela y jazmín.

Kapha, similar a Vata, se equilibra con una mezcla de aromas cálidos, pero con dejos más aromáticos como los del enebro, eucalipto, alcanfor, clavo y mejorana.

Ponga unas diez gotas de aceite aromático en agua caliente y llene el cuarto con una leve fragancia durante media hora. Puede prolongarlo el tiempo que quiera. Se venden vasijas especiales, calentadas a vela, pero con la misma efectividad se pueden utilizar una taza de té y un calentador de café en miniatura. El momento de acostarse es muy conveniente para inhalar el aroma, pues las imágenes y los sonidos del día tienden a cubrir los olores y bloquear sus efectos. El aroma ayuda a muchas personas a conciliar el sueño y se puede dejar toda la noche en la habitación.
Tambièn hay un aspecto médico en la terapia de los aromas. Cuando a un paciente se le diagnostica un desequilibrio

específico se le proporcionan aceites para el subdosha que esté desequilibrado. En realidad es posible curar un dolor con un aroma, si sabemos qué subdosha queremos equilibrar y qué aroma le conviene.

En lo peor del invierno, Betsy Allen contrajo un fuerte resfriado de pecho que la mantuvo en cama una semana y se resistió a abandonarla. Aun cuando estuvo levantada y en circulación, la fastidiaba una tos seca e insistente. Eso se prolongó un mes, luego dos, y, cuando llegó el tercer mes sin que se retirara sola, vino en busca de una evaluación ayurvédica.

Se la diagnosticó como tipo Vata-Pitta con un desequilibrio Vata localizado en el revestimiento de los pulmones. Esto se puede tratar de diversos modos. Su médico eligió una terapia de los aromas, indicando un aceite específicamente Vata que debía inhalar por la noche. Betsy volvió a su casa sin saber qué pensar.

"No esperé a la hora de acostarme," recuerda, "porque la curiosidad me ganó. Herví una taza de agua, puse en ella unas pocas gotas de ese aceite perfumado y me incliné a olfatear. La reacción de mi cuerpo fue positiva y totalmente inesperada. Era como si todas mis células, desde la coronilla hasta la punta de los pies, saltaran súbitamente a la vida. Me quedé así, aspirando profundamente aquel aroma una y otra vez. ¡No me cansaba de él!

"Esa noche usé la fragancia como es debido, tendida en la cama, y volvió la misma energía vigorizante. Mi mente decía que era ridículo obtener semejante resultado de un simple olor, pero mi cuerpo estaba convencido."

La tos de Betsy cesó muy pronto y pudo dormir con una facilidad de la que no gozaba hacía meses.

Sin el debido diagnóstico, la terapia de aromas es muy general; puede aplacar un síntoma o parecer sólo grata y relajante. A veces nos hemos llevado la sorpresa de que una migraña, dolores de espalda, sarpullidos e insomnios que habían resistido a otros tratamientos, muchas veces durante largos períodos, respondieran a los aromas. Esto atestigua lo veraz del principio ayurvédico de que todo se puede usar como remedio cuando se conoce bien al paciente.

Cómo aprender la terapia de los aromas

Esta técnica no requiere más indicaciones que la del aceite aromático a utilizar. Para quienes no pueden presentarse para una evaluación médica, sólo es posible seguir el dosha dominante: generalmente, el que se trata de apaciguar. En Norteamérica se puede pedir por correo aceites Vata, Pitta o Kapha, así como vasijas para aromas y difusores. Véase el Apéndice A para más información.

TERAPIA MUSICAL GANDHARVA: MELODIAS PARA EQUILIBRAR LA NATURALEZA

En los últimos años, el Ayurveda nos ha proporcionado la primera terapia con utilización de la música. Los pacientes internados en nuestras clínicas dedican todos los días un tiempo a escuchar las melodías del Gandharva Veda —rama de la vasta literatura védica, cuya imprecisa traducción sería "conocimiento de los tonos musicales"—. La música Gandharva se originó en la antigua India hace muchos siglos; en la actualidad sus reglas aún constituyen la base de las largas y bellas *ragas* improvisadas por los músicos indios.

El Gandharva Veda encarna algunas técnicas muy elaboradas para alterar la fisiología. La música es algo más que sedante o excitante. Para empezar, ¿por qué la escuchamos? Por placer, desde luego, pero todos los placeres cambian el cuerpo de un modo u otro. Habitualmente no nos medimos la hiper-tensión para saber cómo pueden afectarla Bach o Mozart, pero, si quisiéramos bajar nuestra presión sanguínea, se considera muy buen remedio escuchar música clásica suave y lenta.

La música como remedio

El hecho de que la música puede ser una terapia se me ocurrió en Nueva Delhi durante una conferencia para médicos sobre los usos clínicos de la música Gandharva. En cierto momento, una vaidhya se levantó para anunciar que, en vez de hablar sobre ello, nos haría una demostración de lo que era el Gandharva.

Nos pidió que escucháramos algunos minutos mientras cantaba algunas melodías específicas para equilibrar a Vata. Cerramos los ojos, en tanto su voz sonaba en un estribillo palpitante y exótico muy hechicero. La médica cantante nos pidió luego que tomáramos el pulso a la persona sentada a nuestro lado. Cuando lo hicimos, todos informaron que observaban un pronunciado descenso en el ritmo del pulso, con respecto a la norma de setenta a ochenta pulsaciones por minuto. Luego ella cantó una melodía más rápida, basada en una raga —secuencia de tonos— diferente. Escuchamos otra vez durante algunos minutos y cada uno tomó el pulso a su vecino. De modo uniforme, el ritmo del pulso había saltado por encima de lo normal. De hecho, el sonido manipulaba nuestros cuerpos en el sentido que nuestra doctora deseaba. Esta técnica básica, con decenas de variantes ajustadas a diferentes partes del cuerpo, constituye el conocimiento médico del Gandharva Veda. Lo que subyace en él es el concepto del sonido equilibrado, las vibraciones que aplacan a los doshas.

Como ocurre con los gustos, los colores y los aromas, un dosha se equilibra ante ciertos tonos y se perturba ante otros. Tocar a ritmo lento o rápido, afinar los instrumentos en sostenido o bemol e idear intrincados esquemas rítmicos son todas técnicas para cambiar la reacción de quien escucha. Los textos del Gandharva han especificado qué ragas son las apropiadas para la mañana, el mediodía, el atardecer y otras horas del día. Cuando Vata se ve llevado a un punto máximo por el ajetreo del trabajo, a las cuatro de la tarde, la música puede iniciar la transición hacia el funcionamiento más relajado del anochecer.

Debidamente tocadas, se dice que las melodías del Gandharva tienen efectos universales. Nuestros cuerpos responden con alteraciones que reflejan los diversos ritmos de la naturaleza. No es sólo nuestro pulso lo que se aplaca al atardecer, después de todo, porque todas las plantas y los animales reaccionan según sus propios ciclos nocturnos. La música Gandharva corporiza las vibraciones fundamentales que palpitan en la naturaleza a cada momento.

Cómo usar la música del Gandharva

La terapia Gandharva es una parte habitual del programa para quienes se internan en nuestras clínicas. Para uso doméstico se puede adquirir por correo un juego de casetes o discos compactos (Apéndice A), con la finalidad de tocar durante el día, en segmentos de tres horas. Cada segmento representa una división de tiempo llamada *sandhya*, y estos determinan en qué momento se debe escuchar cierta raga. Los *sandhyas* se distribuyen como los puntos de la brújula:

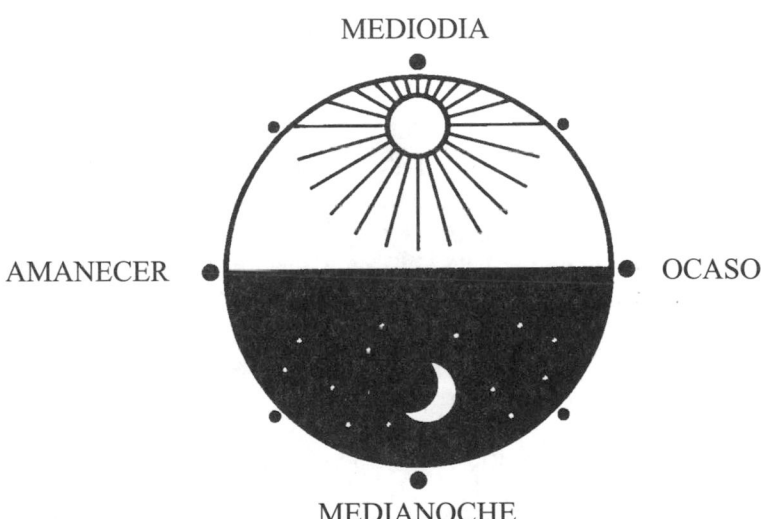

Los cuatro sandhyas principales, representados por el amanecer, el mediodía, el ocaso y la medianoche, son los grandes recodos del ciclo cotidiano; reflejan cambios en los ritmos de la naturaleza que ocurren en esos momentos. Existen otras cuatro transiciones a media mañana, media tarde, entrada la noche y en la madrugada. Estos segmentos de tres horas —denominados por el momento en que comienzan— se distribuirían así:

Amanecer: 7 a 10	Media mañana: 10 a 13
Mediodía: 13 a 16	Media tarde: 16 a 19
Ocaso: 19 a 22	Noche avanzada: 22 a 1
Medianoche: 1 a 4	Madrugada: 4 a 7

Estas horas son sólo aproximadas y deben ser alteradas para ajustarlas a las estaciones; la regla general es que el amanecer, cualquiera sea la hora, marca el primer sandhya.

Así como el cambio de una estación a otra hace a los doshas especialmente vulnerables al desequilibrio —provocando resfriados de primavera y alergias de verano—, el cuerpo es también sensible a los cambios del día. Las funciones corporales tienen momentos altos a ciertas horas y puntos bajos en otras. La música Gandharva los equilibra en una corriente continua de actividad en crecimiento o disminución, eliminando las variaciones extremadas y las transiciones bruscas. Si tratamos de dormir y no podemos porque la mente aún corre deprisa con los asuntos inconclusos de la jornada, estamos presenciando la falta de una transición suave. Esto es lo que el Gandharva puede corregir.

Diez minutos de música Gandharva son beneficiosos:

- Para despertarnos suavemente por la mañana
- Tras una comida para facilitar la digestión
- Antes de acostarnos, como inductor del sueño
- Durante el período de recuperación cuando se está enfermo

Para escucharla es necesario estar sentado y quieto con los ojos cerrados. Deje que su atención siga fácilmente la melodía. Si su mente se distrae, vuélvala suavemente a la música. Cuando esté listo para levantarse, apague la grabación y permanezca uno o dos minutos sentado en silencio.

Si desea bajar de peso, escuchar cinco minutos de Gandharva antes de las comidas asentará su conciencia y le hará más fácil saber hasta qué punto tiene hambre. También hace llevaderos esos momentos en los cuales uno se siente nervioso o preocupado por una alteración de Vata. Permitir que la atención siga fácil y cómodamente la música ayuda a apaciguar este dosha.

Tradicionalmente se dice que es beneficioso tocar música Gandharva continuamente aun cuando no se esté en la habitación. Aunque no tan potente como cuando estamos allí para escucharla, la influencia equilibrante de las ragas existe hasta sin público. Este efecto no tiene explicación en Occidente, aunque todo el mundo sabe lo que se siente cuando entra en una casa extraña y se sabe, de algún modo, que allí ha vivido gente alegre o gente triste. El Gandharva cambia la atmósfera con vibraciones felices de una manera parecida y sutil. Pruebe el lector a oír grabaciones de Gandharva en su casa durante varios días, continuamente, mientras esté en el trabajo; después verá si su casa parece más serena y armoniosa al abrir la puerta.

Puesto que las ragas no se basan en las escalas occidentales, las voces y los instrumentos de estas grabaciones nos suenan extraños. Algunas personas les encuentran belleza inmediatamente; otras van tomándoles gusto gradualmente. Pero el efecto que debe ser tomado en cuenta es el que causa en el cuerpo. Si nos sentimos gratamente descansados, livianos y alerta, la música está obteniendo resultado.

Cómo aprender la terapia Gandharva

Para utilizar la música Gandharva como terapia en casa sólo se requiere un magnetófono o un equipo para discos compactos. Las grabaciones pueden ser pedidas por correo a las fuentes citadas al final de este libro (página 391). También es posible aprender a ejecutar la música Gandharva. En los Estados Unidos, Europa y la India se han establecido escuelas de Gandharva-Veda, en las que enseñan algunos de los maestros reconocidos de la música clásica india. Los estudiantes son bienvenidos cualquiera sea su preparación anterior, incluidos los principiantes. Además del sitar y la tabla, un instrumento de cuerdas similar a la guitarra y los tambores que casi todos conocemos, también se puede aprender a tocar la flauta india y un instrumento de tres cuerdas llamado *veena*. Junto con la voz humana, estos dos antiquísimos instrumentos son los vehículos más puros para interpretar las melodías de Gandharva.

8

INMUNIDAD CONTRA
LAS ADICCIONES

Nuestra sociedad cae en más adicciones año tras año. Para resolver este aplastante problema social no han bastado la alta tecnología médica, las campañas públicas contra la droga y una industria multimillonaria de rehabilitación. Por cada tendencia alentadora parece producirse un descorazonante retroceso. La proporción general de fumadores ha declinado en un quince por ciento con respecto a su punto máximo, alcanzado en 1960, pero más de cincuenta millones de norteamericanos continúan fumando y hay grupos selectos, sobre todo las adolescentes y los hombres de clase trabajadora, que lo hacen batiendo todas las marcas. Como lógico resultado, en la década de 1980 se duplicaron los casos de cáncer de pulmón entre las mujeres. Se calcula que el setenta por ciento de los que empiezan a fumar en la adolescencia continuarán haciéndolo durante cuarenta años.

En la década de 1980 el consumo de alcohol pasó de las bebidas blancas a la cerveza y el vino, pero el alcoholismo en sí se ha extendido hasta edades terriblemente tiernas; muchas escuelas dedicadas al ciclo básico secundario han tenido que realizar campañas contra el alcohol. Los programas de tratamientos de adictos al alcohol y las drogas hacen enormes esfuerzos por mantener a sus participantes libres de la adicción, pero rara vez triunfan. Las drogas duras han proliferado de manera alarmante, y su relación con el crimen violento alcanza un máximo histórico. También en esto participan los más jóvenes: la venta de *crack* —cocaína sintética fumable— entre criaturas en edad escolar es la última e inquietante moda.

ARRAIGADO EN LA MEMORIA

La esencia de la curación cuántica es que la memoria de la perfección no se pierde; sólo queda oculta. Si observamos a un adicto al alcohol, el tabaco o las drogas, es evidente que sufre una grave pérdida de equilibrio; los mensajes claros y saludables del cuerpo mecánico cuántico están sumamente distorsionados o no existen. ¿Qué puede hacer el Ayurveda para mejorar esta situación? En primer término, explicamos las adicciones de modo distinto: como una distorsión de la inteligencia que existe en un plano muy profundo del adicto.

En vez de discutir si la adicción es física o mental, adquirida o heredada, señalamos que en el plano cuántico todas estas influencias se fusionan. Lo que el Ayurveda llama *smriti*, "memoria", controla todas las opciones que elegimos como organismos biológicos. A fin de que una célula cambie, debe consultar el diseño que tiene dentro de sí, donde están acumulados todos sus recuerdos, funciones y tendencias. Si este diseño está distorsionado, el resultado será una célula distorsionada.

A mediados de la década de 1970 me tocó atender a un joven negro llamado Walter. Se había criado en los barrios humildes del sur de Boston, casi siempre en las calles. A los dieciséis años abandonó la escuela y se enroló en el ejército el día en que cumplió los dieciocho. Lo enviaron a Vietnam, donde participó en el combate activo. Emergió sin haber sido herido, pero cuando volvió a la patria, dos años después, era adicto a la heroína, que muchos soldados habían consumido para soportar menos traumáticamente la guerra. Sin embargo, a diferencia de la mayoría, Walter no tenía un buen motivo para abandonar el hábito una vez de regreso. Por fin lo atrapó la policía y por orden de los tribunales ingresó como paciente en el hospital para veteranos de la zona.

En un comienzo, el principal objetivo de los médicos fue simplemente desintoxicar a Walter. Normalmente en adelante habría recibido poca atención adicional. Pero mientras se estaba recuperando comencé a visitarlo como médico de la institución. Para mí era evidente que Walter constituía un caso fuera de lo común. Pese a lo desesperado de la situación, conservaba la esperanza y estaba valerosamente dispuesto a luchar contra su hábito. En tratamiento, progresó rápidamente; un año después de su desintoxicación tenía ya un empleo seguro y hablaba con entusiasmo de sus planes y sus sueños para el futuro.

Ese futuro nunca se materializó. Un día se le estropeó el automóvil y Walter se vio obligado a tomar el metro para ir al trabajo, lo que no hacía desde varios meses atrás. Tomó un tren a Dorchester, una línea anticuada, de equipos chirriantes y decrépitos. Le molestaba mucho el ruido, pero no lograba ignorarlo. Era un caluroso día de verano y el ventilador no funcionaba. A los pocos minutos de verse encerrado en ese vagón sofocante, estar en el tren le resultó insoportable. Poco rato después se sintió muy agitado. Al bajar su estado era completamente irracional. Nada de cuanto Walter hizo pudo calmar su agitación. Al día siguiente, cuando lo llevaron al hospital, estaba más aferrado a la heroína que antes. Y esta vez no tenía voluntad de recuperarse.

Mis notas decían: "¿Qué le ha pasado a este hombre? No basta una explicación química para el incidente del tren. No puedo dejar de recordarlo con su traje de rayas finas, lleno de fe y ataviado para una vida nueva, y luego teniendo que subir al tren en donde viajaba cuando era un adicto en problemas. En algún traicionero giro de la memoria volvió el pasado y, con él, su ansia de droga. Del mismo modo que la medicina apenas comienza a desentrañar, la memoria de una célula es capaz de sobrevivir a la célula misma".

Si esto es verdad, para deshacerse de la adicción, es preciso cambiar el diseño impreso en la memoria. No basta con retirar las toxinas físicas de las células, asesorar al adicto o tratar de enseñarle diferentes modelos de conducta. Vale la pena dar estos pasos por lo que valgan, pero la adicción está en último término arraigada en la memoria, y de allí es de donde debemos arrancarla.

UNA CURA DE NO INTERVENCION

En su estado actual, los programas típicos para tratar a los adictos emplean tácticas muy desafiantes que hacen hincapié en la necesidad de una constante vigilancia para cuidarse del posible retorno del hábito todopoderoso. "Tienes al mono sobre los hombros", se dice al adicto, "y allí estará el resto de tu vida". La justificación de esta insistencia es que los adictos compulsivos no se curarán jamás mientras no se conviertan en abstemios compulsivos.

En el Ayurveda nuestro acento cae en lo exactamente opuesto. La piedra basal de nuestro programa es que el adicto abandonará automáticamente su hábito cuando se le ofrezca una fuente mayor de goce. Nosotros sostenemos que la causa de la adicción es una búsqueda de satisfacción. El alcohol, los cigarrillos y las drogas provocan daños indecibles, pero quienes los consumen obtienen de ellos algún tipo de placer o, por lo menos, un alivio con respecto a las grandes tensiones que de otro modo experimentarían. Los adictos conservan el hábito por falta de una salida. Los ataques de culpabilidad, vergüenza y remordimiento no ayudan demasiado.

Pero, al exponer las mentes a una fuente mayor de satisfacción, la tendencia natural sería alejarse de la adicción, pues la satisfacción superior es más atractiva. Hace casi veinte años que existe respaldo para este nuevo enfoque. Remontándonos a los primeros años de la década de 1970, los estudios efectuados en los Estados Unidos y Europa han demostrado reiteradas veces que, cuando se enseña a los adictos a meditar, el nivel de ansiedad decrece, arrastrando consigo el consumo de alcohol, cigarrillos y otras drogas. Si se toma la adicción en una etapa temprana, una gran parte de los sujetos dejará por completo de consumir sustancias perniciosas. Este punto es muy importante, pues es en la primera etapa cuando es posible lograr la mayor cantidad de curaciones.

Al retirar las distracciones del estrés, la meditación renueva el recuerdo que el sistema nervioso tiene del equilibrio. La meditación repetida, día tras día, estimula reiteradamente la memoria hasta que, con el tiempo, las células vuelven a un estado normal, cambiando sus receptores anormales por un modelo más normal. Una vez que se reparan los senderos de la inteligencia, las células seleccionan automáticamente las señales saludables del cuerpo, así como antes aceptaban automáticamente las distorsionadas. El círculo quebrado por la adicción ha sido reparado.

Los diversos estudios sobre la meditación y la adicción han llevado a los siguientes descubrimientos:

• En 1972, el fisiólogo Robert Keith Wallace y sus colaboradores investigaron el uso de todo tipo de drogas en 1.860 meditadores, principalmente estudiantes universitarios. Después de comenzar a meditar, la cantidad de consumidores de drogas descendió significativamente en todas las categorías —marihuana, narcóticos, barbitúricos, alucinógenos y anfetaminas—. Cuanto más tiempo practicaban la meditación, menor era la dependencia de los estudiantes con respecto a las drogas; al cabo de veintiún meses la mayoría había dejado por completo de consumirlas. Un doce por ciento todavía usaba "muy rara vez" marihuana; las otras categorías variaban entre uno y cuatro por ciento.

• Un estudio sobre la marihuana efectuado cn 1974 comparó a meditadores con no meditadores; se descubrió que después de meditar entre uno y tres meses más o menos la mitad de los practicantes había disminuido o abandonado por completo el consumo de la droga; en cambio, menos de la sexta parte de los no meditadores habían dejado de consumir marihuana o reducido su uso. Estos resultados mejoraban enormemente según se continuara con la meditación. Entre los meditadores con dos años de práctica, el noventa y dos por ciento disminuía el consumo de marihuana; un setenta y siete por ciento la abandonó por completo. Un estudio similar obtuvo los mismos resultados con el alcohol.

• En un estudio realizado en escuelas secundarias y universidades —Katz, 1974—, se interrogó a ciento cincuenta meditadores y ciento diez controles sobre sus antecedentes de droga; se descubrieron significativas disminuciones en el consumo de marihuana, vino, cerveza y licores fuertes entre los meditadores, mientras que entre los no meditadores no se producían reducciones.

Todos estos descubrimientos se basaban en personas que no habían participado en ningún programa de rehabilitación. Nadie les pidió que dejaran la adicción, nadie vigiló sus progresos ni los recompensó por abstenerse. Lo más importante es que ninguno fue seleccionado por tener alguna motivación para abstenerse; por el contrario, en un ambiente estudiantil la presión viene en dirección opuesta: de los compañeros que consumen alcohol, cigarrillos y drogas. El menor consumo detectado sugiere que simplemente con reducir el estrés y la ansiedad y elevar el nivel de satisfacción interior se puede motivar a los adictos para que abandonen sus hábitos.

En ciertas instituciones se produce una prueba más estricta de este principio. Varios estudios se han centrado en el empleo de la meditación entre reclusos, que tienen poca o ninguna motivación para abandonar sus adicciones. En 1978, un panorama general de cinco estudios de ese tipo descubrió resultados tan significativos que se justificaba poner la meditación en las cárceles como importante tratamiento de la drogadicción. En 1972, un estudio realizado en Alemania observó a setenta y seis drogadictos que se inscribieron en un programa de rehabilitación. Tras meditar durante doce meses se descubrieron disminuciones en el consumo de drogas de toda clase, incluyendo heroína, barbitúricos y anfetaminas, que figuran entre las adicciones más difíciles de abandonar.

Por su propia naturaleza, los estudios estadísticos tienden a ser impersonales. Me gusta volver a las anécdotas individuales, tales como la que me contó un veterano consejero en Nueva York. Había estado tratando a una adolescente que bebía desde antes de los doce años; a los quince era ya una alcohólica grave, y demostró ser muy resistente a todas las técnicas convencionales de rehabilitación. Por fin, al cabo de meses enteros de frustración, su consejero tuvo que declararse derrotado. Al retirarla de su programa se le ocurrió comentar: "¿Por qué no pruebas con la meditación?" Ella demostró algún interés, pero el consejero no pudo seguir el caso.

Algunos años después en un centro de compras reparó en una madre joven y atractiva. Sorprendido, cayó en la cuenta de que era la misma muchacha, pero ahora se la veía feliz, hasta radiante, llevando de la mano a su hijita de dos años. El se acercó para felicitarla, preguntándole: "¿Qué te ha ocurrido?"

Supo entonces que ella había comenzado a practicar la meditación poco después de abandonar su programa de rehabilitación; a los pocos meses dejó de beber por cuenta propia. Ella atribuía a la meditación, que continuaba practicando, el haberla rescatado de su profunda adicción y, probablemente, el salvarle la vida. Desde entonces el consejero ha incorporado la meditación a su trabajo, iniciando a muchos otros adictos por el mismo camino.

LA ADICCION Y LOS DOSHAS

Todo esto indica que hay un mecanismo autocorrector dentro del adicto, que puede ser activado simplemente permitiendo a la mente establecer contacto con él. También se puede ver funcionar este mecanismo en relación con los doshas. Las personas que fuman o beben en exceso, o aquellas que consumen drogas,

213

se han condicionado apartándose del natural deseo de equilibrio que existe en el cuerpo. En un principio la capacidad de dominar los impulsos puede estar bastante intacta; en esa etapa, los adictos creen que aún pueden controlar el hábito.

Luego sigue un período que puede durar meses o años en el que los tres doshas se agravan de manera crónica. Cada adicción tiene su propio perfil de síntomas, pero entre los adictos crónicos siempre se descubre que Pitta está fuertemente agravado, lo cual da origen a estados de violencia irracional, piel enrojecida, sudor y sed anormales, y diversos trastornos digestivos, entre otras cosas.

El dosha Vata parece especialmente crucial, pues su desequilibrio es causante de la conducta impulsiva. Cuando Vata está muy agravado cualquier impulso de beber, fumar un cigarrillo o tomar una droga debe ser obedecido. A medida que el dominio del impulso se va deteriorando, se acumula una enorme cantidad de culpa, pues la persona adicta se identifica con su falta de control. Al no saber que no hace sino seguir las órdenes de Vata —como lo hacemos todos, aunque de maneras más saludables—, la persona adicta sólo ve que sus decisiones de abandonar el hábito fracasan miserablemente.

En esencia, el dosha Vata es adicto en sí. Las etapas de esta adicción se parecen a las de cualquier deterioro del sistema nervioso central. Por eso, para el ojo no adiestrado, parece básicamente igual un temblor de manos debido a la falta de sueño que el originado por el mal de Parkinson, una enfermedad mental o el alcoholismo. En general, Vata pasa por las siguientes etapas de decadencia:

Desequilibrio leve: inquietud, pensamientos dispersos, aumento de preocupaciones, sobresaltos fáciles, pérdida de memoria y concentración, ausencia de frescura interior.

Desequilibrio moderado: insomnio, pérdida de la coordinación física, temblor en las manos, ansiedad, nerviosismo, pérdida de apetito, pensamientos inconexos, pasajeras sensaciones de debilidad física y vacuidad.

Desequilibrio grave: insomnio crónico, percepción anormal —las cosas parecen distantes e irreales—, movimientos incontrolables de la cabeza y las manos, falta de apetito, apatía, pérdida general de todos los deseos, ilusiones y alucinaciones.

En el extremo final de una adicción al alcohol o las drogas, Vata suele estar tan descontrolado que los síntomas son casi imposibles de distinguir de los de una enfermedad mental. Un alcohólico terminal en las garras del *delirium tremens* y un esquizofrénico son dos ejemplos de Vata llevado a su límite máximo.

Las etapas primeras e intermedias de la adicción son las más tratables, pues se puede guiar el cuerpo para que se equilibre solo. La trampa de todas las adicciones es que el hábito en sí y el abandono del hábito causan los mismos síntomas de inquietud. Esto es perfectamente lógico si se estudia el dosha Vata, que ha sido enseñado a aceptar la presencia de la droga. En cuanto se retiran la nicotina o el alcohol, Vata trata de sacudirse el mal adiestramiento para volver a la normalidad. Sin embargo, cuando se encamina nuevamente hacia el equilibrio, que requiere desprenderse del exceso de Vata acumulado, el cuerpo está más Vata que nunca; de ahí los temblores, el insomnio y la ansiedad que acompañan la privación.

Cuando el sistema nervioso está químicamente desequilibrado, Vata no tiene ningún ancla, ningún ritmo diario normal de actividad y descanso con el cual estabilizar los cientos de ritmos corporales que deben ser coordinados en una persona saludable. La meditación regular proporciona la estabilidad del descanso profundo, alternado con actividad. Por eso las personas que están en las primeras etapas de la adicción al tabaco y a la droga descubren que pueden abandonar el hábito sin esfuerzo alguno.

DEJAR DE FUMAR

En el caso del fumador, mimar al cuerpo para que abandone el hábito es mucho más lógico que obligarlo a eso. Hay quienes logran hacerlo "cortando de cuajo", pero la súbita privación de nicotina precipita muchísima tensión. Se cuenta que Sigmund Freud fumó veinte cigarros al día durante muchos años, hasta que, como consecuencia, empezó a sufrir palpitaciones cardíacas. Por consejo de su médico trató de abandonar el tabaco, pero en cuanto lo hizo las palpitaciones volvieron con potencia duplicada, llevándolo de nuevo a fumar. Freud dijo a su biógrafo que tratar de no fumar era "una tortura que ningún poder humano podía soportar".

En el Ayurveda aconsejamos a los fumadores que continúen enviando señales al cuerpo mecánico cuántico indicándoles que quieren dejar el hábito. Estas señales pueden ser de diversas clases. Una manera es dejar los cigarrillos un día a la vez; si no todos, la mayoría de los que tienen éxito lo consiguen después de suspender el hábito temporalmente doce veces o más. Con la meditación se envía un mensaje más poderoso al cuerpo mecánico cuántico. Aunque se sea un gran fumador, quizás esto sea todo lo que se necesite. Un estudio retrospectivo, basado en cinco mil meditadores, demostró que sólo el uno por ciento de los hombres y el cuatro por ciento de las mujeres fumaban, aunque antes de practicar la meditación un alto treinta y cuatro por ciento afirmaba fumar por lo menos de vez en cuando.

Hay maneras adicionales mediante las cuales podemos ayudar. Cuando los pacientes acuden a las clínicas de Ayurveda para preguntar cómo pueden dejar de fumar lo menos penosamente que sea posible, he aquí lo que les decimos. Antes que nada se establecen tres reglas básicas:

1.   No trate de abandonar el tabaco; una terca determinación no sirve más que para preparar el fracaso. La nicotina es adictiva, así como la costumbre de alargar la mano hacia un cigarrillo. Para acabar con estos hábitos es preciso readiestrarse tan inconscientemente como se comenzó.

2.   Lleve cigarrillos consigo; la estrategia de tirarlos parece lógica, pero sólo conduce a frenéticas salidas en busca de otro paquete y al bochorno de mendigarlos a amigos y conocidos.

3. Tome nota de las claves automáticas que lo llevan a encender un cigarrillo y disóciese de ellas.

El tercer punto es la clave y requiere explicación. Todos los fumadores encienden automáticamente al hacer algo que sirve de señal. Para algunos, esa señal es atender el teléfono; para otros, encender el televisor, iniciar una conversación o terminar de comer. Probablemente usted conoce sus propias señales; de lo contrario, tómese un día para observarlas. Esos actos son las señales dirigidas a Vata, que lo hace actuar por impulso. Uno no se da cuenta de que está encendiendo un cigarrillo, porque en realidad la mente ha quedado en blanco en ese momento. Vata se ha hecho cargo.

Es preciso apagar este piloto automático. El modo de lograrlo es asombrosamente simple: fume a conciencia y prestando atención al acto de fumar. El mejor método, que ha ayudado a muchos de nuestros pacientes a abandonar el hábito en poco tiempo, es el siguiente:

- Cuando se sorprenda con el encendedor, deténgase un segundo y pregúntese si de verdad desea ese cigarrillo.
- Si es así, salga y siéntese tranquilamente a solas. Fume ese cigarrillo sin distracciones.
- Mientras lo hace, preste atención a su cuerpo. Sienta el humo en sus pulmones, perciba todas las sensaciones de la boca, la nariz, la garganta, el estómago o cualquier otra parte.
- Tome una hoja de papel o una pequeña agenda y anote inmediatamente qué sintió mientras fumaba. Lleve un registro de cada cigarrillo fumado, consciente o automáticamente, y de lo que experimentó con él.

No se preocupe por llevar la cuenta de cuánto está fumando: sólo de registrar cada cigarrillo, aun si, al terminar esa conversación telefónica, no recuerda cómo aparecieron esas tres colillas en su cenicero. Si sigue fielmente este procedimiento se convertirá en un fumador consciente, en vez de ser una máquina de fumar. Hemos descubierto que muchos pacientes reducen su consumo diario de dos paquetes a cuatro o cinco cigarrillos; esto refleja cuánto quieren realmente fumar. Reducir el consumo es casi tan importante como cortarlo por completo: prepara el camino para abandonarlo definitivamente y también disminuye el riesgo directo para la salud.

PARA CURAR UNA ADICCION EN CASA

Muchos adictos han preferido convivir con ese problema por mucho que los atormentara, antes que revelarlo a extraños. Esto es totalmente comprensible y creo que debería ser respetado, siempre que se tomen medidas productivas para abandonar el hábito. Un curso completo de tratamiento doméstico debería incluir:

- Aprender a meditar
- Desintoxicar el organismo, ya sea en casa o con atención médica
- Seguir una dieta adecuada al tipo físico —comenzando con alimentos aplacadores de Vata hasta que desaparezcan las señales de desequilibrio de ese dosha
- Ejercicios ayurvédicos regulares
- Masajes diarios con aceite (abhyanga) para asentar el Vata perturbado

Para empezar, recomiendo al lector que aprenda a meditar y luego visite a un médico del Ayurveda, que le hará un examen físico completo y diagnosticará sus desequilibrios. Cuéntele con franqueza y sinceridad que desea abandonar el vicio. Él le indicará cómo desintoxicar su cuerpo y equilibrar sus doshas mediante una dieta y una rutina diaria. En un principio es aconsejable que lo visite una vez por semana, pues el período inicial es el más *tensiógeno* para el cuerpo. Pero esto constituye esencialmente una autocuración. Nadie lo obliga a seguir el programa; no hay confrontación ni presiones de ningún tipo.

No olvide a la vez darse todas las mañanas un abhyanga en todo el cuerpo; por la noche, un masaje más breve con movimientos lentos y suaves en la cabeza, los hombros y los pies. Y recuerde que para abandonar cualquier hábito la regla es la regularidad. Cuanto más regular sea en todo lo que hace durante el día, mejor y más pronto llevará nuevamente a Vata hacia la normalidad. No debe tratar de equilibrarlo por la fuerza, pues eso es imposible; conviene calmarlo suavemente y con halagos. El período dedicado a reequilibrar el cuerpo debería ser el más suave de la vida.

Además hay otros tratamientos suplementarios:

- Música Gandharva
- Terapia de los aromas
- Suplementos de hierbas alimenticias (véase el Apéndice A)

Escuchar música Gandharva es muy tranquilizante para el sistema nervioso mientras purificamos el cuerpo. Se recomienda una sesión de quince minutos por la mañana, seguida de otra sesión por la noche, antes de acostarse. Perfumar el cuarto con los aromas apropiados para aplacar a los doshas también ayuda a relajarse a la hora de dormir. El empleo del amrit kalash como suplemento de la alimentación empieza a reparar la conexión mente-cuerpo desde las células y fortalece los tejidos dañados por las drogas.

Creemos que ningún tratamiento contra la adicción tiene éxito a largo plazo si no existen compasión y comprensión. Si usted decide pedir asesoramiento, busque esas cualidades en un psicólogo, un pastor, un médico o, simplemente, un buen amigo. Uno de los grandes inconvenientes de la rehabilitación convencional es que la observación constante representa una permanente tensión. El mono no se desprende de nuestros hombros. Nosotros, en cambio, pensamos que los adictos deben aprender a confiar en sí mismos y sentirse cómodos con su estilo de vida. Cualquier aumento del miedo y la ansiedad es totalmente improductivo, aun cuando se suponga que esa tensión ayuda a terminar con el hábito. Nuestro enfoque de no intervención se basa en la idea de que se puede confiar en la naturaleza. El cuerpo del adicto volverá al equilibrio si se trata correctamente.

Si usted sufre una grave adicción al alcohol o las drogas, tal vez piense que ha arruinado toda su vida; casi todos los adictos han hecho sufrir a la familia y a sí mismos. Es vital comprender que *esa negatividad no es usted*. Es resultado del ama físico y mental acumulado con el correr del tiempo. Usted debe adoptar hacia ella la misma actitud que con la suciedad que le mancha la piel: lavarla y olvidarse de ella. Si otros quieren recordarle lo destructivo que ha sido en el pasado, tome la crítica con tanta tranquilidad como pueda. Lo pasado, pasado. No se puede volver atrás y no conviene recordarlo.

Es muy importante que usted se relacione, hasta donde sea posible, con gente saludable y normal. Tendrá que decidir si se inscribe o no en una rehabilitación de grupo —muchos adictos consideran que es parte importante del regreso a la vida normal—, pero haga todo lo posible por hallar un consejero optimista y compasivo. Por su propio bien evite a todo el que tenga una actitud agresiva o fanática con respecto a las adicciones.

Finalmente es normal sufrir recaídas durante la recuperación. Usted se sentirá desilusionado, desde luego, pero trate de comprender que no se trata de un fracaso personal. El cuerpo necesita tiempo para normalizarse. Si experimenta la necesidad de beber otra copa, otro cigarrillo, otra píldora, son los doshas habituados los que lo inducen a eso. Los doshas son poderosos, pero usted tiene mucha más fuerza que ellos. Su ser esencial no ha sido tocado por la adicción. Permanece feliz, libre, por encima de todas las dificultades y en paz. Una vez que comience a tocar ese verdadero ser suyo, todo se resolverá. Tenga paciencia y déjese emerger en libertad.

El éxito logrado no se cuenta por los días que usted pase sin recaídas. Antes bien, debe buscar señales de autoaceptación: felicidad, momentos de alegría y placer; recuperación del apetito y del gusto por la comida; mejor dormir y sueños más tranquilos;

falta de malos sabores en la boca y olores en la piel; menos sudoración; mayor fuerza y resistencia físicas, y funcionamiento orgánico regular —digestión, respiración, coordinación motriz, etcétera—.

Todo esto llegará con el tiempo. El gran júbilo de higienizarse es que al cuerpo le encanta estar así. No me gusta la palabra "rehabilitación". Lo que usted está haciendo es lavarse por dentro y por fuera. Es un proceso natural que dará mayores resultados cuanto más se prolongue. Las recaídas pasajeras son poco más que obstáculos sin importancia, siempre que usted esté dispuesto a levantarse e intentarlo otra vez. Lo espera una vida sana y bella, que se acerca con cada paso que usted da.

9

ENVEJECER ES UN ERROR

Aunque todo el mundo es presa del proceso de envejecimiento, nadie ha probado nunca que sea necesario. Una de las grandes ventajas del cuerpo mecánico cuántico es que no envejece, cualidad que se ve en todo el plano cuántico de la naturaleza. Los protones y los neutrones no avanzan en edad; tampoco la electricidad ni la gravedad. La vida, que está compuesta por estas partículas y fuerzas fundamentales, es asombrosamente durable; nuestro ADN permanece más o menos igual desde hace por lo menos seiscientos millones de años. Un cangrejo que se arrastra por el lodo de antiguos lechos marinos no tiene semejanza visible con un dinosaurio, ni este con un gorila, pero, desde el punto de vista del ADN, éstas son ínfimas variaciones de un mismo interminable tema.

Por lo que respecta a sus ligaduras químicas, el ADN no está más cohesionado que una hoja o una mota de polen; cualquiera diría que un manojo de átomos tan débilmente reunidos se desarmaría con el tiempo como un viejo tapiz un tanto deshecho. Por cierto, las fuerzas que operan contra la supervivencia del ADN son inmensas: el desgaste físico, las mutaciones destructivas del azar, la invasión de microbios competitivos y, sobre todo, la entropía, la tendencia del universo físico a perder impulso como un reloj descuidado.

El ADN los ha sobrevivido a todos. En el curso de su vida hay cordilleras que han sido erosionadas hasta quedar convertidas en colinas; sin embargo, el ADN nunca se ha desgastado una milésima de milímetro. El pegamento del cuerpo mecánico cuántico es demasiado fuerte. Si la inteligencia interior del ADN es tan poderosa, capaz de desafiar al tiempo y los elementos por milenios, parecería que el envejecimiento no es natural en absoluto. Sobre este supuesto trabaja el Ayurveda. Dejando a un lado el hecho de que todo el mundo envejece, vamos a la pregunta que realmente importa: "¿Es obligatorio?" Los antiguos sabios, renombrados por su inmensa longevidad, achacaban el envejecimiento a un "error del intelecto" —llamado en sánscrito *pragya aparadh*.

Este error consiste en que nos identificamos solamente con el cuerpo físico. La prolongación de la vida requiere corregir el error del intelecto, identificándose en cambio con el cuerpo mecánico cuántico. Si llevamos la mente a un plano de funcionamiento que está más allá de la edad, nuestro cuerpo empezará a ser tocado con la misma cualidad. Envejecerá con mayor lentitud, porque así se lo ordena la mente, en el plano más profundo. Al vernos libres del envejecimiento, en realidad lo seremos. Este principio, asombrosamente simple, aún no ha sido reconocido por la corriente principal de la medicina occidental, pero es válido, como ya veremos.

ENVEJECER VERSUS CURAR

Envejecer parece tan complejo que resulta difícil hasta determinar exactamente de qué se trata. Una típica célula del hígado realiza quinientas funciones diferentes, con lo cual existen quinientas formas distintas en que puede fallar. Todas estas posibilidades constituyen los modos en que puede envejecer. Por otra parte, considerar que el envejecimiento es complejo puede ser una equivocación. La marea, pese a las mil olas que la traen, es un solo fenómeno impulsado por una sola fuerza. Quizá pueda opinarse lo mismo del envejecimiento humano, aunque lo veamos como cientos de olas: dolores inconexos, nuevas arrugas alrededor de los ojos y líneas más profundas en las comisuras de la boca, una leve, pero inexorable elevación de la presión arterial, una menor agudeza de la vista y el oído, y otra serie de innumerables inconvenientes menores.

El Ayurveda nos dice que no nos dejemos engañar por este espectáculo complejo y preocupante. Envejecer es *una sola cosa*: la pérdida de la inteligencia. Y la curación, tal como la vemos, es la capacidad de la inteligencia de repararse a sí misma. Envejecer es lo opuesto: olvidar gradualmente cómo recomponer lo que ha salido mal.

Estudiemos las células de un recién nacido. Están frescas, llenas de vigor, sin las marcas del tiempo. Si las ponemos en un microscopio junto a las de un anciano el contraste es asombroso. El tejido viejo es inquietantemente feo; sus células parecen maltrechas y agotadas. A fin de cuentas, es la visión microscópica de un cuerpo anciano: presenta manchas oscuras aquí y allá, en las que se han acumulado desechos y el tejido blando se ha tornado fibroso.

Este drástico cambio parece ser resultado del desgaste, pero el ADN, que controla todas las funciones de las células, es prácticamente invulnerable al uso, tal como hemos observado. Por tanto, nos vemos inducidos a deducir que existe algún tipo de daño invisible. Por ejemplo, al comienzo de la vida toda arteria tiene un aspecto perfectamente liso, reluciente y blanco, como el de un tubo de goma para cirugía recién salido de la fábrica. Pero ese tubo es, en realidad, una comunidad de células que se han unido para asumir el trabajo de formar una arteria, dominando las secuencias exactas que se necesitan. Antes de que se reunieran en su puesto especializado, cada una de ellas habría podido terminar formando parte del cerebro, el corazón o el estómago: todas las posibilidades estaban abiertas, pues toda célula contiene el mismo ADN.

Sin embargo, la evolución ha dictado que estas células, en especial, asumieran sólo una función: la de ser una arteria. Por muy especializado que sea el trabajo, no resulta simple. Un tubo de goma permanece pasivo dejando que el líquido fluya a través de él. Las arterias, por el contrario, responden a cuanto nos ocurre, y esa respuesta tiene que ser a un tiempo activa e inteligente. Los textos de biología nos dan la idea de que toda célula se divide una y otra vez hasta que se le agota el tiempo, después de unas cincuenta divisiones, y entonces muere. Pero esto es una visión drásticamente simplificada y hasta falsa. Toda célula tiene experiencias; recuerda lo que le ocurre. Es capaz de perder sus habilidades si se pierden o se dañan los eslabones de sus conocimientos innatos. Para una célula la diferencia entre la vida y la muerte estriba en su *smriti*, "memoria". Si tomamos la perspectiva más larga, la memoria perfecta llevaría a la inmortalidad de la célula, pues no puede haber muerte mientras la renovación continúe sin inconvenientes ni errores.

La ciencia nunca ha probado que el ADN tenga limitaciones en su capacidad de mantener una célula en perfectas condiciones de funcionamiento. Cada una de nuestras arterias contiene el mismo ADN que constituyó las arterias de los humanos en la Edad de Piedra, hace cincuenta mil años. Si el ADN se las ha compuesto para hacer arterias perfectas durante quinientos siglos, cada una de ellas integrada por millones de células que operan perfectamente, no hay motivos intrínsecos por los que *nuestro* ADN deba arruinar el trabajo al cabo de sesenta años.

Pero el trabajo se estropea, sí, y en mucho menos de sesenta años. A los doce años de edad una arteria típica cambia notablemente su aspecto. Comienza a presentar irregularidades en la forma de vetas de grasa amarilla. Con ayuda del microscopio, uno descubre que esas irregularidades se iniciaron como resultado de diminutas quebraduras, casi invisibles, en la cara interior de la pared arterial. El biólogo al estudiar una célula de esa arteria detecta las indiscutibles señales de la vejez. En las cinco décadas siguientes las señales son obvias hasta para el lego. Si asistimos a una cirugía a corazón abierto y tocamos un segmento de aorta vieja —es decir, la principal arteria que brota del corazón—, nos parecerá un tubo tieso, con frecuencia rígido como un hueso, si la arterioesclerosis ha avanzado lo suficiente. Interiormente estaría llena de acumulaciones grasas llamadas placas. No será nada difícil comprender que en algún punto se ha cometido un error terrible.

¿Cómo se franquea el abismo entre una realidad, la inmortalidad del ADN, y otra, la frágil duración de la vida humana? En realidad, ambas están muy próximas. No existe distancia física entre nosotros y nuestro ADN. Ese abismo tiene existencia en el reino no físico del conocimiento.

Como ya he aclarado muchas veces, el Ayurveda se aleja de la idea que considera a la célula como un paquete físico de moléculas, adoptando en cambio el concepto de célula como paquete de conocimiento. Tal como indica la ilustración siguiente, el conocimiento es dinámico. No es un paquete inerte, sino una forma viva, interacción constante de tres elementos.

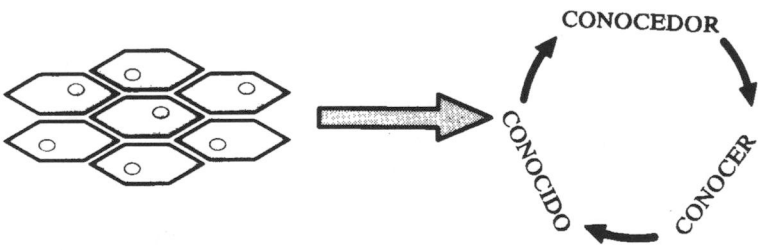

Para tener conocimiento viviente debe existir un conocedor, un objeto a conocer y el proceso de conocimiento que los vincula a ambos. Los términos védicos de esta tríada básica son *rishi* (conocedor), *devata* (proceso de conocimiento) y *chhandas* (objeto del conocimiento); tomados en conjunto forman la totalidad del conocer o *Samhita*, el estado indiviso de la conciencia pura. La mente humana, por ende, es una creación de tres en uno. El cuerpo humano requiere los mismos ingredientes simples, repetidos incontables veces en diferentes planos de la fisiología. Uno es el conocedor; el cuerpo es el objeto que formamos con nuestro conocimiento; los millones de funciones celulares que se producen dentro de nosotros constituyen el proceso del conocer.

También el ADN es un conocedor, pero en escala diferente, parcelando su conocimiento en forma de elementos bioquímicos. En otra escala más, un corpúsculo sanguíneo rojo es un conocedor que sabe cómo adherirse a los átomos de oxígeno para transportarlo a las demás células del cuerpo.

Este triple modelo de conocimiento nos permite comprender que una cosa —nuestra inteligencia interior— se diversifica en interminables combinaciones de cosas. Nuestros cincuenta billones de células, ligadas entre sí como comunidad por cientos de enzimas, proteínas, péptidos, ami-noácidos, etcétera, representan un increíble despliegue de uno convertido en muchos. Sin embargo, es peligroso perderse en el despliegue. El "error del intelecto" se produce cuando la mente olvida su verdadera fuente, la inteligencia única que fluye por todas las células, y se pierde irremediablemente en la multiplicidad. Para demostrar que esto no es sólo un argumento filosófico, veamos algunos novedosos experimentos que demuestran una solución asombrosamente simple para el proceso de envejecimiento.

En 1978, un equipo de investigadores hizo el excitante descubrimiento de que la meditación retarda y hasta revierte el proceso de envejecimiento. El estudio fue dirigido por el doctor R. Keith Wallace, fisiólogo profesional y presidente del Departamento de Graduados en Neurociencias de la Universidad Internacional Maharishi. Wallace estudió a ochenta y cuatro meditadores cuya edad media era de cincuenta y tres años. Dividió a sus sujetos en dos grupos, según el tiempo que llevaban practicando regularmente la meditación. Un grupo meditaba desde hacía cinco años o más; el otro, menos de cinco años.

La edad cronológica es sólo una medida del proceso de envejecimiento, en absoluto exacta, pues entre un cuerpo y otro existen amplias variaciones en los cambios que presentan con el tiempo. Por eso los fisiólogos se basan en una segunda medida, llamada edad biológica, que mide la real tasa de envejecimiento en las células de una persona. La edad cronológica se ajusta a la biológica sólo cuando se es joven. Dos saludables personas de veinte años suelen parecer casi idénticas si comparamos los corazones, los hígados, la piel, la vista, etcétera. Pero después de la madurez no hay dos personas que envejezcan del mismo modo. Dos ancianos de setenta años presentan perfiles drásticamente distintos: uno tendrá artritis, el otro sufrirá del corazón; uno será miope y el otro no, etcétera.

Esto significa que el envejecimiento biológico, aunque teóricamente sea una medida adecuada, es muy difícil de determinar, a menos que analicemos todos los órganos del cuerpo. Por suerte existen atajos aceptados que los fisiólogos emplean. Wallace utilizó tres medidas que cambian de manera uniforme en la población general a medida que se envejece: la visión a corta distancia, la agudeza del oído y la presión sistólica (la presión de los vasos sanguíneos cuando el corazón bombea). Se sabe que estos tres aspectos se deterioran de modo parejo con el correr del tiempo; por tanto, proporcionan una aproximación confiable a la edad biológica de todo el cuerpo en una edad cronológica dada.

Wallace descubrió que la meditación hacía a sus sujetos biológicamente más jóvenes de lo que correspondía a su edad: los meditadores de corta práctica eran cinco años más jóvenes de lo que correspondía a su edad cronológica; los de práctica prolongada nada menos que doce años más jóvenes. En otras palabras, una mujer de sesenta años que hubiera practicado la MT durante cinco años por lo menos, tendría típicamente el cuerpo correspondiente a una de cuarenta y ocho, biológicamente hablando. Esto no incluye los cambios cosméticos en el pelo y la piel, aunque muchos de los sujetos tenían un aspecto llamativamente juvenil. El resultado no dependía de ningún otro factor; los sujetos fueron seleccionados según su dieta, sus ejercicios y otros hábitos. Algo interesante: los controles revelaban que no comer carnes rojas se relacionaba con una edad biológica algo menor, lo cual coincide con diversos hallazgos sobre la mayor longevidad de los vegetarianos.

Los descubrimientos de Wallace no tenían precedentes en esos tiempos. Pronto se realizaron en Inglaterra estudios de seguimiento que confirmaron esta investigación. En un grupo los meditadores tenían una edad biológica siete años inferior a la cronológica. Un año y medio después se volvió a medir a esas mismas personas; habían descendido un año y medio más. Eso significaría que cada año de meditación quita un año a la edad biológica. Si estos descubrimientos son ampliamente convalidados, la meditación sería el único enfoque mente-cuerpo capaz de provocar ese efecto.

En 1986, el doctor Jay Glaser, médico investigador con una sólida preparación en el campo de la meditación, decidió investigar uno de los elementos químicos que se presentan naturalmente en el cuerpo y que puede estar relacionado con la longevidad. Comenzó a medir el nivel de la hormona esteroide llamada DHEA (dehidroepiandrosterona) en meditadores. Aunque las moléculas de DHEA son muy comunes en nuestra sangre —hay cientos de ellas por cada una de hormona masculina o femenina, por ejemplo—, su función es un misterio. Sin embargo, las primeras investigaciones demostraron que la DHEA llega a sus niveles más altos alrededor de los veinticinco años; luego declina casi en línea recta año a año; hacia los setenta sólo queda un cinco por ciento de ella.

El entusiasmo por la DHEA sólo surgió en la década de 1980, cuando se inyectó en grandes dosis a ratones de laboratorio. A diferencia de cualquier otra hormona previamente probada, la DHEA mostraba notables propiedades contra el envejecimiento. Los ratones viejos parecían rejuvenecidos por completo; renovaban su vigor y hasta el pelaje, opaco y ralo, volvía a ser lustroso; desaparecían los cánceres incipientes, fueran naturales o inducidos por medios artificiales; los animales obesos volvían a su peso normal; los diabéticos mejoraban evidentemente. Si la DHEA causa siquiera una fracción de todo esto en el ser humano, puede ser la hormona antienvejecimiento que los científicos han estado buscando. Glaser, a diferencia de otros investigadores, no tenía interés en extraer y vender la DHEA como píldora de la juventud; ese proyecto podía fracasar por muchos motivos, incluyendo los efectos colaterales a largo plazo de la hormona y la necesidad de tomar grandes dosis con regularidad.

En cambio, a Glaser le intrigaba saber cómo se producía naturalmente la DHEA. Tomó a 328 meditadores experimentados y comparó sus niveles de DHEA con los de 1.462 no meditadores. Para ser exactos, buscó un elemento estrechamente relacionado: el sulfato de dehidroepiandrosterona. Clasificó a sus sujetos por edad y sexo. En todos los grupos de mujeres, los niveles de DHEA eran significativamente más altos entre los meditantes; lo mismo podía decirse de ocho entre cada once grupos de hombres. Puesto que los niveles más altos de DHEA aparecen entre los más jóvenes, Glaser tomó esto como prueba de que entre sus sujetos la edad biológica estaba decreciendo como resultado de la práctica de la meditación.

Lo interesante es que las mayores diferencias aparecían entre los sujetos de más edad. Los hombres meditadores mayores de cuarenta y cinco años tenían un 23% más de DHEA; las mujeres, un 47% más. Esto tiene especial importancia, pues se ha relacionado el nivel más alto de DHEA con la protección contra el cáncer de mama. Como promedio, Glaser descubrió que los meditadores de más edad tenían el mismo DHEA que las personas entre cinco y diez años más jóvenes. Este impresionante hallazgo era independiente de la dieta de los sujetos, su ejercicio, el consumo de alcohol y el peso corporal.

RASAYANAS: HIERBAS PARA LA LONGEVIDAD

Las hierbas son una parte inmensa de la medicina ayurvédica que aún no hemos tratado. El Ayurveda prescribe muchos millares de hierbas medicinales, y los vaidyas experimentados, como el doctor Triguna, siempre recetan hierbas a sus pacientes como parte rutinaria del tratamiento. Esto se debe a que las hierbas no son iguales a las drogas, pues tienen efectos más generales y suaves. El modo más simple de considerar las hierbas es en forma de alimento concentrado. Una de las maneras en que se las clasifica tradicionalmente es por sabor, utilizando los seis rasas —dulce, agrio, salado, amargo, picante y astringente— que se aplican a la comida.

Sin embargo, las hierbas son más potentes y específicas en su acción. Una hierba amarga, como la quinina, puede reducir inmediatamente a Pitta, con lo cual resulta útil para disminuir la fiebre y la inflamación. Un ají picante puede extraer inmediatamente la mucosidad excesiva, pues reduce a Kapha. Una especia astringente como la cúrcuma seca la flema de una garganta dolorida en cuestión de minutos. En la tercera parte, en la sección dedicada a dietas, daré algunas de las hierbas domésticas comunes para equilibrar los doshas. Utilizar hierbas en combinación con los alimentos es una práctica segura.

Para tratar enfermedades se emplean hierbas más potentes que requieren supervisión médica. En nuestras clínicas tenemos listas de hierbas para cada trastorno. Una vez realizado el diagnóstico por un médico del Ayurveda, la hierba por él recetada se puede enviar por correo. También vale la pena anotar que las hierbas ayurvédicas se toman de la planta entera, lo cual reduce la posibilidad de que causen efectos colaterales perniciosos. El principio aplicado establece que el ingrediente activo de la hierba se encuentra en la planta junto con otros elementos químicos que lo atemperan, anulando los posibles efectos indeseables. En otras palabras, para el Ayurveda toda la planta es parte de la farmacia natural. En cambio, la medicina occidental sólo considera útil el principio activo.

Cómo operan las hierbas ayurvédicas

En lo referente a la longevidad, los textos ayurvédicos enumeran algunas hierbas y minerales especiales, solos o combinados, que clasifican como *rasayana*. Esta palabra se podría traducir libremente como "poner la esencia de vida". Las rasayanas no son pociones de juventud, sino correctivos para la pérdida de memoria de las células. Cada hierba es un paquete de vibraciones que coincide específicamente con una vibración en el cuerpo mecánico cuántico.

El hígado, por ejemplo, se estructura a partir de una secuencia específica de vibraciones en el plano cuántico. En caso de mal funcionamiento del hígado, hay algún error en las debidas secuencias de estas vibraciones. Según el Ayurveda, existe una hierba con esa secuencia exacta; al aplicarla restaura el funcionamiento del hígado.

El principio que opera aquí se llama *complementariedad*. La complementariedad sostiene que "la naturaleza piensa por doquier de manera similar"; este dicho védico significa que la naturaleza utiliza los mismos materiales al crear plantas, minerales, mantras o cuerpos humanos. No son sólo moléculas similares —aunque es el mismo carbono el que compone el carbón, los diamantes, el azúcar y la sangre—. Pero hay algo más fundamental aún: las sutiles vibraciones que mantienen unidas a las moléculas; estos son los verdaderos bloques de construcción de la naturaleza según los sabios védicos. Algunas cosas entre las cuales no parece haber relación alguna, como una palabra sánscrita y una hoja de laurel, pueden ser consideradas afines, si sabemos observar con suficiente profundidad. Como existe una semejanza en toda la naturaleza, el médico ayurvédico considera que las hierbas, los sonidos primordiales, las piedras preciosas, los colores, los aromas y los alimentos son igualmente adecuados para obrar como remedios. Las hierbas, según las utiliza el Ayurveda, no causan en el cuerpo el efecto agresivo de los medicamentos occidentales. Nuestras drogas calman el dolor, relajan los músculos, reponen la insulina o la hormona tiroidal deficientes, etcétera; las rasayanas introducen una señal sutil en la fisiología: "hablan" con los doshas e influyen directamente en el flujo de la inteligencia interior.

Las rasayanas se vinculan estrechamente con la comida india; por eso en Norteamérica son vendidas como suplementos alimenticios, no como medicamentos. Algunas frutas dulces, como la grosella silvestre india (llamada *amla* o *amalaki*) se consideran rasayanas muy eficaces. (En realidad, esta fruta en especial constituye la base de casi todos los tónicos medicinales que se toman en la India desde tiempos ancestrales, tal como el ginseng en China.) Para quien esté interesado en las hierbas medicinales, la tradición de la rasayana es fascinante, aunque también sumamente compleja. Hay decenas de plantas a las que se les atribuye la capacidad de rejuvenecer el cuerpo. Entre las que tienen nombres comunes en la herboristería occidental:

- La gotu kola y el ginseng son específicas para Vata.
- El áloe vera, la raíz de consuelda y el azafrán son específicos para Pitta.
- El helenio y la miel son específicos para Kapha (aunque la miel no es una hierba, se la considera el *shukra* o esencia más pura del mundo vegetal).

Pero esta lista excluye a las rasayanas más poderosas, que sólo tienen nombres indios; entre ellos, *amla*, *guggul* y *ashwaghanda*.

Lo que hace complejas a las rasayanas no es sólo el hecho de que se basan en frutas y hierbas desconocidas en Occidente; existe gran dificultad para aclarar el auténtico conocimiento que indica cómo preparar cada hierba. Para extraer el efecto deseado de un ingrediente es preciso saber cuándo recogerla, cuánto tiempo cocinarla y por qué método y en qué proporción mezclarla con otras hierbas. La receta para una sola rasayana puede requerir cincuenta ingredientes, cada uno de los cuales debe ser minuciosamente manejado de un modo y no de otro.

Las rasayanas

Después de varios años de investigación y pruebas, creemos que la rasayana ofrece algo valioso. Ha dado origen a abundantes fórmulas auténticas, trabajosamente recreadas a partir de las antiguas recetas de eminentes vaidyas de la India. Aunque las rasayanas han sido usadas para mejorar la estámina y la inmunidad por médicos ayurvédicos durante miles de años, no ha sido sino hasta ahora que se han comenzado a estudiar científicamente los mencionados beneficios para la salud de estos compuestos de hierbas. Las leyes de este país en relación con las hierbas permiten la distribución de las rasayanas en calidad sólo de suplemento dietético. No se han dado garantías sobre su uso y tampoco debe usarse como si fuera un medicamento. (Si a usted se le ha diagnosticado alguna enfermedad específica, no consuma ninguna hierba sin antes consultar con un médico ayurvédico cualificado.)

Entre las rasayanas más conocidas está la *Chyavanprash,* basada en la fruta de la grosella silvestre india. Esta fruta, que contiene la más alta fuente disponible de vitamina C, también se conoce por los nombres de *Amla o Dhatri,* que en sánscrito significa poseedor de las cualidades curativas de la madre. Se ha usado tradicionalmente como rejuve-necedor de la sangre, el corazón, los pulmones y los tejidos reproductores.

Otra importante rasayana ayurvédica es *el Brahmi Rasayana,* basada en la gotu kola. Se usa generalmente para revitalizar el cerebro y el sistema nervioso. Se dice que también calma el desasosiego y agudiza la mente.

Después de descubrir con sorpresa la abundante tradición ayurvédica en relación con las rasayanas, los científicos de este país y de Europa han comenzado estudios para determinar los efectos farmacológicos de estos compuestos. Los ingredientes de las rasayanas de tipo Brahmi parecen tener poderosos efectos antioxidantes además de la habilidad de inhibir la coagulación de la sangre asociada con la producción de las hormonas del estrés.

Aunque es demasiado temprano para poder extrapolar estos estudios conducidos en animales con los efectos sobre los humanos, es alentador que estos compuestos antiguos estén recibiendo todo el apoyo de la investigación científica. Los estudios actuales deberán aclarar el papel que estos compuestos pudieran desempeñar ayudando a mantener la salud y a curar enfermedades.

Las explicaciones que los estudios preliminares parecen sugerir acerca de los beneficios de las rasayanas indican que los radicales libres juegan un papel importante en un gran número de enfermedades. Los radicales libres son peróxidos indeseables que desde hace mucho tiempo se asocian con el proceso de envejecimiento; la razón principal de la popularidad de la vitamina E como un producto que combate el envejecimiento es su capacidad de unirse a los radicales libres y expulsarlos antes de que le hagan daño a los tejidos humanos. Ojalá que un mayor conocimiento del comportamiento de las rasayanas ayude a validar lo que se viene diciendo desde tiempos remotos acerca de estos compuestos: su capacidad de reforzar la vitalidad aun en edades avanzadas.

En la Clínica de Medicina Mente-Cuerpo de la ciudad de San Diego hemos estado usando compuestos de rasayanas para mejorar la vitalidad en nuestros pacientes. Hemos creado diferentes fórmulas para hombres y para mujeres. Nos sentimos esperanzados por los resultados subjetivos que ya muestran nuestros pacientes. Estas rasayanas están disponibles bajo el nombre comercial de *Biochavan*. Puede obtener más información acerca de las rasayanas comunicándose con Quantum Publications. Su dirección es P.O. Box 598, South Lancaster, Massachusetts 01561. Su teléfono es el 1-800-858-1808.

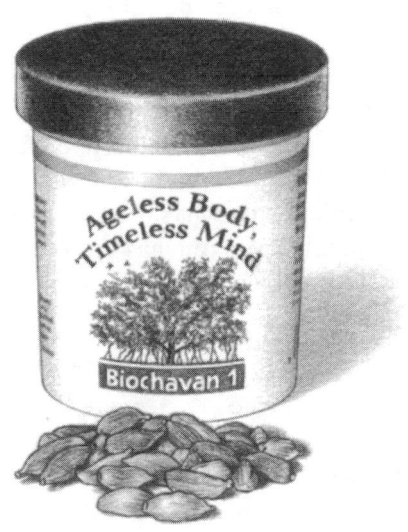

Biochavan

CUESTIONARIO:
¿COMO ESTOY ENVEJECIENDO?

En el Ayurveda no existe un programa aparte para prolongar la vida, por la sencilla razón de que todos sus enfoques (dieta, ejercicios, rutinas diarias y estacionales, meditación y las diversas técnicas curativas) están destinadas a realzar la longevidad. Teniendo en cuenta la salud superior de que gozan hoy nuestros pacientes, alentamos muchas esperanzas de que se haya logrado un avance revolucionario con respecto al envejecimiento. Los textos ayurvédicos clásicos determinan que la vida normal debería durar cien años sin enfermedad ni incapacidades. Nosotros por lo menos apuntamos a eso.

¿Es posible comprobar que al seguir este programa estamos rejuveneciendo? Por simple que parezca, el sentirse feliz y saludable es una buena vara para medir; ser joven de alma es, comprobadamente, señal de longevidad. Sobre una base más objetiva, los investigadores de la Universidad Duke han compilado una breve lista de factores de salud correla-cionados con la longevidad. Estadísticamente las personas que tienen una buena puntuación en cada uno de estos factores tienen las mejores oportunidades de vivir más que el promedio.

El siguiente cuestionario se basa en el inventario de Duke. El modo más exacto de utilizarlo es acompañado por un examen físico completo, pero hasta una valoración personal informal puede comunicarnos muchas cosas. Con toda la franqueza y objetividad posibles, responda a todas las preguntas, anotándose:

10 puntos por Excelente
5 puntos por Normal
0 punto por Menos que lo Normal

Después de obtener el resultado final, siga el programa del Ayurveda seis meses y vuelva a responder el cuestionario. Hay grandes posibilidades de que detecte una mejoría asombrosa, probablemente mucho antes de que pasen los seis meses.

Los siguientes factores están enumerados en orden de importancia relativa.

a. *Enfermedades cardiovasculares*

Entre sus padres y abuelos, ¿cuántos casos hubo de ataques cardíacos o apoplejías prematuros —antes de los sesenta años—?

Ninguno	10 puntos	
Uno o dos	5 puntos	
Tres o más	0 punto	_____

Mi última medición de colesterol fue:

Excelente (menos de 200 mg)	10 puntos	
Normal (220 mg)	5 puntos	
Mala (más de 240 mg)	0 punto	_____

Mi última medición de presión arterial fue:

Excelente (120/70)	10 puntos	
Buena (130/90)	5 puntos	
Mala (140/95 o más)	0 punto	_____

Para mayor exactitud la presión sanguínea debería ser medida tres veces en diferentes momentos del día.

b. *Satisfacción laboral*

Cuando voy a mi trabajo me siento:

Deseoso de nuevos
    desafíos   10 puntos
Dispuesto a trabajar
    pero no entusiamado   5 puntos
Sin interés; es sólo
    un trabajo   0 punto   _____

c. *Tabaquismo*

En los últimos cinco años:

No he fumado nunca   10 puntos
He fumado de vez
    en cuando   5 puntos
He fumado regularmente 0 punto   _____

d. *Estado físico* Esta categoría incluye una amplia variedad de indicadores, tales como coordinación física, respiración eficiente, reacciones rápidas, buena circulación, etcétera. Para valorarse compare su estado físico de la actualidad con el funcionamiento de su cuerpo hace diez años.

Me siento casi
    exactamente igual   10 puntos
Noto algunas cosas que no
    están como deberían   5 puntos
Estoy en tratamiento
    por una enfermedad   0 punto   _____

---
e. *Felicidad*

Teniendo todo en cuenta, últimamente mi vida ha sido:

Muy afortunada	10 puntos	
En general,		
bastante buena	5 puntos	
Como la de cualquiera	0 punto	_____

---
f. *Autovaloración de salud*

Este año mi salud general ha sido:

Excelente	10 puntos	
Buena	5 puntos	
Regular o mala	0 punto	_____

---
g. *Inteligencia general*

En los tests de Coeficiente Intelectual resulto:

Superior a la media		
(120 y más)	10 puntos	
Normal (100–110)	5 puntos	
Inferior a lo normal		
(90 o menos)	0 punto	_____

Resultado final _____

Autovaloración: una puntuación perfecta (90 puntos) indica que usted tiene todas las probabilidades de vivir más, quizá mucho más, que el promedio general —setenta y ocho años las mujeres y setenta y dos los hombres—. Un resultado por encima de la media (entre 65 y 90) sugiere que su expectativa de vida será de tres años más que la norma, si usted ya ha pasado la edad madura. Una puntuación media (45-65) indica una expectativa de vida de acuerdo con la media estadística. Si su resultado está por debajo de 40, debe prestar más atención a su salud. No es motivo para alarmarse, pues siguiendo los programas del Ayurveda probablemente notará muy pronto la mejoría.

Para tener una idea más exacta de su posición puede afinar su puntuación, teniendo en cuenta alguno factores:

Edad: las sumas altas tienen mayor importancia cuanto mayor sea su edad. Si usted tiene más de cincuenta años, un resultado de 75-90 indica una mayor probabilidad de vivir mucho tiempo; la misma cifra no posee tanto valor si usted tiene sólo treinta años.

Hábitos y estilo de vida: los hábitos regulares se relacionan con la vida larga. Esto incluye comer tres veces al día, dormir ocho horas diarias, acostarse a tiempo, etcétera. Además, los casados tienen mayores expectativas de larga vida que los solteros. El consumo de alcohol debe ser mínimo o nulo; se sabe que el alcoholismo reduce la expectativa de vida.

Peso: lo mejor es mantener un peso ideal, aunque no hay daño en un exceso de diez a quince libras. La vida se acorta con la obesidad —un sobrepeso del quince por ciento o más por sobre lo ideal— o cuando el peso ha fluctuado drásticamente a lo largo de unos cuantos años.

Cómo mejorar el resultado

Como consecuencia de la extensa investigación realizada sobre la meditación, podemos asegurar que nuestro programa de

Ayurveda mejora cada uno de los factores de longevidad establecidos por la Universidad Duke.

Si pongamos los resultados en el contexto de Ayurveda como un tótal, aquellos tienen mas fuerza.

• Algunos estudios sobre las rasayanas sugieren que pueden contrarrestar algunos aspectos nocivos del proceso de envejecimiento. Estos estudios científicos sugieren que las rasayanas tienen efectos positivos sobre la coagulación de la sangre y una menor susceptibilidad a los carcinógenos.

• Existen estudios preliminares que indican que las rasayanas actúan expulsando los radicales libres del torrente sanguíneo. La eliminación de los radicales libres produce un impacto muy positivo en el proceso de envejecimiento.

• Un estudio piloto sobre los efectos de panchakarma realizado por el endocrinólogo Timothy Stryker sugiere que este procedimiento de purificación realza notablemente el proceso rejuvenecedor de la meditación —diez meditadores redujeron su edad biológica en un promedio de seis años en el curso de un año, sometiéndose regularmente al panchakarma, contra un año y medio que rejuvenecen quienes sólo meditan .

Lo que significa todo esto es que un programa completo de Ayurveda debería ser aún más efectivo que la meditación por sí. En realidad, puede conducir a todos los poderosos efectos rejuvenecedores que prometían los textos antiguos. Un programa básico debería incluir meditación, una dieta ayurvédica adecuada para el tipo físico, complementada con rasayanas, ejercicios ayurvédicos regulares, tratamiento de panchakarma por lo menos una vez al año y los puntos principales enumerados en la rutina diaria o *dinacharya*.

Tercera Parte

VIVIR A TONO CON LA NATURALEZA

10

EL IMPULSO
DE DESARROLLARSE

La frase "vivir a tono con la naturaleza" significa para el Ayurveda algo muy preciso: tener deseos saludables que coincidan con lo que realmente necesitamos. Tal como nos creó la naturaleza, lo que necesitamos y lo que deseamos no deberían estar en conflicto. Esto es así porque todo deseo se origina en el plano cuántico en forma de leves vibraciones cuya interacción dinámica está siempre equilibrada. Si el cuerpo o la mente pierden el punto de equilibrio, desde el cuerpo cuántico se envía un impulso corrector, que uno registra como algo que se desea.

En este mismo instante, por nuestro sistema nervioso fluyen millones de impulsos que se convierten en todos los actos que ejecutamos diariamente. Desear un sorbo de agua, por ejemplo, satisface la necesidad individual de los cincuenta billones de células de nuestro cuerpo, cada una de las cuales envía un mensaje al diminuto órgano del cerebro llamado hipotálamo. A su vez, el hipotálamo efectúa la conexión mente-cuerpo mediante la fabricación de los neurotrasmisores específicos o moléculas mensajeras que nos hacen pensar: "Tengo sed".

Cualquier deseo natural sigue un camino parecido. Surge una necesidad en algún punto del cuerpo mecánico cuántico, se efectúa en el cerebro la conexión mente-cuerpo y entonces experimentamos un impulso hacia la acción. Mientras las necesidades y los deseos concuerdan, vivimos a tono con la naturaleza; el camino del deseo no está bloqueado. Lo ideal es que cada bocado de comida nos parezca delicioso y, al mismo tiempo, satisfaga una precisa exigencia de nutrientes. La piel puede pedirnos una dosis adicional de vitamina C para reparar el daño causado por una quemadura de sol, la cadera solicitando más calcio, o más potasio un músculo flexionado del brazo.

Lamentablemente es muy fácil obstruir este sendero; cuando lo hacemos, estamos desafinando con respecto a la naturaleza. En vez de confiar en que el cuerpo equilibrado nos diga qué nutrientes necesita, con demasiada frecuencia tomamos vitaminas indiscriminadamente, nos excedemos en el comer o deseamos dulces y comidas poco nutritivas. La moda actual de prolongación de la vida desconfía del cuerpo y soluciona prejuiciosamente sus debilidades, rellenándolo de grandes dosis de vitamina E, beta caroteno, selenio o cualquiera que sea la nueva panacea que se haya incorporado a la lista.

Nunca se ha demostrado que el consumo de vitaminas y minerales complementarios prolongue la vida. Por el contrario, ciertos estudios que se efectuaron por separado en California del Sur a fines de la década de 1970 demostraron que los ancianos obsesionados por tomar vitaminas y consumir sólo alimentos saludables no vivían más que el promedio, mientras que quienes tenían hábitos regulares (dormir a tiempo, comer tres veces al día, ingerir alcohol moderadamente, etcétera) superaban la norma en once años. No hace falta llegar a extremos para obtener del cuerpo el máximo rendimiento. El cuerpo es inteligente. En el plano cuántico sabe exactamente qué necesita, hasta el último átomo y molécula de comida, el más leve de los alientos, la más insignificante de las acciones. En los capítulos siguientes esbozaré el tipo de alimentos, ejercicios y rutinas diarias o estacionales que el Ayurveda considera a tono con la naturaleza. Aunque muy específicas, estas sugerencias no son reglas, sino orientaciones para ponerse en contacto con el cuerpo mecánico cuántico. Una vez que estamos nuevamente en contacto, la acción se torna mucho más fácil, más automáticas las elecciones correctas y menos frecuentes los errores. Sin embargo, antes de pasar a detalles específicos querría decir algo más sobre el camino de la evolución en sí.

LAS ELECCIONES CORRECTAS

Para continuar evolucionando y progresando en la vida es preciso que uno mismo tome las decisiones correctas día tras día, minuto tras minuto. Estas elecciones son interminables, porque interminables son los desafíos de la vida; por tanto, evitar toda equivocación parece imposible. Pero el Ayurveda dice que, en realidad, es fácil . . . una vez que empezamos a escuchar a nuestra naturaleza más profunda.

Por cada decisión que tomamos, importante o trivial, nuestro cuerpo mecánico cuántico ve sólo una opción correcta, aunque la mente pueda reconocer varias. Esta confusión da origen al conflicto interno. ¿Por qué el fumador recurre compulsivamente a otro cigarrillo, sabiendo el mal que eso puede ocasionarle? ¿Por qué el tragaldabas compulsivo se sirve una segunda porción si no tiene hambre? Luchar con estos conflictos es fútil: nuestros actos se basan en demasiados procesos individuales, todos los cuales cambian constantemente. Aniquilar a un virus o una bacteria letales es juego de niños comparado con el intento de derrotar los hábitos autodes-tructivos de la gente. Por ejemplo, todos conocemos a alguna persona crónicamente excedida de peso que ha buscado curación por doquier: en drogas, en la psiquiatría, modificación de la conducta y hasta la cirugía, con poco o ningún resultado.

En el Ayurveda proponemos una solución más simple. En vez de combatir todas las elecciones equivocadas de la gente, presa de deseos enfermizos, ponemos a nuestros pacientes en contacto con la fuente de nuestros deseos. En sánscrito esto se denomina *sattva*, palabra que con frecuencia se traduce como "pureza". Una mejor traducción para sattva sería "impulso de evolucionar"; demostraré por qué.

En el Ayurveda existen tres impulsos naturales que operan en cualquier situación. Uno es *sattva*, el impulso de evolucionar, de avanzar y progresar. El segundo impulso es *tamas*, su opuesto exacto, que consiste en permanecer igual o retroceder. Fijo entre estos dos opuestos está *rajas*, un impulso más neutral, que dicta la acción por la acción misma. Un diagrama de los tres sería así:

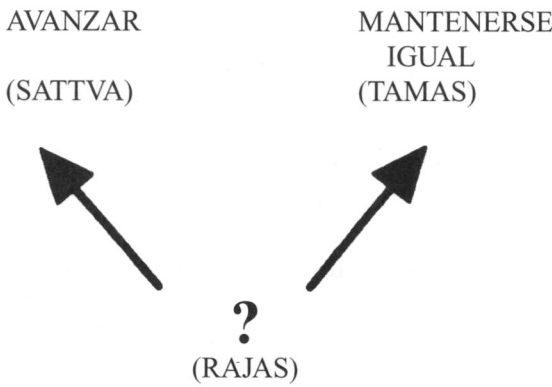

AVANZAR

(SATTVA)

MANTENERSE
IGUAL
(TAMAS)

?
(RAJAS)

Como vemos, rajas plantea la pregunta: "¿Cómo debo actuar en esta situación?" Sattva prefiere la elección evolutiva; tamas, la estable. Los tres impulsos son necesarios para la vida. Si es pasada la medianoche y seguimos levantados, con ganas de ver la segunda película por televisión, un impulso nos induce a acostarnos y el opuesto, a permanecer sentados allí. Son sattva y tamas en conflicto, con rajas acicateándonos y que nos insta a decidir.

La naturaleza nos ha hecho de modo tal que nuestra mente opera instintivamente de acuerdo con estas tres gunas o tendencias (también se las llama a veces "los doshas mentales"). Se puede clasificar a una persona según cuál de estas tres gunas sea la que domina en general.

A las personas rajásicas les place actuar. En ellas la mente funciona sin pausa y tienden a la impaciencia, la impulsividad y los desahogos cinéticos de todo tipo.

Las personas sáttvicas desean progresar. En ellas la mente no busca la acción por la acción misma, sino sólo la acción creativa, saludable y favorecedora para la vida.

Las personas tamásicas prefieren permanecer igual. En ellas la mente no quiere actuar; disfrutan con las rutinas fijas y tienden al *statu quo*.

Estos tipos no son bien determinados, pues cada uno de nosotros contiene elementos de los tres. Pero todos conocemos a algún tipo puramente rajásico: extravertido, siempre lleno de energía, dispuesto a correr allí donde los ángeles temen posar el pie. Y conocemos también a algún tipo tamásico puro: lento para moverse, resistente a las ideas nuevas, un tradicionalista recalcitrante para quien lo mejor de la vida está siempre en el pasado. (Los vaidyas que vienen a Estados Unidos suelen menear la cabeza, diciendo que somos un pueblo rajásico sin remedio, cuya creatividad y ambición necesitan de la gentileza y pureza de sattva). Cualquiera que sea la forma que nos haya dado la naturaleza, la meta más digna es tornarse más sáttvico, ya que es sattva quien convierte a una persona en más creativa, sana y feliz.

El secreto de las personas sáttvicas consiste en que tienen deseos naturalmente saludables. En cualquiera pueden surgir deseos insalubres debido al ama mental. El lector recordará que "ama mental" es la expresión utilizada para las impurezas o tendencias negativas de la mente. Sattva es la fuerza de la pureza que las combate. Los sabios ayurvédicos dicen que el ama mental es producto de:

- Emociones negativas: enfado, miedo, autocrítica, codicia, resentimiento.

- Tensiones psicológicas: problemas familiares o laborales, pérdida de dinero o del empleo, divorcio, muerte de un familiar.
- Letargo, inercia mental.
- Ambiente nocivo.
- Contacto con la negatividad de otras personas.
- Libros u otras formas de entretenimientos violentos, groseros o chocantes.

Según el Ayurveda, no corresponde debatir si es moralmente correcto mostrar actos violentos por televisión. Lo que nos interesa es la salud. Los espectáculos violentos se traducen en elementos químicos insalubres en el cuerpo, lo cual lleva a la acumulación de ama en nuestros pensamientos, así como en nuestras células. Todos tienen derecho a exponerse al tipo de influencia que prefieran, pero la función del médico consiste en advertir que determinadas influencias perjudican nuestro bienestar. Evitar el ama mental está considerado, por tanto, una medida preventiva contra los desequilibrios que acaban por conducir a la enfermedad.

No podemos obligar al cuerpo a hacer elecciones evolutivas. Si estamos comiendo alimentos inadecuados, fumando un cigarrillo tras otro, bebiendo en exceso o efectuando cualquier otro tipo de elecciones nocivas en nuestra vida diaria, existe algún bloqueo en el sendero de nuestro deseo. Alguna impureza nos mantiene apartados de nuestro ser cuántico. Ya he descrito muchas técnicas para apartar esos bloqueos. Todas ellas, desde el panchakarma hasta la meditación, pasando por la técnica de la bienaventuranza, retiran tremendas cantidades de impureza cada vez que se practican.

Al cabo de un tiempo, a medida que continuemos utilizando las técnicas ayurvédicas veremos que emerge el flanco sáttvico, por muy bloqueado que haya estado al comenzar. Cuando ocurre esto nos estamos acercando al sitio llamado salud perfecta. Sattva es lo que está más cerca del corazón de la naturaleza, pues todo en ella se expande, evoluciona y crece.

Existe dentro de nosotros como instinto de equilibrio, actitudes defensoras de la vida, dignidad innata y respeto por los otros; existe como amor. Al aumentar a sattva, vivimos sin esfuerzo en la pureza y nos movemos hacia una evolución superior. Sólo entonces la frase "vivir a tono con la naturaleza" revela su verdadero significado.

COMO INCREMENTAR A SATTVA

El Ayurveda dice que existen muchos tipos de influencias diferentes capaces de incrementar a sattva, manteniendo al mismo tiempo en un mínimo cl ama. Algunas recomendaciones nos resultan familiares: consumir agua y alimentos puros, evitar toxinas obvias, tales como los pesticidas, y dormir bien toda la noche. Es necesario un descanso adecuado para sacar a relucir el flanco límpido y feliz de la mente.

Dediquemos algún tiempo a estar fuera, en la naturaleza, caminando por los bosques y las montañas o a orillas del océano, junto a lagos y arroyos; escuchemos el sonido del viento, el susurro de los árboles y el canto de los pájaros. Todo esto purifica los sentidos y los trae nuevamente a su fuente natural. En el Ayurveda consideramos que todo lo que apoya la vida es sáttvico; por eso resulta vital alimentar emociones positivas y relaciones firmes; la ausencia de amor y de atenciones perjudicará a sattva mucho más que cualquier dieta errónea.

Además, las siguientes sugerencias, establecidas hace milenios en los textos védicos y repetidas en las tradiciones más puras de toda cultura, sirven de orientaciones de la sabiduría secular para aumentar a sattva en la vida cotidiana.

- Sea amable y tolerante con todos.
- Actúe con la debida reflexión, no por impulso.
- Absténgase de enfados y críticas, aun cuando los considere justificados —las personas sáttvicas no señalan las debilidades ajenas "por su propio bien"—.

- Dedique todos los días un rato al juego, al humor, a la relajación y a la buena compañía.
- Despierte con el sol, contemple el ocaso y pasee a la luz de la luna, sobre todo en plenilunio.
- Coma alimentos suaves y naturales; con preferencia, leche, azafrán, arroz y ghee (grasa refinada). Más adelante se da una lista completa de alimentos sáttvicos, junto con las razones más profundas para seguir una dieta pura.
- Sea generoso con el prójimo en todo sentido: con obsequios y cumplidos a quienes lo rodean, señalando lo mejor en todos, permitiendo que otros lo encumbren, en vez de tratar de encumbrarse solo. Para una persona sáttvica, todas las relaciones son en primer lugar oportunidades de dar. El complemento de esta actitud básica es que la naturaleza proporcionará siempre lo necesario para satisfacer las necesidades propias. Cuando en realidad florece este tipo de generosidad y confianza, la persona sáttvica no tiene nada que temer de la vida y sí todo a recibirlo de ella; puede permitir que la existencia transcurra sin ser forzada.

11

Rutina diaria:
FLOTANDO EN LAS OLAS
DE LA NATURALEZA

Todos los días sale el sol, más tarde se pone, y entretanto ocurren cientos de cosas diferentes. La naturaleza está organizada de modo tan bello que, pese a lo diferente de estas cosas, todas concuerdan en un mismo ritmo. En realidad existen muchos ritmos anidados unos dentro de otros, ruedas dentro de ruedas. La medicina moderna ha descubierto muchos de los ciclos más obvios de nuestros cuerpos: el latido del corazón cada tres cuartos de segundo, la inspiración de aire a razón de diez a catorce veces por minuto. Pero muchos cambios del cuerpo siguen siendo un misterio. ¿Por qué es habitual que una persona pese más a las siete de la tarde, según ha descubierto la ciencia? ¿Por qué tenemos las manos más calientes a las dos de la mañana?

La respuesta del Ayurveda se refiere a que en nosotros existen ciclos magistrales, gobernados por el cuerpo mecánico cuántico. Diariamente pasan por nosotros dos oleadas de cambio, cada una de las cuales trae consigo un ciclo: primero Kapha, luego Pitta y finalmente Vata. Estas tres fases tienen lugar desde el amanecer hasta el ocaso y se repiten nuevamente entre el ocaso y el amanecer. Los horarios aproximados son los siguientes:

Primer ciclo	Segundo ciclo
6 a.m. a 10 a.m. Kapha	6 p.m. a 10 p.m. Kapha
10 a.m. a 2 p.m. Pitta	10 p.m. a 2 a.m. Pitta
2 p.m. a 6 p.m. Vata	2 a.m. a 6 a.m. Vata

Uno de los aspectos más esenciales de vivir a tono con la naturaleza es respetar estos ciclos magistrales que sostienen nuestra excelencia física. Debemos seguir los ritmos naturales en vez de luchar contra ellos. En realidad, nuestro cuerpo ya los sigue . . . o hace lo mejor que puede pese a nuestros hábitos adversos.

Al amanecer, el día se inicia en un período Kapha. Es fácil comprender por qué se considera que las primeras horas de la mañana son Kapha: al despertar, el cuerpo se siente lento, pesado, relajado y tranquilo, todas cualidades Kapha. El momento en que el físico está más activo coincide con el de mayor apetito: a mediodía, en medio del primer período Pitta. Pitta es el encargado de metabolizar la comida, distribuir la energía y lograr, en general, un funcionamiento físico más eficiente. Esto contribuye a explicar el hecho de que, en toda fábrica, el trabajo alcance un máximo de eficiencia a mediodía. Este primer ciclo termina con un período Vata, que se inicia a las dos de la tarde. Vata controla el sistema nervioso; en realidad, los investigadores han descubierto que la gente se desempeña mejor en las pruebas de rendimiento mental durante la tarde. Dentro de este período Vata cae la hora en que somos capaces de sumar con mayor celeridad (3 p.m.) y el momento en que presentamos más habilidad manual (4 p.m.).

El segundo ciclo del día repite la misma secuencia de Kapha, Pitta y Vata, pero con diferente cariz. Las horas del atardecer son relajadas y lentas, igual que la primera etapa de la mañana, pero el ocaso devuelve al cuerpo a un estable sitio de descanso.

Ahora Kapha se inclina hacia la inercia. De modo similar, el apetito de Pitta no es tan potente por la noche como a mediodía. Pitta digiere la cena cuando ya estamos acostados, pero, como el cuerpo duerme, el calor se usa en mantener la temperatura del cuerpo y proporcionar combustible a la reconstrucción de tejidos, que se ejecuta principalmente durante la noche. El período Vata de la madrugada se expresa a través del sistema nervioso, pero, en vez de pensar con celeridad, como durante la tarde, entramos en el sueño activo —llamado MOR, o "movimientos oculares rápidos"—; es el momento de la noche cuando los impulsos cerebrales son más vívidos. Y así se completa el círculo del día.

UN DIA EN RITMO PERFECTO

Si aprendemos a dejarnos llevar por estas grandes oleadas de Vata, Pitta y Kapha, nuestro cuerpo sintonizará instintivamente sus subciclos, esas múltiples ruedas dentro de otras ruedas, para seguirles el paso. ¿Cómo sería pasar un día en ritmo perfecto? El Ayurveda proporciona un programa ideal, llamado *dinacharya*, "rutina diaria", que nos enseña a averiguarlo.

DINACHARYA: LA RUTINA DIARIA

Cuatro momentos fundamentales fijan el ritmo de todo el ciclo diario:

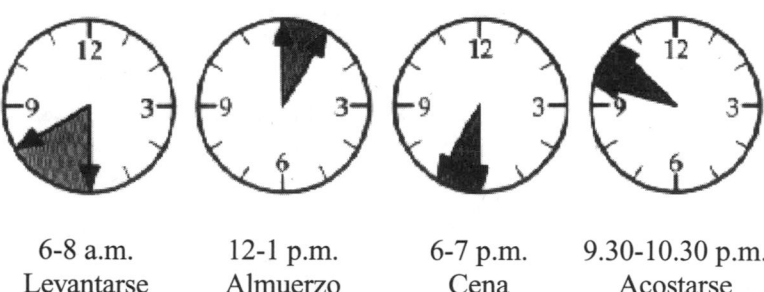

| 6-8 a.m. | 12-1 p.m. | 6-7 p.m. | 9.30-10.30 p.m. |
| Levantarse | Almuerzo | Cena | Acostarse |

Los horarios dados son para iniciar una actividad: la mañana se inicia entre las seis y las ocho, el almuerzo comienza entre el mediodía y la una de la tarde, etcétera. Estos horarios son aproximados y cambian con las estaciones. El Ayurveda preferiría que, siguiendo el sol, nos levantáramos una hora antes del amanecer todos los días del año. Al levantarnos durante un período Vata, aprovechamos las cualidades Vata de ligereza, entusiasmo y frescura, que son infundidas en el cuerpo justo antes del amanecer y duran todo el día.

Esperar hasta adentrarse demasiado en el período Kapha siguiente (entre las seis y las diez), hace que despertemos sintiéndonos más torpes, más pesados y menos frescos. Estas cualidades nos seguirán también durante todo el día; en realidad, quien se levanta tarde año tras año adiestra a sus doshas en estas cualidades Kapha y se siente crónicamente "soñoliento".

La distribución del día ideal se dispondría naturalmente alrededor de los cuatro puntos fundamentales.

LEVANTARSE: DE SEIS A OCHO

- Despierte sin reloj de alarma
- Beba un vaso de agua caliente (para incitar a sus intestinos a un movimiento matutino regular)
- Orine y mueva los intestinos (sin obligarse)
- Lávese los dientes
- Ráspese la lengua, si está sucia, y haga gárgaras con aceite de sésamo
- Masajéese el cuerpo con aceite de sésamo (abhyanga)
- Báñese (agua caliente, pero no demasiado, ni tampoco fría)
- Haga ejercicios: saludo al sol (página 339), posturas de yoga (página 351), respiración equilibrada (Pranayama, página 374)
- Meditación (MT)
- Desayuno
- Paseo de media mañana (media hora)

ALMUERZO: DE DOCE A UNA

* Coma temprano (debe ser la principal comida del día)
* Permanezca tranquilamente sentado durante cinco minutos después de comer
* Camine para facilitar la digestión (de cinco a quince minutos)
* Meditación al caer la tarde

CENA: DE SEIS A SIETE

* Cene moderadamente
* Permanezca tranquilamente sentado unos cinco minutos después de comer
* Camine para facilitar la digestión (de cinco a quince minutos)

ACOSTARSE: DE 9.30 A 10.30

* En las primeras horas de la noche, actividad ligera
* Acuéstese temprano, pero no antes de tres horas después de cenar
* No lea ni coma ni vea televisión en la cama

Naturalmente este es un programa muy cargado, pero me apresuro a decir que cientos de nuestros pacientes (y de nuestros familiares) observan las reglas del dinacharya y tienen tiempo de sobra para llevar una vida activa. Si el lector vacila en alterar sus horarios, puede quedarse tranquilo: estará tan ocupado como un médico si sabe seguir los ritmos de la naturaleza. La finalidad de ordenar la jornada es que toda la actividad se torna más saludable, grata y eficiente. Se gana más tiempo del que se pierde, y es tiempo bien aprovechado.

Notará el lector que los principales ejercicios indicados son la caminata y las suaves posturas del yoga, acompañadas por la meditación. La mayor parte de los demás puntos se explican por sí mismos. Sólo quiero hacer algunas aclaraciones adicionales sobre cada período del día.

Levantarse: de seis a ocho

Para el Ayurveda, la mañana es un período especial en el que la naturaleza nos envía sus mensajes más sutiles y en el que somos más sensibles a ellos. El sistema nervioso está constituido de modo tal que el espectáculo de la aurora, el aire sereno en la piel, los leves sonidos de animales y pájaros al despertar preparan el escenario para una renovación. Alerta a la más leve influencia, todo el cuerpo está en silencio y en delicado equilibrio. Cuando despertamos deberíamos sentirnos alerta y despejados, sin preocupaciones que perduraran del día anterior; eso indicaría que nuestro sistema nervioso está listo para renovarse. Es perjudicial perturbar o pasar por alto esta oportunidad única de ser recreado naturalmente. La escritora Joan Mills ha expresado con mucha belleza el carácter especial del madrugar: "Desde las simplicidades de la aurora surgen momentos de una profundidad que supera toda explicación y de un poder que está más allá del sentimiento. Hay mañanas en que alguna alegría pequeña y aislada resulta más convincente que todo un mes de dolor".

Desde el punto de vista médico, el cuerpo calibra exactamente el equilibrio bioquímico correcto para un día lleno de actividades. También expulsa del organismo los residuos del día anterior; por eso es valioso evacuar por la mañana, antes de iniciar el ciclo del nuevo día. Mover los intestinos a esta hora es algo que se puede incentivar suavemente bebiendo un vaso de agua caliente; después pasamos cuatro o cinco minutos en el cuarto de baño para intentar la evacuación. Si no, no hay por qué preocuparse. Con el tiempo, si se continúa esta práctica con regularidad, en la mayoría emerge un instinto de eliminación matutina. Cuando nos lavamos los dientes, el Ayurveda indica que debemos raspar la capa blanca que suele recubrir la lengua y aparece durante la noche. Es el residuo de ama de la última cena o de un desequilibrio más profundo. En la India venden utensilios de plata a bajo precio que tienen esta finalidad. (En el Apéndice A se ofrece información sobre pedidos por correo.) Este paso es opcional, pues no todo el mundo despierta con la lengua recubierta. A medida que mejora la dieta y logramos un equilibrio superior, esa capa tiende a desaparecer.

Otro paso poco habitual, gárgaras de aceite de sésamo, se considera purificador para las papilas gustativas y para el organismo en general. El método es el siguiente: enjuáguese la boca con agua caliente; luego con una pequeña cantidad del mismo aceite de sésamo que utiliza para el masaje matutino.

Tome algunas cucharadas y reténgalas en la boca durante medio minuto. Haga girar el aceite por el interior de la boca y escúpalo en un vaso de papel (si lo hace en el lavabo puede obstruir las tuberías). Se considera benéfico retener el aceite en la boca hasta cinco minutos, pero para muchas personas resulta molesto. A la primera señal de incomodidad, elimine el aceite.

El dinacharya nos pide que hagamos once cosas diferentes al comenzar la mañana. Hace falta disciplina para cumplir todas. Equivale a prolongar la rutina en una hora, aproximadamente, y eso representa un gran cambio. Pero también las recompensas son grandes. Cuando nuestros pacientes se ajustan a la rutina matinal completa, informan que gozan de una salud vigorizante, que no tiene igual entre quienes la practican sin regularidad ni cuidado.

Trate de agregar algunos elementos nuevos a sus horarios actuales para comprobar si se siente cómodo con ellos. Por orden de importancia lo que se puede agregar es:

1   Meditación
2.   Ejercicios del Ayurveda: saludo al sol,
                           posturas del yoga
3.   Respiración equilibrada (Pranayama)
4.   Levantarse temprano (al amanecer)
5.   Masaje con aceite de sésamo

De la meditación ya hemos hablado; en cuanto a los ejercicios ayurvédicos, se describirán más adelante en otra sección. Queda pendiente el masaje con aceite de sésamo (abhyanga), que es una de las partes más gratas del dinacharya, pero sobre todo un buen medio para equilibrar al dosha Vata.

Si masajeamos levemente todo el cuerpo con una fina película de aceite de sésamo antes de bañarnos, la piel queda cálida y flexible, en perfecto equilibrio para la fría sequedad de Vata. Nuestros pacientes de tipo Vata informan que si se aplican el masaje matutino regularmente están menos propensos a sentirse ansiosos o distraídos durante el día. En realidad, para todos es un beneficio enorme equilibrar a Vata al comenzar el día. La piel contiene miles de nervios cutáneos que están conectados a todas las partes del cuerpo. La ciencia reconoce también que es una gran productora de hormonas endocrinas.

En términos científicos, el masaje matinal obra calmando los dos grandes sistemas del cuerpo: el nervioso y el endocrino. No es de extrañar que, en los tiempos antiguos, Charaka alabara tanto la práctica del abhyanga, sosteniendo que rejuvenece la piel, tonifica los músculos, elimina impurezas y favorece un aire juvenil. Además aplicarse el masaje es un buen modo de aminorar la marcha por la mañana, lo que el Ayurveda juzga muy importante. Las personas que encaran la jornada como si fuera una carrera contra el tiempo no tienen muchas posibilidades de lograr un equilibrio perfecto.

He aquí cómo se practica el abhyanga:

COMO PRACTICAR EL MASAJE
CON ACEITE DE SESAMO
(ABHYANGA)

Puesto que se trata de un masaje muy leve, requiere apenas una cuarta taza de aceite caliente. El producto a utilizar es el aceite de sésamo refinado que se vende en las tiendas de productos para la salud —no el chino, que se prepara de modo distinto—. También puede pedirlo por correo; más información en el Apéndice A de este libro. Para los tipos Pitta suele ser más refrescante el aceite de coco, sobre todo en el verano. El de sésamo aplaca a los tres doshas, pero si el lector descubre que le irrita la piel puede reemplazarlo con un ligero aceite de oliva refinado. Para calentar el aceite ponga de tres a cuatro cucharadas en una taza de plástico transparente o un pomo flexible y sumerja el recipiente en un cuenco de agua muy caliente. Espere uno o dos minutos hasta que alcance la temperatura de la piel. También puede poner el aceite en una taza de vidrio y calentarla entre diez y quince segundos en el horno de microondas *con mucho cuidado en no calentarlo demasiado.* Técnicamente lo mejor es usar aceite curado que haya sido sometido a alta temperatura durante un período muy breve. Se puede calentar cuidadosamente hasta 212 F, poniendo mucha atención durante todo el tiempo para evitar un posible incendio.

El mejor sitio para realizar el masaje es el cuarto de baño. Por beneficioso que sea para el cuerpo, no cabe duda de que el abhyanga es sucio. Pese a todo el cuidado que pongamos las salpicaduras son inevitables. Para reducirlas al mínimo cubra el suelo con una hoja de plástico (improvisada con un saco para residuos). También puede poner un banquillo de plástico en la bañera para aplicar el masaje allí. El minimasaje descrito al final de esta sección es también más limpio.

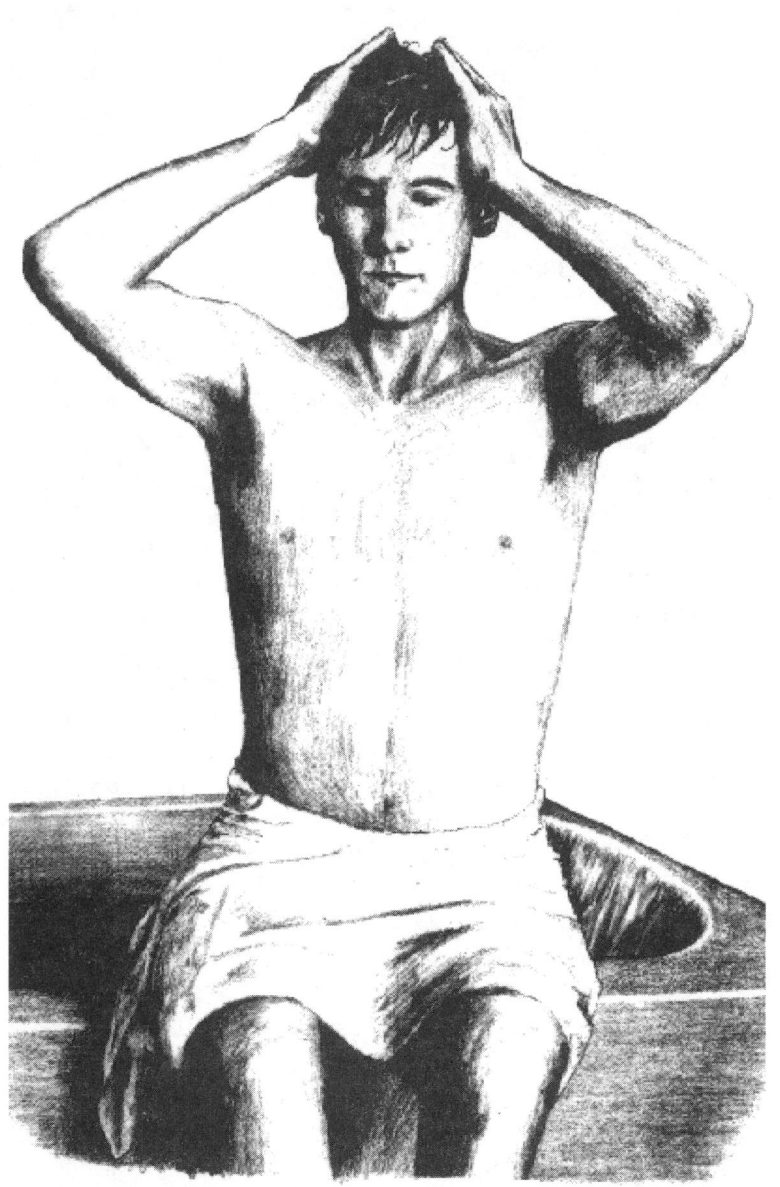

Comience abhyanga con el masaje vigoroso cabelludo con la palma de la mano.

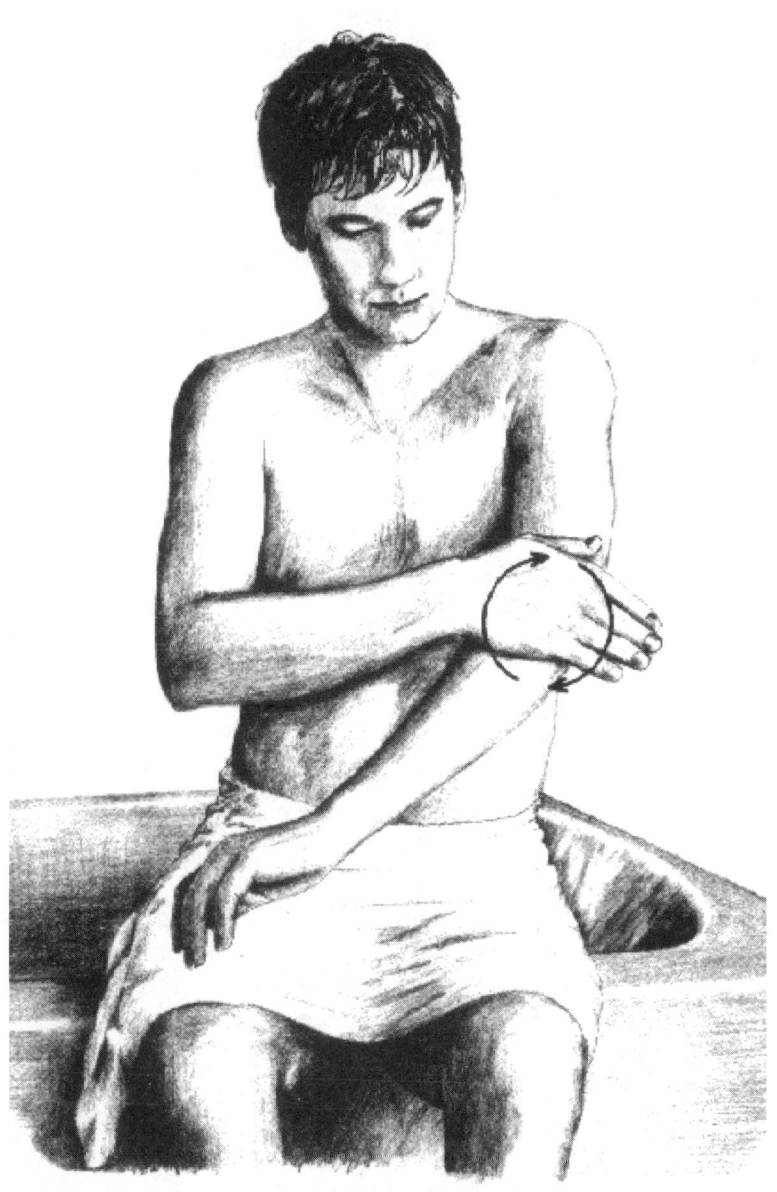

Con movimientos circúlares por los codos, los hombros, los pechos, el estomago, y el abdomen mas bajo.

MASAJE DE CUERPO ENTERO
(5-10 MINUTOS)

Comience por la cabeza. Vierta sobre el cuero cabelludo una cucharada de aceite caliente. No use la punta de los dedos, sino la palma de la mano y masajee el aceite con vigor para que penetre. Cubra todo el cuero cabelludo con pequeños masajes circulares, como si estuviera aplicando un champú. Pase a la cara y las orejas, masajeando con más suavidad. Masajear suavemente las sienes y la parte trasera de las orejas es muy eficaz para aplacar al dosha Vata.

Aplique un poco de aceite a las manos para masajear el cuello, por delante y por detrás; luego los hombros. Use la palma de las manos y los dedos.

Masajéese vigorosamente los brazos; para ello utilice un movimiento circular en los hombros y codos y pasadas largas, hacia adelante y hacia atrás, en las partes extensas.

Es importante no actuar con demasiado vigor cuando se llega al tronco. Con movimientos circulares, amplios y suaves, masajee el pecho, el estómago y la parte inferior del abdomen. (Tradicionalmente el Ayurveda aconseja hacerlo en la dirección del reloj.) Sobre el esternón se aplica un movimiento recto, hacia arriba y hacia abajo.

Aplique un poco de aceite a las manos y estire el brazo hacia atrás, sin forzarse, para masajear la espalda y la columna con movimientos hacia arriba y hacia abajo, o como pueda. Masajee vigorosamente las piernas tal como lo ha hecho con los brazos: movimientos circulares en las rodillas y los tobillos y rectos en las partes largas.

Con el resto del aceite masajéese vigorosamente los pies. Continúe usando la palma de la mano, salvo en la punta, en la que puede usar los dedos.

Para quitarse el aceite: conservar sobre la piel una película de aceite de sésamo casi imperceptible se considera muy útil para tonificar la piel, equilibrar a Vata y mantener los músculos calientes durante el día. Por tanto, debemos lavarnos con agua caliente, pero no demasiado, y un jabón suave. Si le gusta el pelo con brillo, déjese un poco de aceite también en el cuero cabelludo, pero en general hace falta aplicar un champú.

MINIMASAJE (1-2 MINUTOS)

El abhyanga de cuerpo entero requiere a veces más tiempo del que uno puede dedicarle, pero es tan benéfico que es preferible reemplazarlo por un masaje corto antes que eliminarlo por completo. Las partes más importantes que cubrir son la cabeza y las manos. Se las puede masajear sentado en el borde de la bañera durante un minuto por la mañana. Este minimasaje sólo requiere unas dos cucharadas de aceite de sésamo.

Tome una cucharada de aceite caliente y frote con ella el cuero cabelludo; utilice los mismos movimientos circulares descritos anteriormente. Hágalo con la palma de la mano, no con la punta de los dedos.

Masajee la frente de lado a lado con la palma de la mano.

Masajee suavemente las sienes, efectuando movimientos circulares, y haga lo mismo con el exterior de las orejas.

Masajee el cuello por delante y por detrás.

Con la segunda cucharada de aceite, masajee ambos pies con la palma de la mano. Haga penetrar el aceite alrededor de los dedos utilizando los de la mano. Frote con vigor la planta, con fuertes movimientos de la palma hacia adelante y hacia atrás. Permanezca sentado y quieto unos segundos para relajarse y absorber el aceite. Luego báñese como de costumbre.

Almuerzo: de doce a una

Para aprovechar en su punto culminante la hora Pitta del día, lo mejor es comer temprano, a mediodía o unos minutos antes. Pitta alimenta a *agni,* el fuego digestivo, y a esta hora le da su mayor potencia; por tanto, el Ayurveda recomienda que la comida sea la más importante del día. Puesto que la mayoría no realiza trabajos físicos pesados, la comida no tiene por qué ser demasiado sustanciosa y abundante. Simplemente coma lo que normalmente consumiría como cena.

Para evitar la somnolencia de la tarde, no beba alcohol a mediodía; el agua caliente es la bebida que más favorece una buena digestión. En todo caso, no beba té helado, agua con hielo ni refrescos muy fríos. Todo eso apaga a agni y dificulta la digestión.

Hay otros dos pasos que recordarán al cuerpo su ritmo diario. El primero consiste en permanecer cinco minutos sentado a la mesa al terminar de comer, tranquilo y preferiblemente en silencio. El segundo, dar un breve paseo por el exterior o recostarse cinco minutos después de comer. Ambos estabilizan el organismo y ayudan a comenzar el proceso de digestión.

Cena: de seis a siete

El momento en que se llega a casa desde el trabajo es el más adecuado para la meditación de la tarde. Podemos prepararnos con una serie de posturas de yoga y con cinco minutos de respiración equilibrada de la misma manera que a la mañana. Recostarse unos minutos antes de hacerlo también elimina el nerviosismo del largo día de trabajo y logra que la meditación sea mucho más profunda.

Como en el caso de la comida, la cena se realiza temprano, a fin de captar un buen momento en el ciclo diario. En este caso, las seis de la tarde marca el comienzo de un período Kapha, en que el cuerpo quiere asentarse. No es conveniente poner demasiado combustible en el organismo a esta hora, pues Pitta no estará allí para digerir la cena hasta las diez de la noche, cuando usted ya esté acostado. La mayor potencia digestiva se presenta por la tarde, que también ofrece tiempo de sobra para completar la digestión. El Ayurveda insiste en que la digestión sea completa, ya que la comida a medio digerir es lo que crea ama.

La cena debería ser menos sustanciosa que la comida. Para muchas personas es suficiente un plato de cereal caliente con tostadas, infusión de hierbas y fruta fresca. Seguramente usted nunca ha cenado así, pero inténtelo. Se llevará una agradable sorpresa al comprobar que su cuerpo se siente cómodo y asentado cuando no se lo obliga a digerir grandes raciones por la noche. El Ayurveda advierte que no se deben comer alimentos fermentados durante la noche, como queso, crema agria y yogur; también es mejor evitar las carnes rojas, que son difíciles de digerir. La bebida a preferir para la cena es agua caliente o infusión de hierbas. El Ayurveda es bastante directo al considerar el alcohol como toxina que no debe participar en una vida sana, pero yo reconozco que son muchos quienes beben algún licor después del trabajo. La regla básica es no tomar bebidas alcohólicas solas ni frías. Lo mejor es eliminar por completo la hora de los cócteles y cenar más temprano. El consumo de alcohol a la hora de comer debe ser muy liviano: una copa de vino diluido con agua, por ejemplo, o un solo vaso de cerveza.

Una breve caminata después de cenar ayuda a facilitar la digestión y prepara el organismo para una velada tranquila, dedicada a la lectura, a escuchar música o a conversar con amigos y familiares. Evitemos por la noche las películas de acción, pues no conviene estimularse demasiado antes de acostarse.

Acostarse: de nueve y treinta a diez y treinta

A fin de levantarse al alba, es preciso acostarse temprano. Los tipos Kapha, afinados con el ciclo Kapha que cierra el anochecer, suelen preferir acostarse alrededor de las diez; es el ideal ayurvédico para todos. Permite que los ritmos del cuerpo se aplaquen naturalmente, proporciona un sueño más profundo y relajado y da tiempo al cuerpo a generar tejidos nuevos, lo que ocurre principalmente por la noche. (Ya he mencionado que dormir bien toda la noche es un factor relacionado con la longevidad.)

Si nos acostamos ya muy pasadas las diez, el siguiente período Pitta hará que deseemos otra vez la actividad; por eso solemos sentirnos soñolientos en las primeras horas de la noche, sólo para tener otra oleada de energía alrededor de medianoche, máximo absoluto del período Pitta. Acostarse temprano es básicamente una propuesta a todo o nada, en lo que se refiere a los ritmos físicos. Por tanto, insto al lector a que pruebe acostarse a la hora ayurvédica. Una semana de autodisciplina puede ser una revelación en cuanto a cómo se sienta al día siguiente. Para experimentar un día de ritmo perfecto se necesita una noche de tiempo perfecto.

12

DIETA: COMER PARA UN EQUILIBRIO PERFECTO

En el Ayurveda, la dieta equilibrada no gira en torno de grasas, hidratos de carbono ni proteínas. Tampoco se presta atención directa a calorías, vitaminas y minerales. A estos nutrientes los conocemos de modo intelectual, no por experiencia directa. No podemos detectar la vitamina C en el zumo de naranja que tomamos, mucho menos la diferencia entre ella y la vitamina A. En su mayor parte, la nutrición occidental surge del laboratorio de análisis. La nutrición ayurvédica viene directamente de la naturaleza. Cuando las papilas gustativas reciben un bocado, trasmiten a los doshas una enorme cantidad de información útil. El Ayurveda, trabajando únicamente con esa información, nos permite seguir una dieta equilibrada de modo natural, guiándonos por nuestros propios instintos, sin convertir la nutrición en un dolor de cabeza intelectual.

Cuando los alimentos se comunican con nuestros doshas les dicen muchas cosas, porque en ellos están presentes las diferentes gunas: pesado y liviano, seco y oleoso, caliente y frío. Pero la información primaria está contenida en el sabor. El Ayurveda reconoce seis sabores o rasas: dulce, agrio, salado y amargo son los cuatro que ya conocemos; hay dos más: picante y astringente. Toda la comida con especias es picante. Astringente es el gusto que contrae la boca. El tanino del té es astringente, así como el gusto seco y harinoso de las habichuelas.

En el Ayurveda, una dieta equilibrada debe contener los seis rasas (sabores) en todas las comidas, como la siguiente lista:

Ensalada de lechuga [Bibb]	(Amargo, astringente)
Pollo a la parrilla con	(Salado, agrio, picante,
arroz al vapor	dulce)
Helado de vainilla	(Dulce)

Incluso eliminando el helado del postre, esta alimentación seguiría siendo equilibrada, pues seguiría teniendo los seis sabores. Si reemplazáramos el pollo a la parrilla por pollo al horno, faltarían los rasas picante y agrio; se podrían incorporar agregando unas cuantas rodajas de tomate (dulce y agrio) y rábano (picante) a la ensalada. No es necesario sobrecargar un alimento con cada uno de los sabores. Basta una pizca de hierbas y especias para agregarle picante y amargo. Tampoco es bueno dejar que los mismos sabores predominen siempre. La regla básica consiste, simplemente, en proporcionar al cuerpo los seis rasas todos los días para que pueda responder completamente al alimento.

Para satisfacer a los doshas

El gusto también se puede utilizar para equilibrar a un dosha agravado, puesto que cada dosha está en busca de los sabores que lo devuelven al equilibrio.

Vata se equilibra con *lo salado*, lo agrio y lo dulce.

Pitta se equilibra con *lo amargo*, lo dulce y lo astringente.

Kapha se equilibra con *lo picante*, lo amargo y lo astringente.

270

(El sabor escrito en letra cursiva es el que tiene el efecto más potente para reducir un dosha.)

Esta información básica da paso a enormes conocimientos sobre lo que debería comer cada tipo físico. En las secciones siguientes ampliaremos la información sobre este vasto campo. Nuestro análisis cubre estos temas:

DIETAS PARA EL TIPO FISICO

La guía fundamental para lo que se debe comer es el tipo físico al que pertenecemos. Si usted es Vata, este dosha desea ser equilibrado con sabores diferentes de los de un Pitta o un Kapha. Digamos que dos personas están comiendo en un café y ambos piden una ensalada chef, té helado y sorbete de limón. Si una de las personas es Pitta, esta es una excelente comida, pues el sabor dulce y la frescura de la alimentación ayudan a equilibrar el dosha Pitta. Pero si la otra persona es Vata, esto no le conviene en absoluto. Las verduras crudas, sobre todo las amargas, así como las bebidas frías y la falta de alimentos sustanciosos, sacan a Vata de equilibrio. Cuando hayan terminado la comida, uno y otro se alejarán con una sensación muy diferente, aunque hayan ingerido lo mismo: el Pitta se sentirá animoso y repuesto; el Vata, insatisfecho y sin energías.

Por eso mismo es importante ajustar la dieta a nuestra prakriti, nuestra constitución natural. Lo siguiente es una tabla de cualidades alimenticias y el efecto que causan en los doshas.

EQUILIBRA A VATA		AGRAVA A VATA	
Dulce	Pesado	Picante	Liviano
Agrio	Aceitoso	Amargo	Seco
Salado	Caliente	Astringente	Frío

EQUILIBRA A PITTA		AGRAVA A PITTA	
Dulce	Frío	Picante	Caliente
Amargo	Pesado	Agrio	Liviano
Astringente	Seco	Salado	Aceitoso

EQUILIBRA A KAPHA		AGRAVA A KAPHA	
Picante	Liviano	Dulce	Pesado
Amargo	Seco	Agrio	Aceitoso
Astringente	Caliente	Salado	Frío

Como vemos, cada sección contiene tres sabores y tres gunas o cualidades. Los seis sabores ya nos resultan conocidos: dulce, agrio, salado, amargo, picante y astringente. Las seis gunas que se presentan en parejas son:

- Pesado o liviano: el trigo es pesado, la cebada es liviana, la carne roja es pesada, el pollo es ligero, el queso es pesado, la leche desnatada, liviana.

- Aceitoso o seco: la leche es aceitosa, la miel es seca, la soya es aceitosa, las lentejas son secas, el coco es aceitoso, el repollo es seco.

- Caliente o frío (que calienta o enfría el cuerpo): la pimienta es caliente, la menta es fría, la miel es caliente, el azúcar es frío, los huevos son calientes, la leche es fría.

272

Estas cualidades se comunican directamente con la lengua y al estómago. El principio operativo es "lo semejante apela a lo semejante". Si usted desea equilibrar a Pitta, evite los alimentos que compartan sus cualidades. Un ají picante, que es picante, caliente y aceitoso, naturalmente agravará a Pitta.

No es necesario memorizar estas cualidades. Aunque los textos ayurvédicos ofrecen largas listas de alimentos según sus sabores y sus gunas, este conocimiento ya está incorporado en nuestro cuerpo. Si estamos equilibrados, querremos comida caliente cuando sintamos frío y platos livianos cuando nos sintamos pesados. Lo mismo es válido para el sabor. Si usted pertenece al tipo Kapha y le agradan las ensaladas de hojas, está en equilibrio, pues las verduras de hoja son, en general, amargas y astringentes —esos dos sabores son convenientes para usted.

En pocas palabras, eso es lo que significa vivir a tono con la naturaleza; lo que deseamos comer es lo que el cuerpo necesita para su equilibrio. Por el contrario, si por pertenecer al tipo Kapha usted desea exclusivamente patatas fritas (salado), helado (dulce) y queso (agrio), sus instintos no están equilibrados y tampoco lo estará su dosha Kapha. El remedio sencillo es empezar otra vez a probar los seis sabores alejándose de las ansias. Esto nos acercará otra vez al equilibrio; cuando esto ocurra, recobraremos naturalmente los instintos perdidos. Usted no abandonará el helado y las patatas fritas, pero una ensalada de hojas le será igualmente satisfactoria, pues satisfará a su dosha dominante.

Cómo elegir la dieta adecuada al tipo físico

Ahora que el lector conoce los principios generales sobre los que se basa la dieta ayurvédica equilibrada, podemos ver los detalles específicos de cada tipo físico. Elegir qué dieta seguir es bastante fácil.

1. *Elija la dieta que equilibra su dosha dominante.* Si usted es un tipo Vata puro, por ejemplo, seguirá en general una dieta mo-

deradora de Vata. También es válido si es un Vata-Pitta, aunque puede sentir inclinación hacia la dieta Pitta cuando lo necesite (durante la temporada calurosa o si presenta señales de un agravamiento de Pitta, por ejemplo).

Si no está seguro sobre cuál de los dos doshas debe apaciguar, reflexione sobre qué alimentos, entre los que prefiere por naturaleza, lo hacen sentir saludable y equilibrado. Esto le señalará generalmente la dirección de la dieta correcta. Si usted pertenece a uno de los poco frecuentes tipos de tres doshas, habitualmente puede inclinarse a cualquier clase de dieta ayurvédica y conservar el equilibrio. Pero también en este caso debe dejar que el instinto, la estación del año y su estado de salud lo orienten.

2.   Si un médico del Ayurveda le ha indicado que equilibre un dosha en particular, siga esa dieta.

3.   Incline su dieta en la dirección que indica la estación del año. Los cambios de estación requieren ciertas modificaciones en la dieta básica —nadie bebe té frío en invierno, por ejemplo, aun siendo un fuerte tipo Pitta—. Estos cambios estacionales están analizados en el capítulo 14, Rutina estacional.

DIETA APACIGUADORA DE VATA

Prefiera:
Platos calientes, texturas moderadamente pesadas
Agregado de mantequilla y grasa
Sabores salado, agrio y dulce
Alimentos suavizantes y satisfactorios

Vata es un dosha frío y seco; los platos calientes y nutritivos que asociamos con el invierno —guisos y sopas suculentos, pucheros a fuego lento, pan recién horneado, pasteles de fruta—

proporcionan una buena dieta para aplacar a este dosha. En el lado opuesto del espectro, los alimentos hacia los que nos inclinamos en el verano —ensaladas frescas, bebidas heladas, verduras y hortalizas crudas— no armonizan demasiado con él. Los tipos Vata tienden a experimentar una digestión irregular; por eso los favorecen los platos suaves, bien cocidos y fácilmente digeribles. El dosha Vata es también muy sensible a la atmósfera que rodea la comida. El mejor alimento del mundo no le caerá bien si alrededor de la mesa reina una tensión que le agría el estómago. Todo lo que convierta la cena en una experiencia más serena y descansada ayudará a moderar al dosha Vata.

La dieta apaciguadora de Vata que presentamos aquí es la primera opción para todos los tipos Vata, a menos que el diagnóstico de un médico Ayurveda haya indicado lo contrario. A los pocos días de seguir esta dieta, el lector notará decididamente que su nivel de energía es estable y que se siente más equilibrado, sereno y feliz. Si sufre leves síntomas de desequilibrio Vata, tales como insomnio, nerviosismo o preocupación, esta dieta es la opción natural. Pruebe a seguirla durante dos semanas y verá que se alivian sus síntomas.

Hemos descubierto que las siguientes sugerencias son útiles para iniciar una dieta aplacadora de Vata.

- Todos los alimentos suavizantes son, en general, adecuados para asentar al Vata perturbado: leche (preferiblemente caliente), crema, mantequilla, sopas y guisados calientes y de cocimiento prolongado, cereales calientes y pan recién horneado. Todos contienen el elemento dulce, el más sedante para el cuerpo; en su mayor parte, son también calientes y pesados.
- Un desayuno nutritivo, cuanto más sustancioso mejor, mejorará a Vata para el resto del día. La crema de trigo o arroz es el mejor cereal caliente para Vata, pero cualquier alimento caliente, lechoso y dulce es benéfico.
- Muchos tipos Vata experimentan una drástica disminu-

ción de energía a media tarde. Es bueno tomar un té caliente con galletas o cualquier otro alimento dulce. Pensemos en el té que toman por la tarde los ingleses. La infusión de hierbas es más suavizante que el té común, cuyo alto contenido de cafeína perturbaría a los tipos Vata. Se puede probar una infusión de té de gotu kola; esta hierba india, que se considera excelente para calmar los nervios, se puede comprar en las tiendas de alimentos dietéticos. Es más conveniente encargar el té ayurvédico por correo (Apéndice A). Si nos permitimos cinco minutos para tomar nuestro té en un lugar tranquilo, antes de iniciar el regreso a casa desde el trabajo, el final del día nos parecerá mucho menos agotador.

• Lo picante no figura entre los sabores preferidos por Vata, pero los platos muy condimentados suelen resultar satisfactorios a los tipos Vata, pues en general, la comida mexicana o india es caliente y está preparada con abundante aceite. La mejor especia picante para Vata es el jengibre, que se utiliza con frecuencia para mejorarle la digestión. También el empleo de especias dulces, tales como la canela, hinojo y cardamomo, ayudan a despertar el apetito, falta del cual suelen sufrir los Vata.

• Los platos calientes y húmedos son muy recomendables para Vata. Los granos y los cereales cocidos son, en este caso, la mejor opción. Cuando uno se siente nervioso, preocupado o presionado, una escudilla de avena caliente o una taza de crema de verduras nos hará sentir mucho mejor que un caramelo o una copa.

• Aunque lo dulce es bueno para Vata, el azúcar, por sí solo, proporciona un súbito impulso de energía que puede alterar a los Vata. La leche caliente es un alimento dulce en sí, y beneficia enormemente a Vata, sobre todo con un poco de azúcar o de miel. Los dulces azucarados deberían ser consumidos en combinación con alimentos nutritivos como la leche.

• Los bocadillos secos y salados no son tan beneficiosos para Vata como la nuez seca y salada, que es pesada y oleosa, dos cualidades que apaciguan a este dosha. Lo mejor son las almendras. El Ayurveda recomienda quitarles siempre el pellejo antes de comerlas; el consejo habitual es remojar diez o doce almendras enteras durante toda la noche para pelarlas y comerlas por la mañana, a fin de equilibrar a Vata. Como las nueces y las semillas son difíciles de digerir, Vata necesita comerlas en pequeñas cantidades, preferiblemente reducidas a pasta. El tahini (pasta de sésamo) es una excelente fuente de aceite de sésamo, uno de los mejores alimentos para calentar y equilibrar a Vata.

• Todas las frutas dulces son buenas para Vata; las mejores, las uvas verdes y los mangos. Las frutas astringentes, como las peras y las manzanas, deben ser cocidas. La fruta sin madurar debe ser evitada, pues es muy astringente, sobre todo los plátanos verdes.

• Cualquier comida liviana, fría y de bajas calorías incrementa a Vata y lo hace sentir insatisfecho. Si usted es afecto a las ensaladas, deje que tomen la temperatura ambiente y agrégueles un aderezo oleoso para que sean más equilibrantes. Lo mismo es válido para las hortalizas crudas. Cómalas en reducida cantidad y nunca demasiado frías. Lo preferible es cocer todas las hortalizas en un poco de aceite en vez de hervirlas. Esto hará que muchas verduras "erróneas" sean más aceptables para el dosha Vata.

• Cuando salga a cenar, pida agua caliente para beber en vez de agua fría, sopa en lugar de ensalada y consuma pan con mantequilla a gusto, así como postre —es preferible un postre caliente, como el pastel de manzanas, antes que el helado, cuya temperatura dificulta a Vata la digestión.

• Un plato de cereal caliente como cena, aunque no sea lo acostumbrado, es lo adecuado para quien sufra un ataque de Vata. El arroz servido con lentejas a la mantequilla también es muy bueno, así como una suculenta sopa del tipo del minestrón. Las pastas, en cualquiera de sus formas, son muy suavizantes. Tomar leche caliente antes de comer es buena idea, pero no conviene cenar muy tarde: aunque quizás eso lo ayude a conciliar el sueño, su cuerpo se sentirá peor por la mañana.

• El *lassi*, una bebida tradicional de la India, es beneficiosa para liberar al cuerpo del exceso de Vata. Para prepararla bata ligeramente media taza de yogur natural con media taza de agua;

perfume con una pizca de jengibre en polvo, sal o comino. El lassi de mango dulce, preparado con partes iguales de yogur y pulpa de mango (fresco o en lata), es especialmente delicioso y también equilibra a Vata. Si se desea una bebida más suave, se puede diluir el lassi con agua fría, agregando de media a una taza.

• Una manera eficiente e instantánea de asentar a Vata es esparcir sobre nuestro plato una especia en polvo llamada Vata churna. Para información acerca de pedidos por correo vea el Apéndice A.

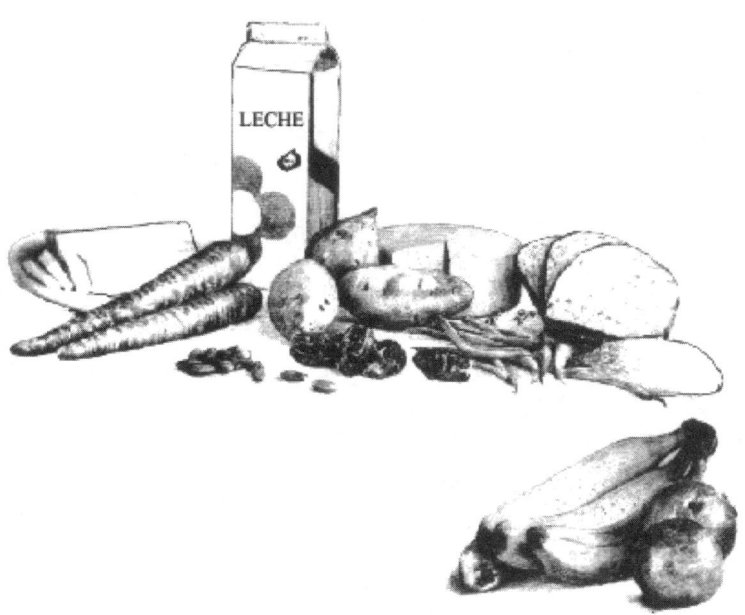

Alimentos que apaciguan a Vata

ALIMENTOS APACIGUADORES DE VATA

HORTALIZAS

Prefiera		Reduzca o evite	
ajo y cebolla	nabos	apio	coliflor
(cocidos)	okra	berenjenas	guisantes
alubias	pepinos	brócoli	hongos
verdes	rábanos	brotes	patatas
batatas	remolachas	calabacines	pimientos
espárragos	zanahorias	col	tomates
		coles de	verduras
		Bruselas	de hoja

(Todo esto es aceptable rehogado en aceite, con excepción de las coles y la col de Bruselas.) Hortalizas crudas en general.

FRUTAS

Prefiera		Reduzca o evite	
albaricoques	mandarinas	arándanos	manzanas
ananás	mangos	granadas	peras
aguacates	melocotones		
bayas	melones	*(Estas son más aceptables si se cocinan.)*	
cerezas	naranjas		
ciruelas	papayas	Frutas pasas en general; fruta no madura *(en especial, plátanos).*	
cocos	plátanos		
dátiles	uvas		
higos			

Fruta hervida
Fruta dulce y bien madura
  en general.

CEREALES

Prefiera		Reduzca o evite	
arroz	trigo	alforfón	centeno
avena		avena seca	maíz
(cocida,		cebada	mijo
cono seco)			

PRODUCTOS DEL LECHURIA

Todos los productos del lechuría son aceptables.

CARNES

Prefiera		Reduzca o evite
pavo	pollo	carnes rojas
pescados		
y mariscos		
en general		
(Todo en poca cantidad.)		

LEGUMINOSAS

Prefiera		Reduzca o evite
garbanzos	tofu (en po-	Todas, excepto las
lentejas	ca cantidad)	nombradas.
rosadas		
mongo		

ACEITES	EDULCORANTES
Todos los aceites son aceptables. Se recomienda especialmente el de sésamo.	Todos los edulcorantes (naturales) son aceptables.

Todas son aceptables en pequeñas cantidades;
las mejores son las almendras.

HIERBAS Y ESPECIAS

Prefiera	*Reduzca o evite*
Casi todas (con modera-ción, con énfasis en las hierbas y especias dul-ces y/o calientes, tales como:	No se debe usar ninguna especia en gran cantidad; reduzca al mínimo hierbas y especias amargas y astrin-gentes, tales como:

albahaca	jengibre	alholva	cúrcuma
alcaravea	laurel	azafrán	perejil
asafétida	macis	coriandro	
bayas de	mejorana		
enebro	mostaza		
canela	nuez		
cardamomo	moscada		
cilantro	orégano		
(coriandro	pimienta		
verde)	inglesa		
clavo	pimienta negra		
comino	(en poca		
cúrcuma	cantidad)		
estragón	raíz de regaliz		
hierbas	salvia		
finas	tomillo		
hinojo			

DIETA APACIGUADORA DE PITTA

Prefiera:
Comidas frías o calientes, pero no humeantes
Texturas moderadamente pesadas
Sabores amargo, dulce y astringente
Menos mantequilla y grasa

Los tipos Pitta nacen con una digestión naturalmente fuerte y eficiente, que permanece así a menos que se la perturbe. Son los que más se acercan al ideal de poder comer algo de todo. Por tanto, necesitan precaución para no abusar del estómago. El uso excesivo y continuado de sal, la excesiva preferencia por los alimentos agrios y picantes y la glotonería son las más comunes entre las influencias agravantes.

Por ser el único dosha caliente, Pitta aprecia los alimentos frescos, sobre todo en verano. Es acertado especialmente incluir sabores amargos y astringentes en las comidas (suministrados sobre todo por ensaladas y leguminosas). Estos dos rasas limitan el apetito, secan el exceso de humedad y mantienen sensible el paladar. También contrarrestan el efecto embotante del exceso de sal y azúcar en las papilas gustativas, facilitando a los Pitta el ser moderados en sus apetitos, como la naturaleza lo previó. Todo lo que convierta una cena en una experiencia más sedante y ordenada ayudará también a apaciguar a este dosha.

La dieta moderadora de Pitta que ofrecemos más adelante es la elección natural para los tipos Pitta, a menos que un médico del Ayurveda haya efectuado otra indicación. Nuestros pacientes Pitta manifiestan sentirse más equilibrados con esta dieta, siempre activos, aunque con una energía "más suave". También se calma el apetito devorador de este tipo. Si usted presenta leves síntomas de desequilibrio Pitta, tales como acidez, irritación o sed excesiva, esta dieta también le resultará conveniente. Pruébela durante un mes y observe si se alivian sus síntomas.

Las siguientes son algunas sugerencias generales para ayudar a poner en práctica esta dieta:

• En el verano a los tipos Pitta les convienen los alimentos fríos y refrescantes con menor cantidad de sal, aceite y especias, que agregan calor al cuerpo. Las ensaladas contienen dos sabores, el amargo y el astringente, que equilibran a Pitta, además de ser frías y ligeras. La leche y el helado también son recomendables.

• El exceso de Pitta torna al cuerpo demasiado agrio; para contrarrrestar esto se deben evitar, en general, los encurtidos, el yogur, la crema agria y el queso. El zumo de limón fresco es una excepción: se puede usar con prudencia para condimentar las ensaladas, reemplazando al vinagre. Los alimentos fermentados y las bebidas alcohólicas son agravantes para Pitta, debido a su acritud, así como los ácidos del café. Para calmar el humor suele ser muy útil habituarse a las infusiones, ya sean de menta, de regaliz, o una infusión especial que vende el Ayúrveda para Pitta. (Apéndice A)

• Un desayuno de cereales fríos, tostadas con canela y zumo de manzanas es una buena sustitución para el café con rosquillas y zumo de naranja, todo lo cual perturba a Pitta.

• La grasa de las carnes rojas, que también calienta el cuerpo, no es necesaria para los Pitta. Aunque les atrae comer carne, sobre todo si son personas muy activas y dinámicas, son los Pitta quienes más se benefician con una dieta vegetariana. Si usted no es vegetariano, asegúrese de que su dieta incluya abundantes cantidades de leche, cereales y verduras. Todo esto logra que los Pitta se sientan muy bien. Una vez que se han habituado a la comida naturista, los Pitta la prefieren a las parrillas y los restaurantes mexicanos, pues al levantarse de la mesa se sienten más serenos y satisfechos.

• Los platos fritos son aceitosos, calientes, salados y pesados, cualidades que los Pitta tienen que evitar. En cambio, los alimentos ricos en fécula (hortalizas, cereales y leguminosas) satisfacen y reducen el hambre devoradora de Pitta. La energía estable de una dieta alta en hidratos de carbono contrarresta la tendencia a comer demasiado en momentos de tensión.

• Los alimentos envasados y de preparación instantánea son muy abundantes en sal y sabores agrios; para los tipos Pitta es mejor evitarlos en lo posible. Puesto que los Pitta son afectos al lujo, un restaurante de sobria elegancia pone de relieve lo mejor de ellos. Las cocinas japonesa y china, que emplean relativamente poca grasa y carne, son ideales para Pitta. Cuando usted coma en restaurante, no pida agua helada, sino fría; elija ensalada en lugar de sopa, unte el pan con escasa mantequilla y no se prive del postre. La comida muy condimentada es muy intoxicante para Pitta; si usted prefiere la cocina mexicana, reduzca al mínimo el queso y la crema agria y pida una ensalada fresca de palta para contrarrestar el fuerte agravamiento de Pitta causado por los ajíes picantes.

• Los Pitta responden favorablemente a las dietas bajas en sal, pero si se los obliga a comer platos insípidos no tardarán en rebelarse. Un buen término medio consiste en mantener la sal lejos de la mesa y usarla sólo en la cocina, al preparar los alimentos. La hora del aperitivo, con sus bocadillos salados, es peor para Pitta que para los demás tipos. Los alimentos secos y salados se combinan con el alcohol para abrir el apetito y la pared estomacal.

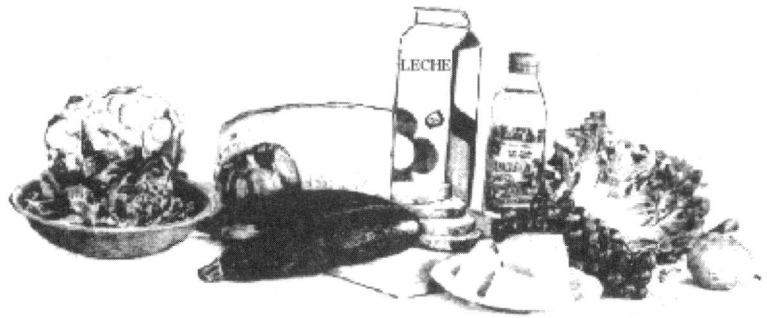

Alimentos que apaciguan a Pitta

• Para reducir el Pitta agravado, la recomendación habitual es tomar dos cucharadas medianas de ghee (grasa refinada) en un vaso de leche caliente. Esto también actúa como laxante, lo cual ayuda a evacuar el exceso de Pitta del organismo. Tome esa leche con ghee en vez de cena o dos horas después de una cena muy ligera. También puede reemplazar con ella el desayuno. Sin embargo, no se debe tomar ghee si se tiene un alto nivel de colesterol.

• Una manera eficiente e instantánea de asentar a Pitta es esparcir en el plato una especia en polvo llamada Pitta churna, que puede encargarse por correo.

ALIMENTOS APACIGUADORES DE PITTA

HORTALIZAS

Prefiera		Reduzca o evite	
alubias verdes	guisantes	ajo	rábanos
apio	hongos	berenjenas	remolachas
batatas	lechuga	cebollas	tomates
brócoli	okra	espinaca	zanahorias
calabacines	patatas	pimiento	
col de	pepino	picante	
Bruselas	pimiento		
coles	dulce		
coliflor	verduras		
espárragos	de hoja		

FRUTAS

Prefiera		Reduzca o evite	
ananás	mangos	albaricoques	melocotones
aguacates	manzanas	arándanos	papayas
cerezas	melones	bayas	placaminero
ciruelas	naranjas	cerezas	plátanos
ciruelas	pasas	acidos	pomelo
pasas	de uvas		
cocos	peras	Evite todas las frutas que	
higos	uvas	llegue al mercado agria o sin	
(Todos deben ser dulces		madurar; uvas verdes, naran-	
y estar maduros.)		jas, ananás y ciruelas deben	
		ser dulces.	

CEREALES

Prefiera		Reduzca o evite	
arroz blanco	cebada	arroz	maíz
avena	trigo	integral	mijo
		centeno	

PRODUCTOS DEL LECHURIA

Prefiera		Reduzca o evite	
clara de	helado	crema de	queso
huevo	leche	agria	yema de
ghee	mantequilla	leche de	huevo
(manteca		manteca	yogur
refinada)			

CARNES

Prefiera		Reduzca o evite
camarones	pollo	Carnes rojas, pescados
pavo		y mariscos en general
(Todo en pequeñas		
cantidades.)		

LEGUMINOSAS

Prefiera		Reduzca o evite
garbanzos	tofu y otros	lentejas
mongos	productos	
	de soja	

ACEITES

Prefiera		Reduzca o evite	
coco	oliva	almendra	maíz
girasol	soja	cártamo	sésamo

EDULCORANTES

Todos los edulcorantes (naturales) son aceptables,
excepto la miel y la melaza.

NUECES Y SEMILLAS

Prefiera		Reduzca o evite
coco	semillas de	Todas, salvo las nom-
semillas de	girasol	bradas.
calabaza		

Prefiera	*Reduzca o evite*
Generalmente se evitan las especias por ser demasiado calientes, pero se pueden consumir algunas dulces, amargas y astringentes, como:	Todas las hierbas y especias excepto las nombradas; también en cantidad mínima:

azafrán	cúrcuma	aderezos	mostaza
canela	eneldo	agrios	sal
cardamomo	hinojo	condimen-	salsa para
cilantro	menta	tos picantes	parrilla
(coriander		encurtidos	vinagre
verde)		kechup	
Comino y pimienta negra en poca cantidad.			

DIETA APACIGUADORA DE KAPHA

Prefiera:
Comidas calientes y ligeras
Platos secos, preparados sin demasiada agua
Un mínimo de mantequilla, aceite y azúcar
Sabores amargo, picante y astringente
Alimentos estimulantes

El dosha Kapha es lento para dejarse afectar por la comida, pero con el tiempo los tipos Kapha se desequilibran por comer demasiados alimentos dulces y suculentos. Pueden aparecer otros problemas, pero en la sociedad occidental, en la que el azúcar y la grasa cubren más de la mitad de las calorías consumidas por una persona promedio, los Kapha tienen que estar en guardia contra esta influencia. Asimismo es preciso vigilar la cantidad de sal, pues también es consumida con mucho exceso y favorecen en muchos individuos de este tipo la retención de líquidos.

Debe preferirse todo lo que aumente lo liviano: una comida frugal y ligera a la hora del desayuno y la cena, alimentos cocidos —nunca dorados en aceite—, frutas crudas y hortalizas. Los platos muy condimentados facilitan la digestión y calientan el cuerpo; los amargos y astringentes ayudan a dominar el apetito. En general, todo lo que haga del comer un estímulo ayudará a equilibrar a Kapha y evitará el peligro, siempre presente en casi todos los de este tipo, de excederse en la mesa.

La dieta apaciguadora que se da más adelante es la elección natural para los tipos físicos Kapha, a menos que un médico del Ayurveda haya dado un consejo adverso. Esta dieta ayuda a muchos de nuestros pacientes Kapha a sentirse más equilibrados, enérgicos, ligeros y satisfechos consigo mismos. Si usted padece leves síntomas de desequilibrio Kapha, tales como el de tener la nariz siempre mojada, ser lento para ponerse en actividad por las mañanas o dormir demasiado, esta dieta también es conveniente. Pruébela durante seis semanas y verá si se alivian sus síntomas.

Las siguientes sugerencias ayudarán a instrumentar una dieta moderadora para Kapha.

• Si puede elegir, prefiera platos calientes a los fríos en todas las comidas: una entrada caliente en vez de un emparedado, pastel de manzana caliente en lugar de helado y pescado a la parrilla en vez de ensalada de atún. Calentar la fría digestión de Kapha siempre es bueno para el equilibrio. La cocción en seco (al horno, al asador, a la parrilla, salteado en muy poco aceite) son mejores para los Kapha que la cocción húmeda (al vapor, hervido o escalfado).

• Antes de comer, estimule el apetito con sabores amargos o picantes, en vez de salados o agrios. Lo amargo de la lechuga romana, la endivia o el agua tónica despertará las papilas gustativas sin provocar un exceso a la mesa. La infusión de jengibre y hasta una pizca de raíz de jengibre fresca son también muy recomendables. En general, conviene asegurarse de que los sabores amargo y astringente estén presentes en todas las comidas. Para hacerlo no es necesario buscar alimentos amargos en cantidad. Basta con el leve sabor amargo de una ensalada o la astringencia de las hierbas. Entre las especias que hay en toda casa, el comino, la alhalva, la semilla de sésamo y la cúrcuma son a un tiempo amargos y astringentes.

• Una de las mejores maneras de equilibrar a Kapha es agregar a la dieta sabores picantes con especias. Todo lo especioso es conveniente, incluidos esos platos mexicanos o indios tan picantes que hacen saltar las lágrimas. Eso lava todas las membranas mucosas. Contrariamente a lo que solemos pensar, la comida picante y condimentada es mejor, no en verano, sino en invierno; compensa el frío húmedo que afecta a Kapha.

• Las personas Kapha necesitan desayunar principalmente para ponerse en movimiento por la mañana, no porque necesiten alimento. En vez de sacudirse con la cafeína del café, despierte al cuerpo con alimentos ligeros, reductores de Kapha, tales como sidra caliente con especias, *crêpes* de alforfón con manteca de manzana, panecillos de maíz y cacao amargo, preparado con leche descremada y un toque de miel. En general, todo lo caliente y ligero está bien; en cambio, lo frío, pesado o dulce no es tan conveniente. Los cereales fríos, los zumos o la leche fríos y los pasteles azucarados tienden a crear congestión, sobre todo en el clima húmedo del invierno. El tocino y los embutidos agravan a Kapha, debido a la sal y la grasa. Si usted no siente hambre por la mañana, suprimir el desayuno es correcto; el Ayurveda lo considera opcional, sobre todo para los tipos Kapha.

• Si usted despierta congestionado por la mañana, lo que indica un exceso de Kapha, lo mejor es tomar miel, agua caliente, zumo de limón y jengibre. La infusión de jengibre muy caliente (página 313) es excelente para los tipos Kapha en general, pues estimula el organismo y elimina el exceso de Kapha. Si elimina una comida de vez en cuando —buena idea para muchos Kapha—, una cucharada de miel en agua caliente lo ayudará a mantenerse.

• Reducir el consumo de dulces es difícil para muchos Kapha, pero una semana de prueba a dieta baja en azúcar suele lograr que uno se sienta más ligero y activo. La miel es muy recomendable para los tipos Kapha, pero no se debe tomar más de una cucharada por día, poco más o menos; tampoco es adecuada para cocinar, pues según el Ayurveda la cocción la torna perniciosa.

• Los tipos Kapha desequilibrados ansían leche, mantequilla, helado y dulces azucarados, pero estos alimentos están entre los menos indicados, pues predisponen al organismo a que esté más frío y congestionado. Lo mejor es usar leche descremada, preferiblemente hervida para facilitar la digestión, y sólo un mínimo de otros productos de granja. Las semillas de sésamo, en el pan y los panecillos, ayudan a contrarrestar la cualidad dulce y pesada del trigo, que no es lo más recomendable para Kapha. Una hamburguesa con batido de leche y hasta un emparedado con leche combinan demasiada pesadez con excesiva dulzura, por lo cual es necesario comerlos muy ocasionalmente.

• Las frutas crudas, las hortalizas y las ensaladas son muy convenientes, pues sus fibras entonan el conducto intestinal, además de lo beneficiosos que son sus sabores astringentes. En términos generales, el Ayurveda prefiere que no sean crudos todos los alimentos, pero esta es una excepción que ayuda a casi todos los tipos Kapha.

Los alimentos dorados en aceite, cualesquiera que sean, agravan a Kapha; están entre las pocas cosas que usted debería tratar de eliminar de su dieta. No hay necesidad de borrar todas las grasas, pero se puede hacer un esfuerzo para emplear menos mantequilla y aceite al cocinar. El aceite de maíz es caliente para el cuerpo; usted lo puede usar en pequeñas cantidades, junto con aceite de almendra o de girasol. Las hortalizas apenas cocidas al vapor, con el agregado de un poco de ghee (mantequilla sin sal), son aptas para una comida suave; todo lo seco, fresco y estimulante equilibra a Kapha.

• Las personas Kapha tienen que elegir con cuidado lo que piden en el restaurante. Las minutas son demasiado aceitosas, saladas y dulces; encamínese hacia el mostrador de ensaladas y reduzca el aderezo al mínimo. Si puede pagar buenos restaurantes, la cocina oriental es la más liviana, sobre todo si se concentra en las hortalizas antes que en las carnes. Vaya donde fuere, pida agua caliente en vez de bebidas frías, ensalada en lugar de sopa (salvo en temporada fría), evite los panecillos y la mantequilla, y elija un postre poco abundante y no demasiado suculento; lo mejor suelen ser los pasteles de fruta calientes.

• Una manera eficiente e instantánea de asentar a Kapha es esparcir sobre el plato de comida una especia en polvo llamada Kapha churna, que puede encargar a la dirección que aparece en el Apéndice A.

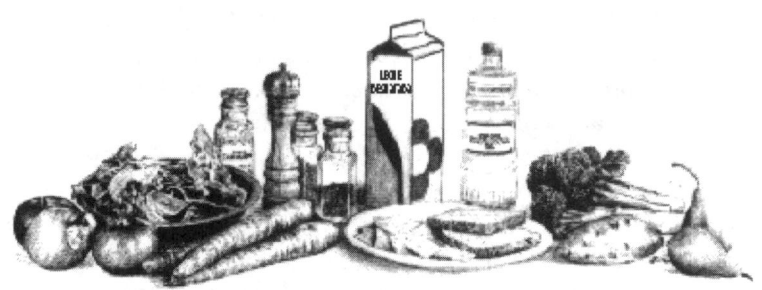

Alimentos que apaciguan a Kapha

ALIMENTOS APACIGUADORES DE KAPHA

HORTALIZAS

Prefiera		Reduzca o evite	
En general, todas, incluyendo:		Hortalizas dulces y jugosas, tales como:	
ajo	guisantes	batatas	pepinos
apio	hongos	calabacines	tomates
berenjena	lechuga		
brócoli	okra		
cebollas	patatas		
col de	pimientos		
Bruselas	rábanos		
coles	remolachas		
coliflor	verduras de		
espárragos	hoja		
espinaca	zanahorias		

FRUTAS

Prefiera		Reduzca o evite	
albaricoques	manzanas	ananá	meloco-
arándanos	peras	aguacates	tones
granadas		ciruelas	melones
		cocos	naranjas
		dátiles	papayas
		higos	plátanos
		frescos	pomelos
		mangos	uvas
Frutas pasas en general: higos, ciruelas, uvas, albaricoques.		En general, frutas dulces, agrias o muy jugosas.	

CEREALES

Prefiera		Reduzca o evite	
alforfón	maíz	arroz	trigo,
cebada	mijo	avena	salvo en
centeno			poca
			cantidad

Los cereales calientes y cocidos al vapor son, en general, demasiado húmedos y pesados,

PRODUCTOS DEL LECHURIA

Prefiera	Reduzca o evite
Leche desnatada	Todos, salvo los nombrados.
Leche entera en reducida cantidad	
Huevos en poca cantidad, nunca fritos ni en mantequilla	

CARNES

Prefiera		Reduzca o evite
camarones	pollo	carnes rojas
pavo		pescados y mariscos en general

(Todo en poca cantidad.)

LEGUMINOSAS

Prefiera

Todas las leguminosas son aceptables,
excepto el tofu y las judías.

ACEITES

Prefiera		*Reduzca o evite*
almendra	girasol	Todos, salvo los nombrados.
cártamo	maíz	
(Todo en poca cantidad.)		

EDULCORANTES

Prefiera	*Reduzca o evite*
Miel cruda, no calentada	Todos, salvo los nombrados.

NUECES Y SEMILLAS

Prefiera		*Reduzca o evite*
calabaza	girasol	Todas, salvo las nombradas.

HIERBAS Y ESPECIAS

Prefiera	*Reduzca o evite*
Todas: el jengibre es el mejor para favorecer la digestión.	sal

LOS SEIS SABORES

Cada uno de los seis sabores se comunica directamente con el cuerpo mecánico cuántico, y cada uno lleva un mensaje diferente. La lengua lo sabe por instinto. La voluptuosa dulzura de un flan de vainilla contrasta con lo acre de la cáscara de limón; una es sedante; lo otro, una fuerte impresión. Todo el cuerpo reacciona ante la diferencia, que se inicia en la lengua pero continúa en todo el cuerpo. El sabor deja una estela de reacciones desde la boca hasta el destino final del alimento: las células.

Las culturas aborígenes de todo el mundo, sin saber nada de alimentación equilibrada con respecto a grasas, hidratos de carbono y proteínas, han comprendido que la dieta debe ser dinámica. Necesitan sabores que despierten el cuerpo, como lo amargo y lo astringente, y otros que lo calmen, principalmente lo dulce. A veces necesitamos incentivar la digestión con sabores "calientes": picante, agrio y salado; otras veces, apaciguarla con sabores "fríos": amargo, astringente y dulce.

Todo esto fue comprendido por instinto. En México, la limitada ración de maíz y habichuelas no habría podido, por sí, mantener una existencia equilibrada y saludable, pero con el agregado de los ajíes picantes ha servido a la población nativa durante muchos siglos. Los ajíes rojos agregan a la dieta vitamina C, pero su aporte más importante son los sabores dulce y picante, con lo que se completan los seis rasas. En la India, el *curry* cumple la misma finalidad; sin esas especies, la dieta básica de arroz, lentejas y pan de trigo sería dramáticamente limitada.

Mensajes de la naturaleza

Cada alimento tiene su propio perfil de sabores. Los simples, tales como el azúcar blanco o el vinagre, tienen un solo sabor, pero casi todos presentan dos como mínimo: el limón es agrio, pero también dulce y amargo; las zanahorias son dulces, amargas y astringentes; el queso es dulce y agrio. La leche se considera un alimento completo, pues tiene la presencia sutil de los seis rasas, además de su obvia dulzura; por este motivo, el Ayurveda recomienda beber leche sola, en vez de usarla para acompañar una comida. Sin embargo, mezclar la leche con otros alimentos dulces como frutas, cereales y azúcar es conveniente; en realidad, la leche es lo que mejor atempera el azúcar blanco refinado, que si se digiere solo entra en el organismo súbitamente.

Los grandes grupos de alimentos giran alrededor del rasa dulce, pero con los otros seis sabores cuidadosamente mezclados:

Frutas: primordialmente dulces y astringentes, con las cítricas para agregar lo agrio.
Hortalizas: primordialmente dulces y astringentes, con las verduras de hoja agregando lo amargo.
Productos de granja: primordialmente dulces, con el yogur y el queso para agregar agrio y astringente.
Carnes: primordialmente dulces y astringentes.
Aceites: primordialmente dulces.
Cereales y nueces: primordialmente dulces.
Leguminosas: primordialmente dulces y astringentes.
Hierbas y especias: primordialmente picantes, con todos los otros sabores agregados de manera secundaria.

Así como casi todos los alimentos son dulces, también lo es el dosha Kapha, constructor de tejidos; por tanto, el cuerpo humano como un todo también es dulce. Las hierbas y las especias aportan el espectro de sabores, pero lo más importante es que provocan una variedad completa de respuestas físicas. La pimienta negra logra que la boca se llene de agua; la alhalva la seca; la mostaza calienta el cuerpo y la menta lo refresca. El único espacio blanco es lo salado, que es proporcionado por la misma sal.

Utilizando este perfil de sabores, es posible clasificar cualquier alimento según incremente o reduzca uno o más de los doshas, como ya hemos visto. Puesto que los tres doshas están relacionados, un aumento de uno de ellos es tan crucial que el Ayurveda ha clasificado todos los alimentos según incremente o "disminuya" un dosha en especial. La col, por ejemplo, incrementa a Vata; las zanahorias, a Pitta; todos los aceites, a Kapha.

Teniendo en cuenta que un alimento cualquiera trasmite simultáneamente al cuerpo cinco o seis mensajes, uno puede pillar un dolor de cabeza tan fuerte computando los seis rasas como tratando de computar cada gramo de grasa, hidratos de carbono y proteínas. Este complejo trabajo debe estar en manos del vaidya. Para él la comida es remedio, y sus propiedades deben ser analizadas con tanta atención como las de cualquier medicamento. El necesita saber que la col es dulce y astringente, seca y refrescante y, por tanto, potente agravadora de Vata —por eso la col tiende a formar gases en el colon, asiento de Vata—. Así podrá indicar un alimento reductor, como el hinojo, para contrarrestar el agravamiento de Vata.

También sabe que todos los alimentos dejan un "gusto residual" *(vipak)* que afecta al cuerpo una vez digerida la comida. El gusto residual de la col, por ejemplo, es picante. El vipak es un elemento a tener muy en cuenta para prescribir una dieta terapéutica, pues el médico necesita conocer todos los aspectos del alimento que afecten a los doshas de su paciente. En casa no hace falta ser tan específicos. El gusto residual de la comida, una vez digerida, es algo que dejaremos por cuenta del médico, pero para concretar el tema clasificaremos el vipak como sigue:

Lo dulce y salado lleva a un vipak dulce

Lo agrio tiende a un vipak agrio

Lo picante, amargo y astringente deja un vipak picante

De este modo los seis sabores se reducen a tres una vez efectuada la digestión.

En las páginas siguientes profundizaremos más en los seis rasas y en lo que dicen a nuestros doshas. Confío en que usted leerá esta sección aunque sea una vez, pero no la memorice. Son sus papilas gustativas y no su mente las que deben constituirse en el juez último de los sabores.

DULCE

Alimentos dulces:

Azúcar, miel	Aumenta a Kapha
Arroz	(excepto miel)
Leche, crema, mantequilla	Disminuye a Pitta y Vata
Pan de trigo	

Lo dulce es un sabor que incrementa fuertemente a Kapha. Los alimentos dulces provocarán en el cuerpo cualidades Kapha: frío, pesadez (al agregar grasa), estabilidad y energía física. Así como las personas Kapha son, por naturaleza, las que más fácilmente se sienten satisfechas, lo dulce es el sabor más satisfactorio. Es muy Kapha poseer un carácter dulce y maternal: desde la infancia en adelante, dos alimentos Kapha, la leche y el azúcar, representan la maternidad. Cualquier comida que resulte nutritiva y satisfaga tiene en general un componente dulce. Por ejemplo: todas las carnes, los aceites y la mayor parte de los cereales se consideran dulces. El Ayurveda considera que el arroz y el trigo, dos cereales que forman la dieta básica en Oriente y Occidente, son de sabor dulce. El ghee (mantequilla refinada) es otro alimento dulce, pues es un derivado de la leche; se considera como el mejor remedio para equilibrar a Pitta.

Las comidas dulces son también sedantes y alivian la sed. Si usted está con un humor nervioso e inquieto, señal de Vata elevado, un sabor dulce lo calmará; también apaga el fuego de Pitta —a los bebés irritados se los tranquiliza con leche o azúcar—. Sin embargo, el exceso de azúcar no es estabilizante; vuelve a la mente torpe y soñolienta. Del exceso de dulce provienen la complacencia, la codicia y la dependencia emocional.

El exceso de dulce embota. Lleva a cualidades negativas, que se originan en una incentivación exagerada de Kapha:

complacencia, sobrepeso, torpeza mental, exceso de mucosidad, congestión y somnolencia. Las personas Kapha están dotadas de cualidades de satisfacción y bienestar que los tipos Vata y Pitta deben buscar a través de los sabores dulces. Sin embargo, en caso de desequilibrio Kapha, se considera que los alimentos dulces son perjudiciales y es preciso reducirlos o evitarlos. Sólo la miel es una excepción a esta norma. Para equilibrar a Kapha es más recomendable que cualquier otro alimento.

SALADO

Alimentos salados:

Sal de mesa   Incrementa a Kapha y Pitta
                             Reduce a Vata

La sal aumenta tanto a Pitta como a Kapha. Incentiva la digestión, función de Pitta. Su gusto realza el sabor de los alimentos, despierta el apetito e inicia el flujo de saliva y jugos estomacales. Es caliente, como Pitta —todos los procesos digestivos elevan el calor del cuerpo—. Sin embargo, si se usa en exceso los otros sabores quedan superados y todo toma el mismo gusto. La conexión Kapha se efectúa a través de otras dos cualidades que el Ayurveda asocia con la sal: oleosidad y peso. Al fijarse a las moléculas de agua, la sal hace más pesados los tejidos. Un exceso de sal conduce a típicos problemas de Kapha, al desatar los líquidos del cuerpo; esto se vincula directamente con la hipertensión. La sal, puesto que nos hace comer demasiado, agrega grasa y conduce al sobrepeso.

En Occidente, la relación entre la sal y la hipertensión ha sido tan convincente que se ha prohibido a muchos hipertensos consumir sal, salvo en pequeñísimas cantidades. Esto daba a entender que la sal era en cierto modo un enemigo. Ahora se sabe que esas restricciones eran demasiado severas: una persona normal puede comer toda la sal que quiera sin perjudicar su presión arterial. El motivo básico para no exagerar es que una dieta moderada favorece la salud en todo sentido, no sólo evitando la hipertensión. El Ayurveda señalaría que no es la sal la que eleva la presión sanguínea, sino los doshas. Hace falta un desequilibrio de los doshas para que la sal pueda causar daño.

El exceso de sal lleva también a inflamaciones de la piel, acné y exceso de calor, todo relacionado con Pitta. Si hay un desequilibrio Pitta o Kapha en el cuerpo, los alimentos salados son desaconsejables.

Emocionalmente la sal da gusto a la vida, pero en exceso anula este efecto, así como comer muchas patatas fritas mata el apetito en vez de estimularlo. Si abusamos de la sal, para percibirla necesitamos agregar cada vez más; por eso los alimentos salados son compulsivos. El exceso de sal, en general, se asocia con las ansias y los deseos compulsivos.

AGRIO

Alimentos agrios:

Limón	Incrementa a Pitta y Kapha
Queso, yogur	Reduce a Vata
Tomates, uvas, ciruelas	
y otras frutas agrias	
Vinagre	

Como la sal, lo agrio es un sabor Pitta-Kapha que incentiva la digestión y agrega sabor a la comida. Resulta refrescante comer alimentos ácidos, pero eso aumenta la sed, que se vincula con Pitta: el calor generado por un exceso de Pitta debe ser calmado con buena cantidad de agua. Los alimentos acres, por tanto, pueden llevar a la retención de líquidos, que agregan peso al cuerpo (más Kapha). Las cualidades agudas de Pitta, como su ingenio y su intelecto agudo, se incentivan con los alimentos agrios, pero también es posible "agriar el carácter", puesto que el exceso de Pitta se relaciona con el resentimiento y la envidia.

301

El queso y el yogur son agrios debido a la fermentación. En pequeñas cantidades, los alimentos ácidos hacen correr los fluidos digestivos. Sin embargo, el Ayurveda se opone claramente a la acritud fermentada en general: se considera que el vinagre y el alcohol de fermentación son tóxicos y reflejan la cualidad Pitta-Kapha de este sabor. El Pitta desequilibrado provoca toxicidad en la sangre. El Kapha desequilibrado llena los tejidos de ama (toxinas).

El exceso de alimentos agrios conduce a trastornos ácidos en el cuerpo, tales como úlceras, anormalidades en los elementos químicos de la sangre, irritaciones de la piel y acidez estomacal. Si existe ya en el cuerpo un desequilibrio Pitta o Kapha, los alimentos agrios no son recomendables. Los alimentos fermentados tampoco, salvo en pequeñas cantidades.

AMARGO

Alimentos amargos:

Verduras amargas (endivia, achicoria, lechuga romana)	Incrementa a Vata Reduce a Pitta y Kapha
Pepinos amargos	
Agua tónica	
Corteza de limón	
Espinaca y verduras de hoja en general	
Cúrcuma, alholva	

Lo amargo es el más Vata de los sabores, pues trae al cuerpo, en sus efectos, lo liviano, lo frío y lo seco. Es un sabor correctivo, que devuelve al equilibrio las ansias de platos dulces, agrios y picantes. Lo amargo acicatea el paladar, despertándolo en vez de satisfacerlo, propiedad muy Vata, ya que este dosha es el responsable del estado de alerta. Un toque de amargos en un vaso de agua tónica es efectivo para poner en marcha la digestión cuando la tenemos lenta; lo amargo hace que el paladar desee inmediatamente los sabores más satisfactorios.

Lo amargo tonifica los tejidos, propiedad que da su nombre al agua tónica. Es el mejor de los sabores junto con lo dulce para refrescarse cuando hace calor. Si en el cuerpo hay toxicidad, inflamación, acaloramiento o escozor como resultado de un agravamiento de Pitta, lo amargo se considera lo más correctivo. Por ejemplo, la amarga corteza de quina calma la fiebre.

En exceso, lo amargo agrava a Vata, conduciendo a típicos trastornos de este dosha: falta de apetito, pérdida de peso, dolores de cabeza, inestabilidad, piel seca y una hueca sensación de debilidad. La espabilada atención que se asocia con lo amargo se convierte, con el exceso, en sentimientos amargos, asociados con la falta de satisfacción: todo lo que sea demasiado Vata resulta insatisfactorio, pues la búsqueda del cambio constante es parte de la naturaleza Vata. La pena, que destruye el equilibrio de Vata y hace que la vida parezca completamente vacía de satisfacciones, es amarga.

PICANTE

Alimentos picantes:

Ajíes picantes y de Cayena	Incrementa a Vata y Pitta
Cebollas y ajo	Reduce a Kapha
Rábanos	
Jengibre	
Comidas picantes en general	

En el Ayurveda, la comida fuerte y rica en especias tiene un sabor aparte, llamado picante. Lo picante se reconoce inmediatamente porque provoca una sensación de ardor —el Pitta aumentado— y sed —el efecto secante de Vata aumentado—. Lo picante calienta el cuerpo y hace que los fluidos sean eliminados. Como resultado, se potencia la digestión y se limpian los tejidos congestionados. El sudor, las lágrimas, la saliva, el moco y la sangre empiezan a correr cuando se presenta un sabor picante.

Como drena las cavidades sinoidales, la comida picante es la mejor para equilibrar a Kapha, que al agravarse lleva a la congestión de las membranas mucosas. La medicina occidental ha pensado durante mucho tiempo que los alimentos picantes debían ser perjudiciales para quien tuviera las membranas mucosas irritadas, pero el efecto de abrir y limpiar los tejidos se considera ahora sumamente benéfico; a veces se pone a los enfermos de bronquitis crónica y asma a dieta con comida mexicana cargada de pimientos picantes. El efecto antitóxico de lo picante, según se dice, ayuda a limpiar la piel, aunque se incrementa Pitta: la sequedad de Vata limpia los poros aceitosos que exacerban el acné.

En exceso lo picante se convierte en dolor: comer un ají crudo provoca hinchazón en los labios y los ojos, ardores en la piel y un sudor caliente. Si comemos platos demasiado especiosos tendremos mucha sed y estaremos mareados e inquietos, reflejando la influencia Vata (el exceso de Vata explica los mareos y la sequedad). La incitación de lo picante si exageramos no excita al cuerpo, sino que lo irrita.

Lo mismo es válido para las emociones. El humor punzante es vigorizador, pero también puede ser agresivo. Las personas excitables y extravertidas ya tienen una inclinación hacia lo punzante; si se agrega más, se tornan febriles. Si hay en el cuerpo un desequilibrio Vata o Pitta, los platos picantes no son aconsejables.

ASTRINGENTE

Alimentos astringentes:

Habichuelas   Incrementa a Vata
Lentejas   Reduce a Pitta y Kapha
Manzanas, peras
Col, brócoli, coliflor
Patatas

Lo astringente, ese sabor que frunce y seca la boca, es el menos familiar de los seis rasas. Es un gusto alcalino, lo mismo, aunque opuesto, que el efecto de los limones agrios. Al igual que lo amargo, lo astringente es Vata: los gases producidos por la col hervida y el sabor seco y harinoso de las habichuelas son efectos Vata. La astringencia es ligera, como lo amargo, pero más apetitosa; culturas tradicionales de todo el mundo han subsistido sobre la base de legumbres, y en la Edad Media la col era un plato fundamental en toda Europa. La astringencia asienta; las patatas, las zanahorias y otros tubérculos causan este satisfactorio efecto.

Lo astringente es refrescante y constrictivo; detiene el fluir de las secreciones, tales como el sudor y las lágrimas (haciendo que las leguminosas sean buena compañía para los pimientos picantes, puesto que se anulan entre sí). En exceso, su efecto constrictivo puede provocar trastornos Vata de estreñimiento y boca seca, junto con gases o distensión de la parte baja del abdomen.

Las personas que tienen un humor seco e ingenioso son astringentes. Es una cualidad que frena el entusiasmo y nos devuelve a la normalidad. Sin embargo, llevada a sus extremos la astringencia se torna marchitante. La brusca constricción que sentimos cuando nos apresa el miedo y la boca seca del nerviosismo son cualidades astringentes negativas. Las emociones astringentes carecen de calor en general; si somos viejos, fríos y marchitos, acabamos la vida como palos secos. Si hay en el cuerpo un desequilibrio Vata, los platos astringentes no son recomendables.

AGNI: EL FUEGO DIGESTIVO

Son pocos los que consultan al médico con respecto a su digestión. Como sociedad habituada a la buena salud, damos por asegurada nuestra capacidad de procesar los alimentos y, a menos que se presente un problema grave, como la colitis o la úlcera péptica, pasamos por alto ese estómago descompuesto de vez en cuando, o la desagradable noche pasada después de habernos "comido todo".

El Ayurveda, por el contrario, considera que la mala digestión es un factor importante en el proceso de las enfermedades y alaba la buena digestión como proveedora de salud. Cada célula ha sido creada a partir de la alimentación. Si el alimento ha sido bien aprovechado, las células se construirán bien; si ha sido mal usado, el proceso de la enfermedad ya ha tenido origen. A los sabios ayurvédicos les agradaba decir que, si pudiéramos digerir debidamente el veneno, nos haría bien, mientras que con mala digestión cualquiera puede morir bebiendo néctar.

La digestión y los doshas

Dice el Ayurveda que no existen alimentos absolutamente buenos ni absolutamente malos; sólo alimentos buenos o malos para cada uno de nosotros.

Ser capaces de extraer todo el valor vital de lo que comemos es de la mayor importancia. En este aspecto no nacemos iguales; los tres tipos físicos principales tienen poderes de digestión muy distintos.

La digestión *Vata* tiende a ser variable y delicada.

La digestión *Pitta* tiende a ser fuerte e intensa.

La digestión *Kapha* tiende a ser lenta y pesada.

Como en todo lo que tocan los doshas, cada estilo de digestión tiene sus ventajas e inconvenientes. Tal vez a los Vata no los deleita demasiado descubrir que tienden a experimentar una digestión delicada y no muy confiable, pero eso los hace más discriminados en lo que comen y rara vez los aflige el apetito desenfrenado de los Pitta o la frustrante caída en la obesidad de tantos Kaphas. Lo importante es aprovechar al máximo la digestión con la que nacimos y mejorarla en lo que sea posible.

El conducto digestivo no sólo extrae elementos nutritivos para el cuerpo, sino que también es muy sensible a las emociones. Eso que sentimos "desde adentro" ha sido puesto allí por la naturaleza para que mente y cuerpo puedan comunicarse. El desequilibrio Vata con frecuencia se presenta en forma de sensaciones perturbadas que provocan dolor en los intestinos. El dosha Pitta está a cargo del metabolismo correcto y la "sangre pura" (ausencia de toxinas); también es el que controla la correcta digestión. Esto se llama *agni*, "el fuego digestivo".

Agni es uno de los principios más importantes del Ayurveda, en un pie de igualdad con los doshas. Un signo primordial de buena salud es que el agni arda bien, es decir, que digiramos eficientemente la comida, distribuyendo todos los nutrientes necesarios hasta la última célula y quemando los desechos sin dejar depósitos de toxinas. Por tanto, al equilibrar a agni mantenemos simultáneamente todo esto en equilibrio.

La naturaleza ha organizado todos los cuerpos de modo tal que agni sigue un ciclo a lo largo del día; a menos que el ritmo diario de agni esté correctamente regulado, se perjudicará la digestión. Uno de los conocimientos más valiosos es cómo regular un agni vacilante e instarlo a retomar su vía natural.

Cómo regular a agni

El ritmo diario de agni sube y baja, haciendo que nuestra hambre sea ligera por la mañana, mucha a mediodía y moderada al atardecer. Entre estos horarios, agni cierra el apetito para proceder a digerir lo que ya hemos comido. Cuando el estómago está otra vez vacío, agni renueva el apetito.

Si se altera este ciclo básico, el cuerpo se confunde; apetito y digestión empiezan a superponerse. Nuestro agni nos dirá si ha ocurrido esto mediante una amplia variedad de síntomas:

- Acidez estomacal
- Estómago revuelto o digestión nerviosa
- Pérdida de apetito a la hora de comer
- Estreñimiento o diarrea
- Falta de interés por la comida
- Peso excesivo o deficiente
- Graves trastornos digestivos: síndrome de irritación intestinal, úlceras, diverticulitis, etcétera

Si aparecen estos síntomas, lo primero y más importante por hacer es regular nuevamente el agni, llevándolo a su ciclo natural. También es buena idea hacerlo sólo para tonificar la digestión, aunque no tengamos problemas digestivos.

Los tipos *Vata* pueden regular a agni una vez al mes.

Los tipos *Pitta* pueden regular a agni dos veces al mes (también conviene hacerlo cada vez que por exceso de apetito hemos empezado a comer de más).

Los tipos *Kapha* pueden regular a agni hasta una vez por semana, salvo que padezcan trastornos digestivos graves. El dosha Kapha se beneficia más que los otros doshas con esta rutina, pues la digestión tiende a ser pesada y lenta.

Cualquiera que sea su tipo físico, no intente regular su agni si se siente indispuesto. Habitualmente, si nos sentimos con trastornos es porque agni está bajo —o al menos no funciona correctamente—, y ese no es buen momento para perturbarlo. *Si usted tiene una úlcera, colitis o cualquier otro trastorno digestivo serio*, no trate de regular a agni salvo con atención médica.

El método para regular a agni es el que sigue:

PROGRAMA DE FIN DE SEMANA

Hacen falta aproximadamente dos días para regular a agni. Puesto que el descanso es uno de los requisitos del día en que no comemos, lo mejor suele ser cumplir el programa durante el fin de semana.

RUTINA DEL VIERNES

Coma normalmente a la hora del desayuno y la comida. No tome ninguna merienda por la tarde ni pruebe alcohol después de mediodía. La cena debe ser suave y nutritiva; asegúrese de que sea satisfactoria, pero no pesada; excluya el queso y los alimentos picantes. Justo antes de acostarse tome un laxante — una cucharada de aceite de castor, seguida de un vaso pequeño de agua caliente; puede agregarle algunas gotas de zumo de limón para anular el gusto del aceite—. Acuéstese temprano. Algunos se despiertan durante la noche para mover los intestinos; otros esperan hasta la mañana siguiente; ambas reacciones son normales.

RUTINA DEL SABADO

Para regular a agni es necesario apagarlo primero. Esto se logra consumiendo sólo líquidos y no alimentos sólidos durante el día. Los tipos Vata y Pitta deben beber zumos de frutas diluidos con agua caliente. Los zumos de manzana o uva son convenientes; el de naranja no, pues resulta demasiado ácido. Beba un vaso de zumo a la hora del desayuno, como comida o como cena; puede beber tres o cuatro más entre comidas; por lo demás, sólo agua. El objetivo es neutralizar el apetito y digerir sólo un mínimo de calorías. Los tipos Kapha pueden seguir esta rutina o beber sólo agua caliente, si de ese modo se sienten a gusto.

Pase el día leyendo, viendo la televisión o dedicado a tareas leves. Es bueno practicar una breve caminata por la mañana y por la tarde. No recorra grandes distancias ni asuma tareas físicas pesadas. Si corre o se excita mucho, deje el programa por un día y descanse.

Si se siente debilitado por el hambre, tome una cucharada de miel en un vaso de agua caliente y recuéstese cinco minutos.

Es normal sentir los miembros ligeros, pero, si le atacan temblores o se siente mareado, acuéstese y descanse. Si la sensación persiste, coma una merienda. Puede estar perturbado por una tensión demasiado alta que lo ha desequilibrado.

RUTINA DEL DOMINGO

Ahora es el momento de reencender a agni y dejar que se adecue a su ciclo normal. Para hacerlo consuma un desayuno suave de cereal caliente (avena, crema de arroz o crema de trigo) con un poco de mantequilla, leche y azúcar. La infusión de hierbas por la mañana es conveniente para suavizar el estómago: raíz de regaliz para los Vata, menta piperita para Pittas y Kaphas. Si usted ha seguido el programa correctamente el sábado, no necesitará más desayuno que este. Si aún siente mucha hambre, sírvase más cereal o un vaso de zumo. El café, el té y los cigarrillos interrumpirán el ritmo de agni, arruinando el proyecto. Los tipos Kapha, que son lentos para arrancar por la mañana, pueden beber una infusión de gotu kola como estimulante; esta hierba se vende en tiendas dietéticas.

No vuelva a comer hasta el mediodía.

Exactamente al mediodía consuma una buena comida que lo satisfaga sin ser pesada o excesiva. Es preferible no excitar la digestión con alimentos salados o picantes ni con alcohol, pero tampoco conviene conformarse con una ensalada y agua pura. La infusión de jengibre es recomendable. Si usted es Vata y no siente apetito, bébala antes de la comida; de lo contrario, tan conveniente es durante la comida como después de ella. Si no tiene jengibre, beba un vaso de agua caliente mientras come.

No vuelva a consumir alimentos hasta la hora de la cena.

Cene temprano (tres horas antes de acostarse); debe ser un alimento nutritivo que se adecue a su tipo físico y menos abundante que la comida. Arroz, lentejas y hortalizas cocidas al vapor son convenientes. Para la mayoría de los Kapha y Pitta, así como para los que comen demasiado, una simple repetición del desayuno puede ser beneficiosa.

Ahora que agni está regulado, el ciclo del apetito tenderá naturalmente a hacer que usted desee:

- un desayuno ligero
- un almuerzo sustancioso, *servido todos los días a la misma hora*
- una cena suave, *temprano y a la misma hora todos los días*

Lo siguiente desequilibraría otra vez a agni y debe ser evitado:

- *Bocadillos entre comidas.* La norma es no estimular el apetito si no vamos a comer. A agni le gusta terminar lo que comienza; por tanto, se desequilibra con la vacua estimulación de mascar chicle, caramelos o pastillas de menta durante el día. Sin embargo, un té con pastas por la tarde es bueno para los tipos Vata o para los que se fatigan al terminar el día de trabajo.
- *Estimulantes fuertes.* La cafeína, la sal y el alcohol son estimulantes fuertes y deben ser consumidos con moderación. La indigestión que casi todos sienten tras un cóctel proviene de la mezcla de alimentos, alcohol y ruido. Si a usted le gusta el café, no lo beba solo, sino siempre con algún alimento. Lo mismo es válido para la sal y el alcohol. La adicción a cualquiera de estos estimulantes hace imposible equilibrar la digestión.
- *Saltar comidas.* Agni desea tener algo que hacer tres veces al día y se resiente si uno no come. Los tipos Kapha pueden saltarse comidas porque su agni actúa con lentitud y arde poco, pero aun así es buena costumbre comer tres veces por día.

Agni y ama

El ideal ayurvédico es que se mantenga la eficiencia de agni en cualquier condición; no debe ser tan frío que los alimentos no sean digeridos por completo. Los alimentos digeridos a medias se convierten en ama, un residuo frío y maloliente cuya "pegajosidad" impide a los doshas circular tan libremente como deberían. También existe el peligro opuesto de que agni arda demasiado, en cuyo caso los nutrientes de la comida no serán extraídos, sino quemados. En ese caso la digestión se torna febril, conllevando debilidad en vez de fuerza.

Agni y ama forman el par de opuestos más importante del cuerpo, que establece la diferencia entre un estado de salud dinámica y otro de lento deterioro. La diferencia más obvia entre los dos es que agni nos hace sentir bien, mientras que ama nos hace sentir enfermos. Existen también algunas señales específicas. Agni otorga:

- Cutis radiante y ojos luminosos
- Digestión fuerte, sin estreñimiento ni diarrea
- Capacidad para comer todo tipo de alimentos
- Orina clara, color de paja
- Heces normales, sin olor fuerte

Si hay ama en el cuerpo, puede variar de un estado sin importancia a otro grave. Entre las primeras señales están:

- Piel y ojos opacos
- Mal gusto en la boca y lengua recubierta por la mañana
- Fuerte mal aliento
- Orina turbia, oscura o de color anormal
- Digestión débil, estreñimiento y/o diarrea crónicas
- Falta de apetito (la comida sabe mal)
- Articulaciones doloridas

Una vez que el fuego digestivo ha vuelto a la normalidad y el ama acumulado en el pasado se elimina, agni continuará purificando el cuerpo por sí solo. La digestión se corrige a sí misma, pues la naturaleza ha dispuesto las cosas de modo tal que agni queme ama. Es otro ejemplo de cómo se puede confiar en el cuerpo, pues este sabe cómo comportarse.

Para mejorar a agni

Hay ciertos alimentos, especias y hierbas efectivas para mejorar la cualidad de agni en todos, según el Ayurveda. Se las utiliza para estimular el apetito, aumentar la potencia de la digestión y eliminar el ama.

JENGIBRE

En polvo o fresco, el jengibre es la mejor especia para ayudar al agni de todos los tipos físicos. El jengibre en polvo, que se vende en las tiendas comunes, es más fuerte, más secante y más picante que la raíz verde de jengibre, que se vende fresca en algunos supermercados o en las tiendas dietéticas. Se considera que el jengibre fresco es la mejor ayuda para la digestión.

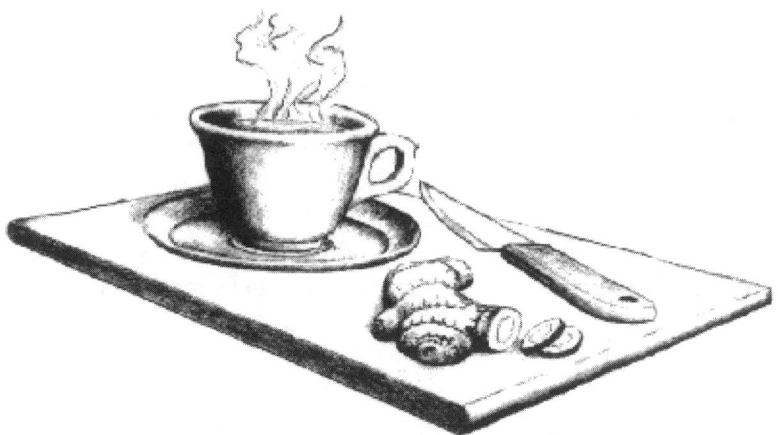

La infusión de jengibre fresco facilita la digestión

Se puede utilizar de diversas maneras:

Como té. Hierva una pizca grande de jengibre seco en una taza de agua a fuego lento hasta que se haya consumido la cuarta parte del agua; luego filtre. Esta té se bebe antes de la comida para estimular el apetito. Se puede sorber un vaso pequeño durante las comidas o después de ellas para facilitar la digestión.

La infusión de jengibre fresco se prepara hirviendo primero el agua y, una vez apagado el fuego, dejando caer algunas rodajas finas de la raíz sin descortezar (más o menos una cucharada por taza de agua). Deje reposar cinco minutos y filtre. Se puede preparar una té mucho más fuerte hirviendo las rodajas de raíz de jengibre con el agua, pero esto ya sería una tisana medicinal, que no debe ser bebida todos los días.

Como especia. El Ayurveda recomienda varias maneras de utilizar el jengibre al cocinar. El polvo o la raíz pueden agregarse a las recetas de hortalizas hervidas, *curries*, pan de jengibre, pasteles y pastas. Se puede esparcir *ligeramente* sobre el plato o masticar una rodaja de jengibre fresco durante la comida. Aunque tal vez sea demasiado fuerte para algunos, también vale la pena esparcir su raíz picada sobre el plato como condimento del mismo modo que el perejil. Sin embargo, es necesario probar una manera a la vez; no hace falta mucho jengibre para avivar a agni.

Se aconseja a los diferentes tipos físicos que tomen el jengibre de modos levemente distintos: los Vata pueden mezclar la raíz picada con sal. Los Pitta, que necesitan menos picantes, tienen suficiente con una infusión liviana, endulzada con azúcar para que sea menos especioso. Los tipos Kapha (y cualquiera que sufra sobrepeso) lo necesitan para eliminar el exceso de Kapha del organismo, de modo que pueden tomar una buena cantidad de infusión de jengibre endulzada con miel.

Si el apetito o la digestión se debilitan como resultado del nerviosismo, la tensión o una enfermedad, una excelente manera de restaurarlos es seguir la siguiente rutina.

Rutina de jengibre

En un pequeño cuenco de cristal, metal o cerámica, mezcle jengibre en polvo con azúcar morena y ghee (mantequilla sin sal y fundida; véase a continuación) en partes iguales: cuatro cucharadas de cada uno. Mezcle hasta obtener una consistencia uniforme, cubra y guarde en lugar fresco.

Beba todos los días un poco de esta mezcla antes del desayuno, asegurándose de tomar después un buen desayuno (cereales calientes, zumo de uva, panecillos e infusión de hierbas con canela pueden ser recomendables). Consuma la mezcla de jengibre según la siguiente tabla:

Primer día:
$\frac{1}{2}$ cucharaditas de té

Segundo día:
1 cucharadita de té

Tercer día:
$1\frac{1}{2}$ cucharaditas de té

Cuarto día:
2 cucharaditas de té

Quinto día:
$2\frac{1}{2}$ cucharaditas de té

Sexto día:
$2\frac{1}{2}$ cucharaditas de té

Séptimo día:
2 cucharaditas de té

Octavo día:
$1\frac{1}{2}$ cucharaditas de té

Noveno día:
1 cucharadita de té

Décimo día:
$\frac{1}{2}$ cucharaditas de té

Al terminar la rutina del jengibre, su digestión debería estar normalizada. Si aún experimenta problemas digestivos consulte con un médico; a la primera señal de calambres o dolores estomacales, no trate de someterse a esta rutina; antes bien, consulte a un médico.

Seguimiento de jengibre

Si se trata de curar un desequilibrio Vata de larga data o de mantener la digestión en su mejor estado, es bueno tomar un poco de jengibre fresco todos los días. También se considera el mejor preventivo contra la acumulación de ama mediante una digestión inadecuada.

Corte una rodaja fina como una moneda del extremo de una raíz fresca, quite la corteza y pique muy fino. Agregue unas gotas de zumo de limón y una pizca de sal. Coma esa mezcla media hora antes del almuerzo y de la cena para estimular la digestión. Si eso le resulta inconveniente, puede hacerlo un momento antes de comer.

GHEE

El ghee o mantequilla sin sal es algo apreciado porque incrementa a agni sin avivar simultáneamente a Pitta. En realidad, el ghee se considera excelente para equilibrar a Pitta. Los tipos Kapha generalmente necesitan evitar cualquier tipo de grasa, pero también para ellos el ghee es lo mejor. Se lo utiliza:

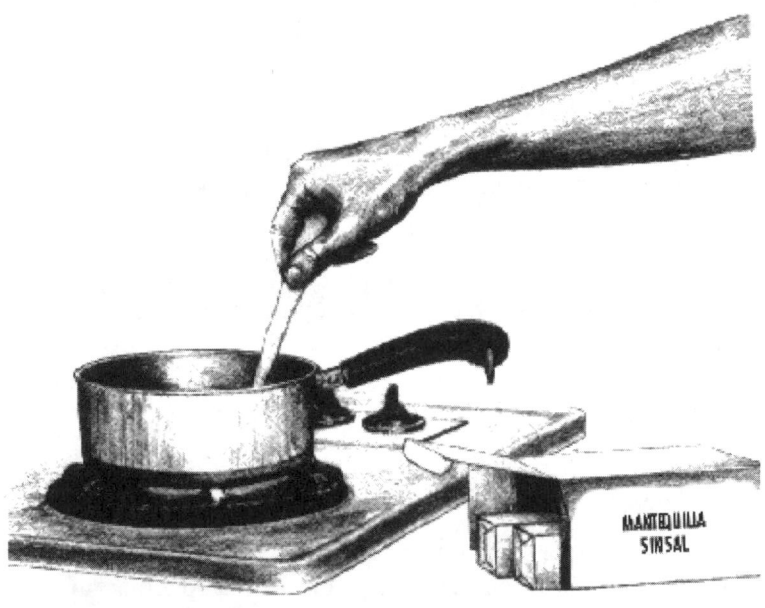

Cómo preparar ghee

316

Para cocinar. En pequeñas cantidades, es bueno para rehogar los alimentos (sin freírlos a fondo). No es tan bueno como la mantequilla cuando se trata de repostería: panes y postres necesitan la humedad y los sólidos de la leche de la mantequilla común.

Como condimento, reemplazando a la mantequilla. Dado que el ghee es un alimento preparado, utilizar mantequilla no es lo mismo que usar ghee. Si usted acostumbra agregar mantequilla a sus cereales, a las hortalizas o a las patatas horneadas, es preferible el ghee.

Como digestivo. En el momento de servir, vierta en su plato una cucharadita de ghee (no más, puesto que nunca es saludable el exceso de grasa de cualquier tipo).

Como hacer ghee

Ponga medio kilo de mantequilla sin sal en una cacerola pequeña a fuego lento. Cuando se haya fundido por completo, eleve la llama a media. Retire la espuma a medida que se levante. Cuando la mantequilla empiece a hervir, despidiendo su contenido de agua, baje nuevamente la llama y deje cocer lentamente durante diez minutos, poco más o menos. El ghee está listo cuando toda la humedad se ha evaporado y los sólidos de la leche, en el fondo de la cacerola, han tomado un color pardo dorado y claro (también habrá un aroma a nueces, pero nada quemado). Retire del fuego, deje enfriar y vierta en un recipiente de cristal limpio. El ghee se mantiene por tiempo indefinido en el frigorífico, pero también se puede almacenar varias semanas en un sitio fresco y hasta a temperatura ambiente.

OTRAS ESPECIAS SALUDABLES PARA AGNI

Las hierbas y las especias pueden ser seleccionadas según el tipo físico, tal como lo hicimos para las dietas apaciguadoras de Vata, Pitta y Kapha. Pero las hay buenas para mejorar, en general, la calidad de agni.

Pimienta negra	Clavo
Cardamomo	Rábano picante
Pimienta de Cayena	Mostaza
Canela	

(Los tipos Pitta deben cuidar de usarlas en pequeñas cantidades, pues tienden a incrementar el dosha Pitta.)

La acumulación de un exceso de Kapha dificulta la digestión al reducir a agni; también favorece la acumulación de ama, pues ambos son fríos, pesados y viscosos. El uso de hierbas amargas y picantes reducirá a Kapha y también "rasqueteará" el ama de los tejidos. El Ayurveda recomienda específicamente el sabor amargo para la purificación. Entre las especias más comunes para atacar al ama figuran:

Pimienta negra	Clavo
Pimienta de Cayena	Jengibre
Canela	

Como apreciará el lector, algunas de estas especias se recomiendan también para estimular a agni. El consumo regular, pero moderado, de estos condimentos en la cocina, impedirá que se forme el ama. Masticar semillas de hinojo después de la comida y endulzar la infusión de hierbas con miel cruda son también prácticas habituales para equilibrar a agni.

UNA DIETA BIENAVENTURADA

Si la bienaventuranza es básica para la vida, debería haber en el cuerpo una parte física. Y la hay, por cierto. Según el Ayurveda, la parte física de la alegría pura es una sutil sustancia llamada *ojas*, que se extrae de los alimentos una vez que han sido perfectamente digeridos. Como los doshas, la ojas está en el umbral de lo físico; se podría decir que es una sustancia sutil, que actúa tanto en la mente como en el cuerpo. El resultado final y más sutil de seguir una buena dieta es extraer de la comida hasta la última gota de esta sustancia sutil. Eso permite a las células sentirse "felices", experimentar el equivalente celular de la bienaventuranza.

Hace veinte años, la idea de que una célula pudiera ser feliz habría tenido muy poco sentido en términos científicos. Ahora sabemos que, en realidad, el cuerpo es capaz de generar una compleja red de elementos químicos (neurotrasmisores, neuropéptidos y moléculas correlacionadas) que el cerebro utiliza para comunicar emociones a todo el cuerpo. También se sabe que una sola comida puede cambiar la bioquímica del cerebro de manera bastante radical.

Un elemento químico cerebral relacionado con la sensación de bienestar, tal como la serotonina, aumenta y disminuye en respuesta al alimento que se está digiriendo en los intestinos. Esto ha abierto la excitante posibilidad de una "farmacia alimenticia" para corregir la depresión, la ansiedad y otros trastornos mentales, tal como el salvado de avena puede ayudar a corregir el colesterol.

En el Ayurveda podemos pasar por encima de la desconcertante complejidad de la química cerebral. La naturaleza nos ha dado la ojas, una sola sustancia para la felicidad, y el cuerpo la fabrica sin cesar.

La dieta sáttvica

Idealmente todo lo que comemos se convierte en ojas. El bebé de pecho transforma naturalmente la leche de su madre en ojas, pero sería necesario un aparato digestivo extraordinario para producir ojas a partir de un sobrante de pizza con tres días de antigüedad. Se puede planear una excelente dieta equilibrada utilizando los alimentos que se convierten en ojas con menos esfuerzo por parte del cuerpo. El Ayurveda llama a estos alimentos sáttvicos o puros.

DIETA SÁTTVICA

Leche	Arroz
Ghee (mantequilla refinada)	Semillas de sésamo
Frutas y sus jugos	Sabores dulces en general

A esta lista se agregan con frecuencia trigo, mongo, cocos, naranjas, dátiles y miel. No hace falta alimentarse compulsivamente de estas pocas cosas ni excluir todo lo demás. Basta con que las incluyamos en nuestra dieta de manera regular. En un plano más general, una dieta sáttvica contiene:

- Comida liviana, suave y fácilmente digerible
- Productos frescos
- Agua de vertiente
- Equilibrio de los seis sabores
- Porciones moderadas

Según el Ayurveda, esta dieta es la mejor para lograr fortaleza física, una mente clara, buena salud y longevidad. Conduce a la felicidad y a emociones afectuosas, pues está a tono con la naturaleza en su totalidad. La lista de alimentos sáttvicos es corta y no cubriría los requisitos alimentarios de una persona normal, aunque una dieta bien estructurada, limitada a leche, hortalizas, arroz y frutas, sería excelente para la salud. La famosa dieta del arroz de la Universidad de Duke, basada sólo en arroz hervido y frutas, se reconoce como régimen terapéutico efectivo para cardíacos, diabéticos y obesos.

Actualmente la leche no está de moda entre quienes se interesan por la salud, pues tienden a relacionarla con problemas digestivos, alergias y colesterol elevado. El Ayurveda sostiene que la mayor parte de estas objeciones se deben a que se consume indebidamente. Es necesario hervir la leche antes de beberla para hacerla más digerible. Se puede beber caliente, tibia o fría, pero nunca helada, recién sacada del frigorífico. No es conveniente mezclarla con sabores que choquen con ella (picantes, agrios, salados), pero sí con otros alimentos dulces (tales como cereales y frutas dulces).

Dejando a un lado los alimentos dulces, se recomienda beber la leche sola antes que con las comidas, pues es más fácil para el aparato digestivo. Para los tipos Kapha es preferible la leche desnatada, pero para los demás es mejor la leche entera (salvo que exista un problema de colesterol elevado, en cuyo caso se recurre a la leche desnatada). Si aun hirviéndola subsisten las dificultades para digerirla o si parece crear congestión de mucosas, pruebe agregar dos pizcas de cúrcuma o jengibre seco antes de hervirla (un poco de azúcar o miel contrarrestará el sabor amargo de la cúrcuma). Estas medidas eliminan casi todas las objeciones actuales al consumo de leche, que el Ayurveda por tradición, considera un alimento excelente para la fortaleza física, la longevidad y la paz mental. Se prefiere a otras la leche de vaca por ser la más sáttvica.

Para avanzar hacia una dieta más sáttvica, pruebe a condimentar el próximo plato de pastas con mantequilla, crema y queso rallado en vez de hacerlo con salsa de tomate que contenga carne, cebollas y ajo. Cualquier cambio semejante, aunque sólo sea por un par de comidas, le demostrará ampliamente que la dieta sáttvica facilita la digestión, brinda más energías después de comer e infunde en el cuerpo una sensación liviana y optimista. (Si quiere apreciar esta diferencia en su plenitud, no beba alcohol con las comidas durante la experimentación.) Si su colesterol es elevado, modérese con la mantequilla y la crema; un delicioso sustituto consiste en mezclar a la pasta aceite de oliva, albahaca fresca y una pizca de queso rallado.

Otro ejemplo de comida sáttvica es el lassi dulce, una excelente ayuda para la digestión que se puede beber en un clima templado o caluroso (en el frío del invierno tiende a favorecer el exceso de Kapha).

Lassi dulce

Para cuatro personas, eche en la batidora un cuarto de cucharadita de cardamomo, unas hebras de azafrán y tres cucharadas de agua caliente. Bata la mezcla diez segundos. Agregue dos tazas de yogur natural, dos tazas de agua fría y dos cucharadas de azúcar; bata hasta que esté suave. Si la mezcla es demasiado agria, agregue un cuarto de taza de crema espesa. Es muy sáttvico agregar al final unas cuantas gotas de agua de rosas, que refresca a Pitta (el agua de rosas se consigue en las tiendas de productos indios y de Oriente Medio, así como en muchas tiendas dietéticas).

Sugerencias para la inteligencia del cuerpo

En el Ayurveda el cómo se come es tan importante como el qué se come. El motivo vuelve a la ojas, que es el producto final de todas las señales recibidas por el cuerpo durante una comida. Aunque ingerir alimentos de buen sabor es importante, los otros sentidos (vista, oído, tacto y olfato) también envían señales que hacen feliz al cuerpo; es el único modo de hacer uso completo de la conexión mente-cuerpo. Un atractivo plato de comida, humeante y recién traído de la cocina, envía las señales correctas para alimentar a los doshas. Pero si se deja ese mismo plato en la mesa durante cinco horas no será apto para el consumo, aunque sus nutrientes no hayan cambiado de manera significativa.

Mientras comemos todo el cuerpo está muy alerta. Las células del estómago tienen conciencia de la conversación; si oyen palabras duras, el estómago se anudará de inquietud. Eso afectará a todo lo que digiramos en esa comida, porque hemos consumido sonidos indigestos. Las células del estómago no pueden oír literalmente, pero el cerebro al tomar lo que percibe el oído envía mensajes químicos para informar al estómago y a todos los órganos. No es posible engañar a ninguna parte del aparato digestivo haciéndole creer que una comida tensa es ale-

322

SUGERENCIAS PARA LA INTELIGENCIA DEL CUERPO

1. Coma en una atmósfera tranquila.

2. Nunca coma estando alterado.

3. Siéntese para comer.

4. Coma sólo cuando tenga hambre.

5. Evite los alimentos y las bebidas helados.

6. No hable mientras mastica.

7. Coma a paso moderado, ni demasiado lento ni de prisa.

8. Espere a haber digerido una comida antes de consumir la siguiente (es decir, intervalos de dos a cuatro horas para comidas ligeras y de cuatro a seis para comidas completas).

9. Beba agua del tiempo durante las comidas.

10. Dentro de lo posible, coma platos recién preparados.

11. Reduzca a un mínimo los alimentos crudos; los cocidos (preferiblemente bien cocidos) son mucho más fáciles de digerir.

12. No cocine con miel; se cree que la miel una vez calentada produce ama.

13. Beba leche aparte de las comidas, ya sea sola o con otros alimentos dulces.

14. Experimente los seis sabores en cada una de sus comidas.

15. Deje entre una cuarta y una tercera parte del estómago vacío, para facilitar la digestión.

16. Permanezca sentado y quieto durante algunos minutos después de comer.

gre. Según el Ayurveda, tenemos hacia nuestro cuerpo el deber de alimentar todas sus células en todo sentido; Ese es el objetivo principal de una dieta sáttvica. Si tenemos cuidado en nutrir completamente nuestras células, ellas nos recompensarán con ojas, la expresión perfecta de su satisfacción. Para lograr esto he proporcionado dieciséis Sugerencias para la Inteligencia del Cuerpo, cada una de las cuales ayudará a aumentar la satisfacción que el cuerpo obtiene de la comida.

Siguiendo estas sugerencias se sorprenderá de cuánto más gozo puede darle cada comida. Su cuerpo puede burbujear de alegría después de cada desayuno, comida y cena, una vez aprendido el secreto de transformar la comida en ojas.

Esta concisa lista brinda una gran ventaja para sacar el mayor provecho de cualquier dieta. El principio básico es que la comida más fácil de digerir es la mejor; eso explica por qué se prefieren los alimentos cocidos a los crudos, lo caliente a lo frío, lo fresco a lo procesado. También para facilitar la digestión se bebe agua del tiempo con la comida, eliminando la leche; si permanecemos sentados un tiempo al terminar de comer, es para que el cuerpo se asiente en sus ritmos digestivos.

Otro principio importante es la moderación. Se toman cantidades moderadas a horarios regulares; los textos ayurvédicos consideran que dos puñados de alimentos forman la porción ideal. Tome esta cantidad como primera porción y sírvase otra vez si aún tiene hambre. Es aconsejable dejar entre una tercera y una cuarta parte del estómago vacío al terminar la comida. El aparato digestivo funcionará con más eficacia si las porciones son más pequeñas, y al cuerpo le será mucho más fácil controlar automáticamente su peso. No tema alejarse con hambre de la mesa. Estar satisfecho no es lo mismo que estar ahíto. Si deja un poco de espacio vacío en el estómago, una hora después de comer se sentirá ligero, optimista, enérgico y mucho más fresco. Así se siente uno después de una comida correcta, que lleva naturalmente a una digestión correcta.

Sugerencias para bajar de peso

Si usted tiene problemas de peso excesivo, pruebe estas sugerencias antes de someterse a cualquier tipo de dieta de bajas calorías. Lo sorprenderá descubrir que ese exceso no ha sido causado por lo que usted ha estado comiendo, sino por cómo lo ha comido: descuidada o compulsivamente, a la carrera de vez de sentarse, entre comidas y no a horas regulares. Son cosas simples, por supuesto, pero cambian mucho las cosas.

Descontando a la ínfima minoría que de verdad tiene un problema metabólico u hormonal, casi todos los que engordan son víctimas del condicionamiento: malas costumbres que han sido inconscientemente incorporadas al cuerpo con el correr del tiempo. Todos los cuerpos tienen la inteligencia precisa para saber qué cantidad se debe comer; la naturaleza nos dio el reflejo del hambre para que nos indicara cuándo el cuerpo necesita comida y su opuesto, el reflejo de saciedad, para saber cuándo el estómago está satisfecho. Los que han perdido estos instintos han renunciado a un aspecto importante de la inteligencia del cuerpo. Comen como máquinas, activados por claves automáticas: el aspecto y el olor de la comida, o simplemente cuando piensan en ella. Siguiendo estas sugerencias pueden recordar al "comer consciente", guiados por la inteligencia interior del cuerpo.

Cuando ojas es menos

Además de comer en exceso, otros abusos cometidos en la mesa pueden suprimir nuestros saludables instintos con respecto a la comida. Si nos alimentamos estando enojados, un vaidya nos diría que estamos produciendo ama mental a partir de ella; un médico occidental, que una reacción al estrés está arruinando el equilibrio endocrino. El resultado final es el mismo: un mensaje químico nocivo que va directamente a las células.

Aun antes de comer el primer bocado, las perturbaciones de los doshas pueden anular los intentos del cuerpo para producir ojas. Como de costumbre, es el dosha Vata el que entra en juego; todo lo que desequilibra a Vata daña también a ojas: preocupaciones, los ruidos fuertes, pasarse sin dormir, dietas drásticas y ayunos. En el lado positivo, todo lo que calma a Vata durante las comidas es bueno para ojas.

En los Estados Unidos son pocos los que siguen una dieta estrictamente sáttvica; por tanto, nos gustaría presentar algunos motivos más por los cuales adoptarla es benéfico para la salud. El lector habrá notado que la dieta sáttvica es estrictamente vegetariana, puesto que excluye hasta los huevos. Los nutricionistas ya han documentado que los vegetarianos tienen una excelente presión arterial (dieciocho por ciento inferior al promedio) y baja proporción de enfermedades cardíacas. Por añadidura, el gobierno lleva veinticinco años advirtiéndonos que los norteamericanos consumen en demasía sal, proteínas y grasas animales, casi todas las cuales provienen de la carne (así como gran parte del exceso de sal proviene de los alimentos procesados). Si comenzamos hoy a reducir nuestro consumo de carne, avanzando gradualmente hacia una dieta vegetariana, es casi seguro que reduciremos las posibilidades de sufrir un ataque cardíaco en el futuro. Al incluir alimentos dulces en la lista, el Ayurveda no pretende condonar las enormes cantidades de azúcar blanca refinada que la mayoría consume en la actualidad. Basta con la dulzura de la mantequilla, el arroz y el pan.

En la dieta, como en todo lo demás, hay dos extremos. Ciertos alimentos no se convierten en ojas con facilidad; entre ellos figuran los siguientes:

DIETA ANTIOJAS

- Carnes rojas, aves y pescado
- Alimentos pesados y grasientos
- Huevos
- Queso
- Sobrantes y alimentos procesados

- Exceso de sabores agrios y salados
- Exceso de comida

A esta lista podríamos agregar algunos alimentos específicos que inhiben la trascendencia y, por tanto, no son aconsejables para los meditadores: hongos, cebollas, ajo y maníes.

En aras de la economía y la conveniencia, muchos cocineros prefieren guardar los sobrantes, pero el Ayurveda no es complaciente con esta práctica. La comida debe ser ingerida fresca, recién sacada del horno, ya que no de la huerta: cuanto más fresco sea el producto, más ojas producirá. La comida vieja y fría, incluso recalentada, no produce ojas en la misma cantidad. También es preferible evitar, en general, los alimentos congelados. Beber alcohol y fumar destruye ojas y evita que otros alimentos la produzcan. La contaminación del aire y el agua resulta igualmente perjudicial. Todas estas influencias se denominan *tamásicas*; eso significa que producen torpeza e inercia al facilitar la acumulación de ama. Los tipos Kapha deberían ser especialmente cuidadosos, pues la lentitud de su digestión natural favorece la formación de ama.

Por fin, he aquí unas pocas reglas, consagradas por el tiempo y trasmitidas por la tradición ayurvédica, sobre la dieta de la bienaventuranza. Cada una apunta a aumentar al máximo la producción de ojas:

- Coma alimentos frescos, adecuados para la estación y su zona geográfica. Los mejores son las frutas, las hortalizas y los productos de granja que se recogen en la zona en la que usted vive, pues se han desarrollado con el mismo aire, el agua, los nutrientes y el sol con los que usted crece.
- Lo más abundante debe ser la comida, pues al mediodía la digestión es más potente. La cena debería ser una ingestión

modesta, que se pueda digerir antes de acostarse; el desayuno es opcional y, en todo caso, debería ser lo más leve del día.

• Coma todos los días a la misma hora. Además de no probar bocadillos entre comidas, evite comer por la noche, pues eso altera los ritmos digestivos y facilita, mientras uno duerme, la producción de ama a partir de la comida no digerida.

• Coma solo o con personas que le inspiren sincero afecto; lo mejor es comer en familia. Las emociones negativas —sean las suyas, las de la cocinera o las de quienes lo rodean— tienen un efecto nocivo sobre la digestión.

• Agradezca el incesante don de alimentos que nos otorga la naturaleza y respétela como a sí mismo.

13

EJERCICIOS:
EL MITO DE
"NO HAY GLORIA SIN PENA"

Desde el punto de vista ayurvédico, gran parte de los ejercicios que se recomiendan hoy están muy lejos de constituir lo ideal. ¿Por qué se necesita la actividad física, para empezar? Charaka, el más grande entre los que escribieron sobre el Ayurveda, dio esta respuesta: "Del ejercicio físico uno obtiene liviandad, capacidad para trabajar, firmeza, tolerancia ante las dificultades, eliminación de impurezas y estimulación de la digestión". La gimnasia aeróbica para el corazón o el levantamiento de pesas para los músculos puede brindar un beneficio limitado, pero no son actividades lo suficientemente amplias para responder a la descripción de Charaka. El ideal es equilibrar todo el organismo, mente y cuerpo. También es vital que el ejercicio dé más energías de las que toma, aspecto que la gente tiende a ignorar.

Un ejercicio muy sencillo, el caminar, se aproxima mucho a lo ideal, pues se trata de una actividad natural que satisface a los tres doshas. Los tipos Vata descubren que una larga caminata los tranquiliza. Los tipos Pitta reaccionan de modo muy diferente: les gusta que se los aparte del ritmo vigoroso que con tanta frecuencia se apodera de ellos durante la jornada laboral. Los Kapha se sienten estimulados y más livianos; una caminata enérgica despeja cualquier pequeña congestión que puedan haber estado acumulando, y torna más eficaz su digestión, típicamente lenta. Por estos motivos, un paseo rápido de media hora, todos los días, es una de las principales recomendaciones que hacemos a los pacientes de los centros de salud ayurvédicos.

A cada paciente se le enseña también un enfoque distinto del ejercicio, en el que la meta no es sudar y esforzarse o formar los músculos por la fuerza. Se les enseña que el objetivo del ejercicio es forjar un vínculo más estrecho entre ellos y su cuerpo mecánico cuántico; así se convierte en una poderosa herramienta para lograr el equilibrio. Denominamos a este enfoque "ejercicio de los tres doshas". Se corporiza en un conjunto de rutinas breves y vinculadas entre sí:

- Saludo al sol (*Surya Namaskara*): ejercicio matinal que combina el estiramiento con el equilibrio y la calistenia (1 a 6 minutos).
- Integración neuromuscular: serie de suaves posiciones del yo (10 a 15 minutos).
- Respiración equilibrada: un modo sencillo del *Pranayama*, tradicional ejercicio respiratorio yóguico (5 minutos).

La descripción de estos ejercicios se inicia en la página 338. Al realizarlos en conjunto con la meditación, para la cual son idealmente adecuados, la integración mente-cuerpo se eleva a un nuevo plano. Para empezar, estos ejercicios son formas de actividad naturales y cómodas que los doshas reciben de buen grado. Además, pueden ser realizados por gente de cualquier edad y no es necesario que uno esté en buena forma.

Desde la primera sesión se descubre la intimidad que la naturaleza ha establecido entre la conciencia y la fisiología. El cuerpo no es sólo una cápsula o un sistema de mantenimiento vital ambulante. Es nuestro propio ser, íntimamente vestido con materia. Volver a ponerse en contacto con esta intimidad es reconfortante y delicioso, sobre todo para quienes han dejado el ejercicio, con lo cual ellos y sus cuerpos se han convertido prácticamente en desconocidos.

GLORIA SIN PENA

Antes de explicar mejor estos puntos analicemos el ejercicio convencional. Puesto que la vida, en general, ha de ser cómoda y feliz, el Ayurveda considera que el ejercicio es un medio para lograr ese fin. Sostiene que debería dejarnos siempre listos para trabajar en vez de ser un trabajo en sí. Sin embargo muchos norteamericanos creen lo contrario. Piensan que si no mantienen una actitud ceñuda y empecinada no se están beneficiando demasiado. (Mañana por la mañana, concurra al parque temprano y cuente los entrecejos fruncidos que hay entre los que se ejercitan corriendo.) Si se obtiene siquiera un beneficio del enfoque ayurvédico del ejercicio, eso demuestra que lo de "sin pena no hay gloria" es un mito.

Un buen modo de analizar esto es a partir del dosha Vata. Toda actividad física incrementa a Vata. Un aumento moderado logra que nos sintamos más vigorosos, alertas y despejados, así como con más potencia física. Así obtenemos a un tiempo beneficios mentales y físicos, en equilibrio natural. Pero el sobrestímulo de Vata destruye todos esos beneficios. Hace que nos sintamos inquietos, fatigados y trémulos.

¿Cuánto es lo suficiente, pues? Como regla general el Ayurveda quiere que nos ejercitemos hasta el cincuenta por ciento de la capacidad máxima. Si podemos recorrer seis millas en bicicleta, recorramos tres. Si podemos nadar quinientos metros, nademos doscientos cincuenta. Estos límites bajos no perjudican el buen estado físico; por el contrario, hacen que el ejercicio sea más eficaz, pues el cuerpo no se ve obligado posteriormente a incrementar el trabajo de reparación y el sistema cardiovascular regresará con mayor facilidad a lo normal después de la sesión. Otra orientación simple se relaciona con el esfuerzo. En vez de esforzarnos hasta ese punto en que empezamos a sudar profusamente y a respirar jadeando, lo haremos sólo hasta que rompamos en un sudor leve y empecemos a respirar por la boca. Estas son señales naturales de que estamos en el límite correcto.

Si usted empieza a jadear o a traspirar mucho, si siente que el corazón le palpita con violencia o si las rodillas parecen de goma, es porque ha llegado demasiado lejos. Al primer síntoma de esfuerzo excesivo interrumpa el ejercicio, camine algunos minutos para permitir que el organismo se enfríe por etapas y luego descanse algunos minutos más, hasta que el pulso y la respiración hayan vuelto a la normalidad. En el calor de los deportes competitivos, tales como el tenis y la paleta, uno puede esforzarse demasiado sin notarlo. Si el juego lo estimula, continúe. Pero, si se está exigiendo sólo por ganar o por demostrar que puede seguirle el ímpetu a otro, su actitud está castigando innecesariamente el cuerpo.

Los tipos Vata, en especial, deberían cuidarse de no excederse; en general, su constitución tiene un umbral de ejercitación más bajo que el de los Pitta, así como el de estos, a su vez, es más bajo que el de los Kapha. Además, el esfuerzo debe ser adecuado a la edad; pasados los cuarenta y cinco o los cincuenta años, todos en general empezamos a tener un incremento de Vata que debería ser compensado reduciendo el esfuerzo en la ejercitación. Como en todo lo demás, es preciso respetar a los doshas. A cualquier edad, cubrir esa milla de más es sólo otro modo de arriesgarse a graves problemas de Vata. Ciertos estudios recientes de la medicina deportiva indican que el cincuenta por ciento de las atletas dedicadas tienen perturbaciones significativas en la menstruación, síntoma de Vata muy agravado.

EJERCICIOS PARA EL TIPO FISICO

Cada vez que movemos el cuerpo hablamos a nuestros doshas. Puesto que cada dosha tiene su propio énfasis, existen tres tipos de beneficio que brindan todos los ejercicios equilibrados:

Vata: garbo, agilidad, flexibilidad, coordinación y regocijo interior

Pitta: calentamiento del cuerpo, circulación de la sangre a todas las partes, aumento de la capacidad del corazón

Kapha: aumento en la fuerza y la estabilidad, energía pareja

Si usted nunca se levanta del sillón para ejercitarse, obviamente no experimentará estos beneficios. Pero mucha gente activa, con músculos firmes y corazones sanos, tampoco los experimenta. Casi todos los programas gimnásticos de la actualidad están dedicados a aumentar la capacidad del sistema cardiovascular, lo cual hace hincapié en el dosha Pitta. Me gustaría enumerar actividades equilibradas más amplias en su alcance y más adecuadas a los principales tipos físicos.

EJERCICIOS PARA EL TIPO VATA

Tipo: Yoga   Intensidad: Suave
      Danza aeróbica
      Caminatas breves,
        paseos a pie
      Ciclismo sin esfuerzo

Los tipos Vata tienen arranques de energía, pero se fatigan pronto. Se destacan en los ejercicios de equilibrio y estiramiento. Por ser livianos y ágiles, les gusta el yoga y el caminar, siempre que no se fatiguen demasiado. Como consecuencia de su entusiasmo natural, los tipos Vata también se sienten a gusto con los ejercicios aeróbicos de danza, al compás de la música. Cualquier ejercitación que se lleve a cabo de puertas adentro es conveniente en el invierno, puesto que los Vata sienten aversión por el frío y no tienen músculos ni grasa suficiente para protegerse de los elementos.

Toda persona dominada por Vata debe tener cuidado en no entusiasmarse al punto de exigirse en demasía. Es una advertencia primordial, pues el dosha Vata, típicamente, comienza con un estallido, pero no conoce sus límites, sobre todo cuando está desequilibrado. Media hora de ejercitación ligera al día es suficiente. Si se siente exhausto, trémulo, mareado o al borde del calambre, se ha excedido. Todo eso es señal de un desequilibrio Vata.

EJERCICIOS PARA EL TIPO PITTA

Tipo: Esquí   Intensidad:
       Carrera o caminata enérgica   Moderada
       Caminata larga y montañismo
       Natación

Los tipos Pitta tienden a poseer más vigor que resistencia. Son buenos para todos los ejercicios con moderación. Como les gusta por encima de todo el desafío, a los Pitta les gusta esquiar, escalar montañas y practicar otros deportes que brinden una sensación de logro al terminar el día.

Los atletas dedicados a deportes de competencia deben tener una buena cantidad de Pitta que les otorgue espíritu de lucha, pero este dosha no es para las competencias intensas. Los Pitta detestan perder; esto los estimula más que la satisfacción de triunfar. (Ciertos estudios sobre deportes han demostrado esto entre los tenistas profesionales, muchos de los cuales son notorios por sus enfados de tipo Pitta.) Se obligarán ceñudamente a correr, trotar o levantar pesas, pero obtendrán muy poca satisfacción interior de esos esfuerzos.

Probablemente usted ya sepa si está cayendo en esta trampa. Si se encoleriza por un mal tiro en el campo de golf, si quiere perforar al adversario con la pelota de tenis, es mejor que renuncie a esos deportes. Si se pone furioso con usted mismo o con algún otro al jugar, aléjese del juego. Todo el que desea matar a alguien en el estadio sufre un profundo desequilibrio Pitta. Además, el ritmo interrumpido de los deportes de competencia no beneficia de la misma manera su cuerpo como media hora de movimiento continuo.

Caminar a paso enérgico media hora al día calmará el vigor de su organismo mejor que un deporte competitivo.

La natación es aún mejor: muchos tipos Pitta, que se exigen mucho en el trabajo, descubren que una zambullida en la piscina a las cinco de la tarde los refresca y disuelve las tensiones del día. Los deportes invernales de todo tipo también atraen a los Pitta, más afectos al frío que los tipos Vata y Kapha. Como se estimulan visualmente, los Pitta se benefician mucho con un tranquilo paseo por los bosques; eso les proporciona un cambio con respecto a su decidido ritmo habitual. Lo bello de la naturaleza penetra más en ellos cuando se detienen el tiempo necesario para apreciarla.

EJERCICIOS PARA EL TIPO KAPHA

Tipo: Entrenamiento
    con pesas
Carrera
Aerobismo
Remo
Danza

Intensidad:
Moderadamente
intensa

Los tipos Kapha suelen tener una energía fuerte y estable, pero con frecuencia les falta agilidad. En general, se destacan en todos los ejercicios y mejoran al adquirir equilibrio y flexibilidad. Gracias a su potencia física son excelentes para los deportes de resistencia; tienen la constitución natural necesaria para la carrera larga o el remo de distancia. La combinación de Pitta y Kapha brinda decisión y resistencia. Esta prakriti es común entre los futbolistas y los beisbolistas profesionales.

Empujar la sangre en las venas produce satisfacción en los Kapha; por eso son afectos al levantamiento de pesas en gimnasios y clubes de salud. Es conveniente combinarlos con ejercicios que activen la circulación; provocar un buen sudor (sin llegar al agotamiento) despejará la congestión de Kapha. Muchas personas de este tipo tienen un exceso de grasa y agua que debe ser eliminado. Como Kapha es un dosha frío, se resiente si es necesario salir al invierno y mojarse para correr o remar. Con clima frío este tipo debe mantenerse adentro y limitarse al aerobismo o la calistenia.

A muchas mujeres no les gusta la gimnasia; para ellas, las clases de danza proporcionan una alternativa. En su mayoría los Kapha no tienen el físico adecuado para el ballet, pero, una vez que logran el porte y el equilibrio instilados por el adiestramiento en la danza, se sienten mucho más a gusto con su silueta natural. Hay en este tipo algunos hombres valientes que, hasta con el físico de un luchador, se aficionan al baile y descubren el porqué: ya no se sienten torpes ni pesados al moverse.

Algunas precauciones generales se aplican a todos los tipos físicos. No es bueno ejercitarse:

- *Justo antes o después de alimentarse.* El ejercicio baja el agni, que en el momento de comer debe estar en su punto máximo. Deje pasar media hora antes de la comida y una o dos después. La excepción es caminar inmediatamente después de comer. Dar una tranquila caminata de quince minutos después de la comida y/o la cena estimula la digestión; más tiempo o más esfuerzo competirían con ella. El Ayurveda no cree conveniente ejercitarse tras la puesta del sol; es mejor dejar que el cuerpo aminore la marcha al atardecer, preparándose para el descanso.
- *Con viento o frío.* Como hemos expresado, tanto Vata como Kapha se resienten con el frío. Si salimos a caminar en invierno es necesario hacerlo bien abrigado y no respirar con esfuerzo. Respirar hondo el aire húmedo y frío es malo para el aparato respiratorio. Además, los vientos fuertes alteran el dosha Vata y anulan el efecto tranquilizador de una buena caminata.
- *Bajo el sol ardiente.* Si es cierto que sólo los perros rabiosos y los ingleses salen al sol de mediodía, se debe a que la potencia del sol inflama al dosha Pitta, aumentando la temperatura del cuerpo en un momento en que el ejercicio ya la está elevando demasiado.

Junto con la moderación, la clave para ejercitarse de modo equilibrado es la regularidad. Los doshas tienden a reforzarse. Cuando descuidamos la actividad física por un tiempo, el cuerpo se acostumbra a la inercia. Una vez que retomamos la actividad, aunque sea leve, se elevan a un plano de mejor equilibrio y desean permanecer allí. Por eso, haga todo lo posible por iniciar un programa que disfrutará durante años, preferiblemente toda la vida.

EJERCICIOS PARA LOS TRES DOSHAS

Ahora me gustaría describir los ejercicios para los tres doshas que enseñamos en nuestras clínicas: el Saludo al Sol, la serie de suaves posiciones del yoga y la respiración equilibrada. Estos ejercicios son poco conocidos para la mayoría, que tiende a identificarlos con actividades puramente orientales. Tal vez usted crea que el yoga es imposible, pues ha visto fotos de salchichas humanas con el cuerpo retorcido en posiciones nada naturales.

En realidad los ejercicios siguientes son muy sencillos. Sólo el Saludo al Sol requiere alguna paciencia hasta adquirir dominio; para los otros no se necesita ninguna habilidad en especial. Es erróneo poner todo el énfasis en la ejecución perfecta. Estos ejercicios son para relacionarse con el cuerpo, y eso es algo que cualquiera puede hacer, permitiendo simplemente que la mente se relaje en cada postura. No piense siquiera en el aspecto que pueda presentar ni en la aproximación o lejanía con respecto a las posturas ideales: lo que logre estará bien para usted. Este enfoque hace que cada ejercicio nos haga sentir bien mientras lo hacemos y después, mejor aún. Todos se mantienen gratamente relajados varias horas después de llevar a cabo una breve rutina ayurvédica.

SALUDO AL SOL *(Surya Namaskara)*

Tiempo: 1 a 2 minutos para cada ciclo, moviéndose con lentitud.

Repeticiones: 1 a 6 ciclos por la mañana, aumentando a medida que se adquiere experiencia.

El Saludo al Sol (Surya Namaskara) es un ejercicio ayurvédico completo que integra simultáneamente toda la fisiología: mente, cuerpo y aliento. Fortalece y estira todos los grandes grupos de músculos, lubrica las articulaciones, acondiciona la columna y masajea los órganos internos. La circulación sanguínea se incrementa en todo el cuerpo. Con la práctica regular se gana en estabilidad, flexibilidad y gracia.

He aquí un ciclo de doce posturas. Ejecútelas en una secuencia fluida, una después de otra. Sincronice cada movimiento con la respiración. Muévase con suavidad para adoptar cada una, respirando con plenitud y facilidad, de modo tal que cada ciclo ocupe más o menos un minuto.

Comience con lentitud, evitando la tensión, y preste atención al cuerpo a medida que vaya aumentando gradualmente la cantidad de ciclos. Este avance paso a paso elimina la posibilidad de forzar o fatigar los músculos, sobre todo si usted no se ha estado ejercitando regularmente. Si suda, jadea o se siente muy fatigado, interrumpa, recuéstese y descanse uno o dos minutos, hasta que la respiración vuelva a ser normal. Con la práctica regular aumentará fácil y naturalmente la capacidad.

En el Saludo al Sol se incentiva una pauta de respiración específica. Inhale al extender verticalmente la columna o cuando tenga el cuerpo abierto o extendido. Exhale al inclinar el cuerpo o flcxionar la columna. Cada uno de sus movimientos debe ser una prolongación del aliento a fin de que resulte más fácil. Hay una postura de transición en la que el aliento se interrumpe un momento antes de pasar a la postura siguiente. Por lo demás, la respiración debe ser fluida y constante a lo largo de todo el ejercicio.

COMO EJECUTAR EL SALUDO AL SOL

Ejecute las siguientes posturas en una secuencia fluida y móvil, una tras otra. Recuerde utilizar la respiración para relacionar cada pose con la siguiente. Acentúe la expansión del pecho aspirando, y la contracción del abdomen o el vientre exhalando.

1. Postura de salutación *(Samasthiti)*. Comience de pie y erguido, con los pies juntos en posición paralela. Reparta el peso por igual sobre ambos pies y alargue la columna hacia arriba. Una las palmas de las manos frente al pecho. Levante el pecho y expanda las costillas con la vista fija hacia adelante.

2. Postura de brazos en alto *(Tadasana)*. Mientras aspira, extienda lentamente los brazos por encima de la cabeza. Levante y expanda el pecho en tanto continúa estirando la columna; deje que la cabeza mire hacia arriba. Siga respirando pausadamente al continuar hacia la pose siguiente.

3. Postura de manos a pies *(Uttasana)*. Mientras exhala, incline el cuerpo hacia adelante y hacia abajo, estirando columna, brazos y cuello. Deje que las rodillas se aflojen o se flexionen libremente y lleve las manos hacia el suelo. No se debe hundir el pecho ni redondear exageradamente la parte superior de la espalda. Mantenga codos y hombros relajados y no trabe las rodillas atrás.

Con la práctica regular se logra una mayor flexibilidad tanto en las piernas como en la columna.

4. Postura ecuestre *(Ashwa Sanchalanasana)*. En la aspiración siguiente estire la pierna izquierda hacia atrás y baje esa rodilla a tierra. La rodilla derecha se flexiona y el pie permanece plano contra el suelo. Simultáneamente extienda o eleve la columna y abra el pecho. Permita que la cabeza y el cuello se alarguen verticalmente.

5. Postura de la montaña *(Adhomukha Svanasana)*. Al exhalar, adelante la pierna izquierda hasta la altura de la derecha, ambas separadas por el ancho de la cadera, con las manos a la distancia de los hombros. Levante las nalgas y la cadera, presionando con las manos hacia abajo, y deje que la columna vaya hacia arriba y hacia atrás. Estire los talones hacia abajo, como para tocar el suelo, extendiendo la parte posterior de las piernas. Relájese, liberando la cabeza y el cuello. El cuerpo forma una V invertida desde la pelvis hasta las manos y desde la pelvis hasta los talones.

6. Postura de los ocho miembros *(Ashtanga Namaskara)*. Apoye suavemente las rodillas en el suelo y deslice poco a poco el cuerpo hacia abajo, en ángulo, mientras acerca al suelo el pecho y el mentón. Los ocho miembros tocan el suelo: la punta de los pies, las rodillas, el pecho, las manos y el mentón. Mantenga esta pose muy brevemente antes de continuar con la siguiente.

7. Postura de la cobra *(Bhujangasana)*. Mientras aspira, levante y expanda el pecho hacia adelante y hacia arriba, presionando hacia abajo con las manos. Mantenga los codos cerca del cuerpo y continúe extendiendo la columna hacia arriba. Abra y ensanche el pecho llevando los hombros hacia abajo, alejándolos de las orejas, para liberar la cabeza y el cuello. Deje que la parte alta de la espalda se ensanche y estire. No inicie este movimiento con la cabeza ni levante el cuerpo con el cuello.

8. Postura de la montaña *(Adhomukha Svanasana)*. Repita la postura 5. Al exhalar, levante las nalgas y caderas, presione hacia

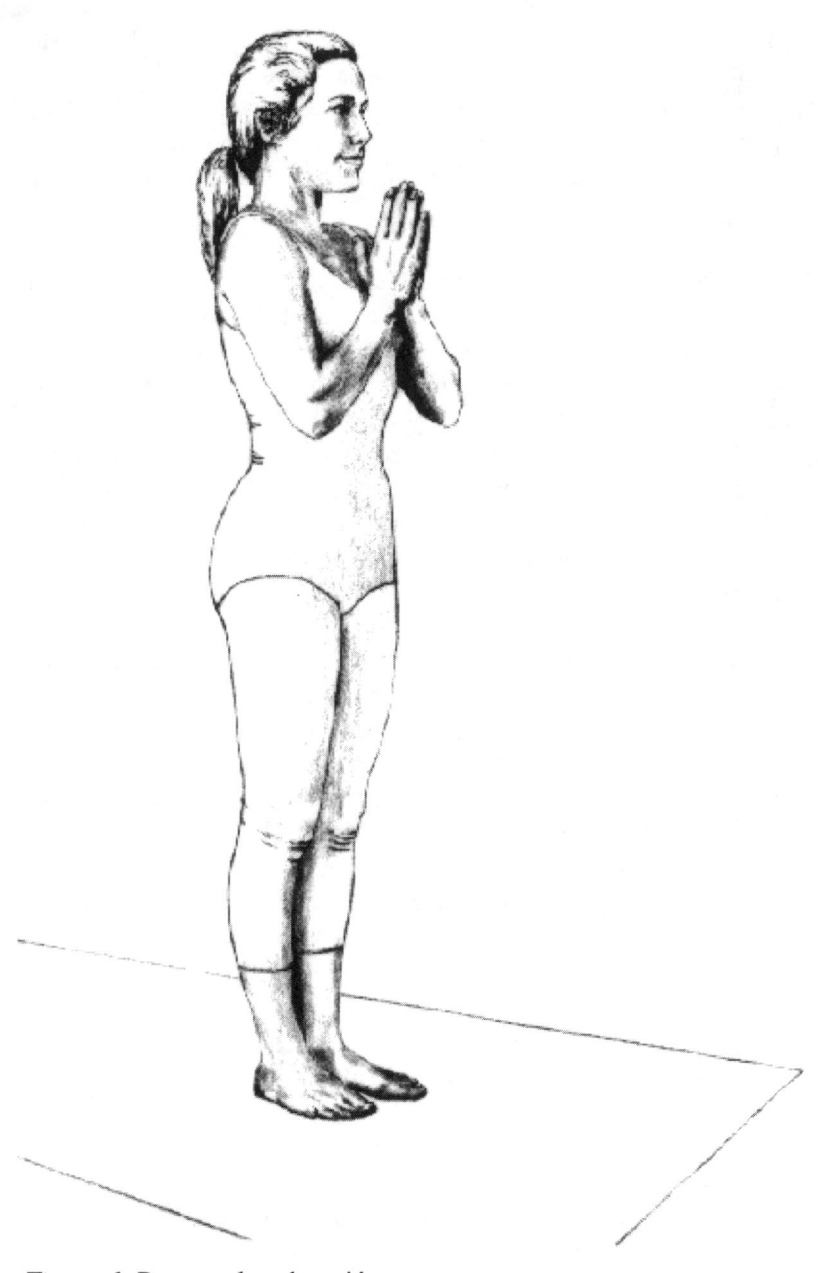

Figura 1. Postura de salutación

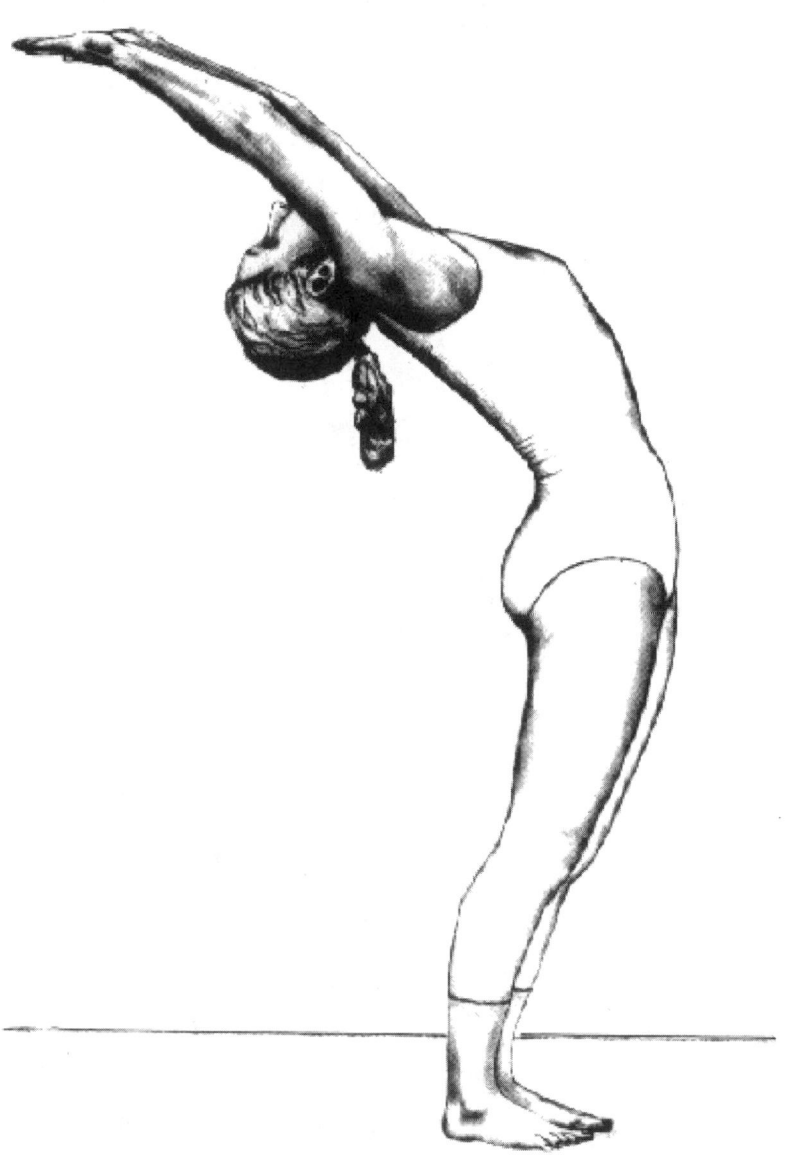

Figura 2. Postura de brazos en alto

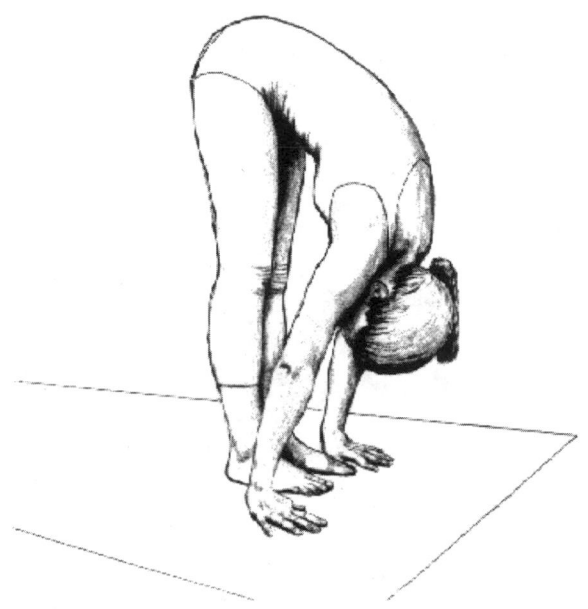

Figura 3. Postura de manos a pies

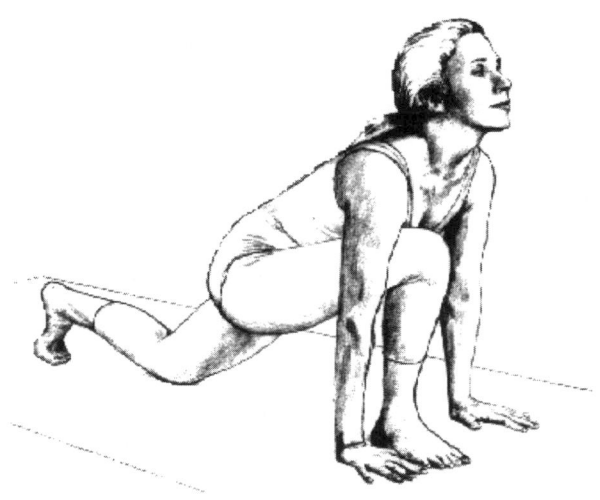

Figura 4. Postura ecuestre

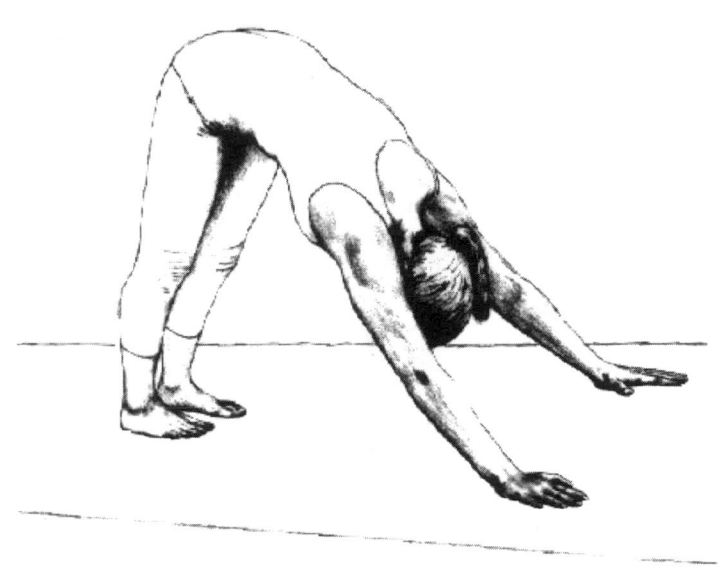

Figura 5. Postura de la montaña

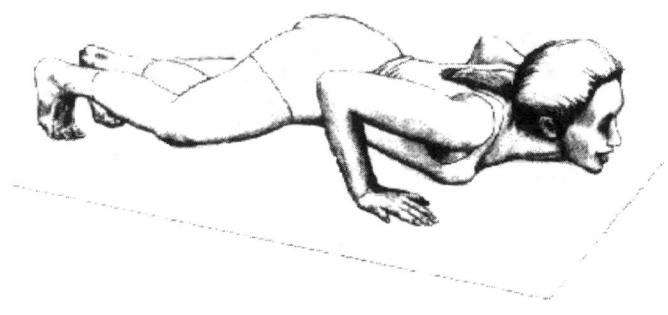

Figura 6. Postura de los ocho miembros

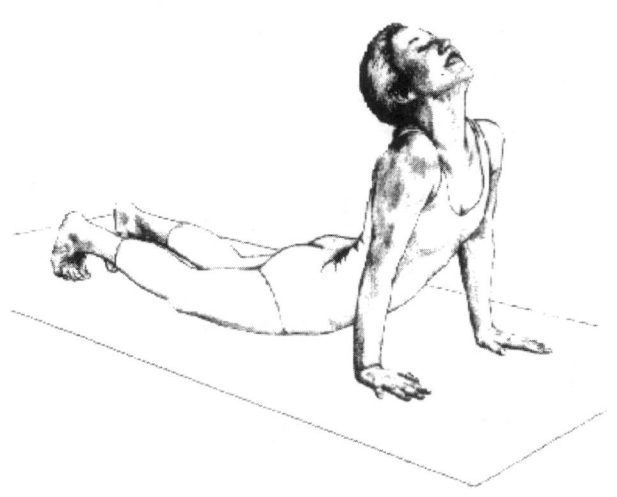

Figura 7. Postura de la cobra

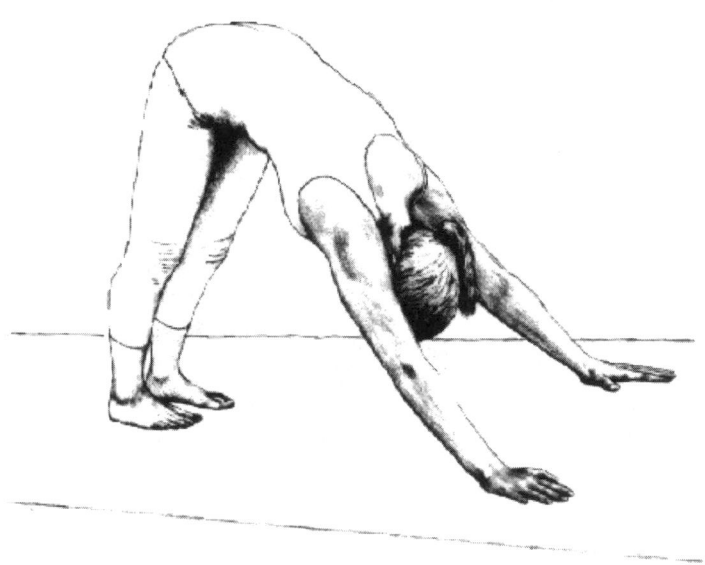

Figura 8. Postura de la montaña

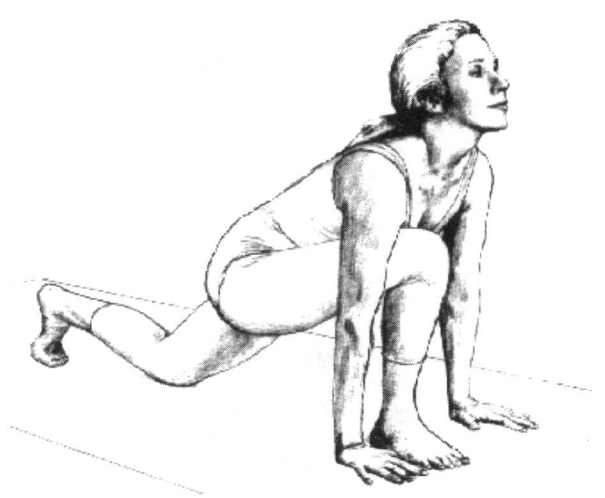

Figura 9. Postura ecuestre

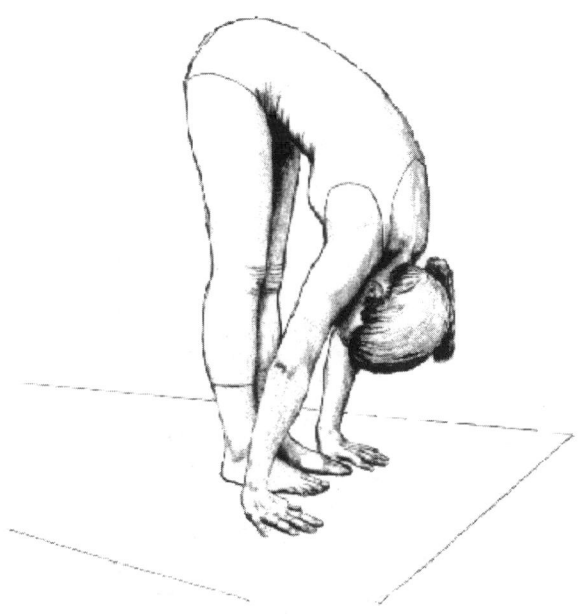

Figura 10. Postura de manos a pies

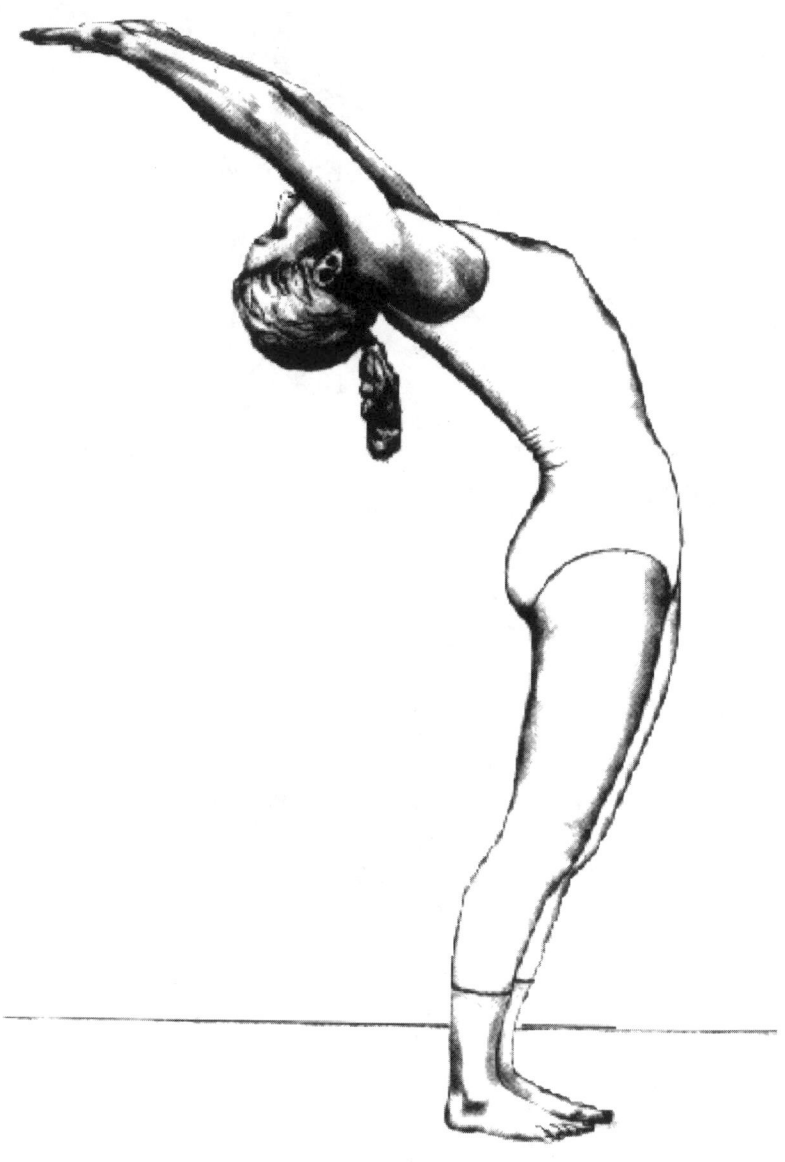

Figura 11. Postura de brazos en alto

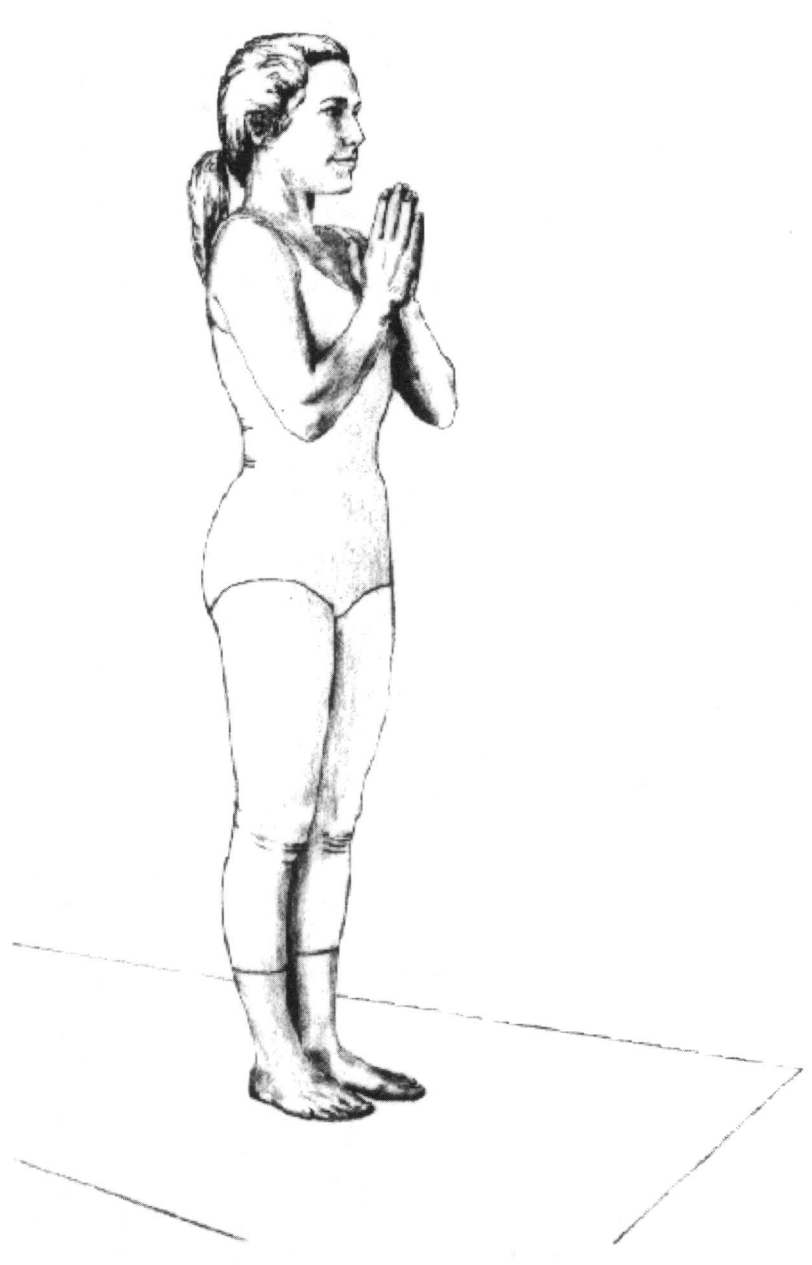

Figura 12. Postura de salutación

abajo con las manos y permita que la espalda se estire hacia arriba y hacia atrás. Estire los talones hacia el suelo y extienda la parte posterior de las piernas. Relaje y libere la cabeza y el cuerpo.

9. Postura ecuestre *(Ashwa Sanchalanasana)*. Repita la postura 4. Aspire y flexione la pierna derecha hacia adelante, entre las manos. La izquierda se mantiene extendida hacia atrás, con la rodilla contra el suelo. La delantera debe estar flexionada, con el pie plano contra el suelo. Extienda la espalda, levantando el pecho hacia adelante y hacia arriba. Deje que la cabeza y el cuello se alarguen hacia arriba.

10. Postura de manos a pies *(Uttanasana)*. Repita la postura 3. Mientras exhala, dé un paso adelante con la pierna izquierda y continúe flexionando el cuerpo hacia adelante y hacia abajo, estirando toda la columna. Los brazos y la cabeza siguen la dirección de la columna. Ambas manos permanecen en el suelo. Deje que las rodillas se aflojen o flexionen en libertad. No se debe hundir el pecho ni curvar demasiado la parte alta de la espalda. Mantenga relajados codos y hombros.

11. Postura de brazos en alto *(Tadasana)*. Repita la postura 2. Al aspirar, levante los brazos desde la parte superior de la espalda, en tanto abre el pecho hacia adelante y hacia arriba. No levante el cuerpo desde la cabeza ni desde el cuello. Continúe levantando y expandiendo el pecho a medida que se levanta, extendiendo los brazos por encima de la cabeza. La respiración debe seguir siendo suave, profunda y constante.

12. Postura de salutación *(Samasthiti)*. Repita la postura 1. Exhale al bajar los brazos y levante las manos hasta unir las palmas frente al pecho. Ahora está de pie y erguida, con los pies en posición paralela, a la distancia que marca el ancho de la cadera. Levante el pecho y expanda las costillas, con la mirada fija hacia adelante. Estire verticalmente la columna y el cuello.

Esto completa un ciclo de Saludo al Sol.

Mantenga la postura de salutación mientras continúa aspirando y exhalando algunas veces más. Luego empiece el segundo ciclo. Esta postura de salutación se convierte en la postura 1 de la segunda serie. En la próxima aspiración, continúe con la posición 2 (brazos en alto) y repita los movimientos en una secuencia fluida.

En series posteriores del Saludo al Sol, se alternará el pie que se extiende hacia atrás y el que se flexiona hacia adelante en las posturas 4 y 9 (ecuestre). En el primer ciclo es el pie izquierdo el que se estira hacia atrás, con el derecho apoyado adelante. En el segundo será el derecho el que vaya hacia atrás, y así sucesivamente con cada ciclo.

Tras haber completado la secuencia de Saludo al Sol, tiéndase de espaldas, estire la columna y deje que el cuerpo se relaje por completo. Cierre los ojos y descanse un minuto o dos. La respiración debe ser libre y fácil.

POSTURAS DE YOGA

Tiempo: 10 a 15 minutos, moviéndose con lentitud.
Repeticiones: una serie por la mañana y otra por la tarde.

Las siguientes posturas fáciles, cuya ejecución requiere unos quince minutos, se consideran el ejercicio ayurvédico básico. Se puede practicar una serie antes de la meditación matutina y otra antes de meditar por la tarde, con o sin el Saludo al Sol. Estas posturas se enseñan como parte del programa de integración neuromuscular en las clínicas del Ayurveda; son cómodas para todo el que goce de buena salud, cualquiera que sea su edad y su entrenamiento físico previo.

Lo que sigue es una secuencia específica que se inicia con la tonificación y el calentamiento del cuerpo. Continúa con flexiones en posición de asiento y hacia adelante, posturas de pie, invertidas, flexiones de espalda, torsiones y una posición de reposo; concluye con un breve ejercicio respiratorio. Cada una de las posiciones de esta secuencia tiene un efecto terapéutico específico sobre la fisiología. Mencionaremos algunos de los beneficios conocidos de cada postura.

En general, los ejercicios de tonificación y calentamiento favorecen la circulación y mejoran el flujo sanguíneo en todo el cuerpo. Las posturas de asiento ayudan a crear estabilidad, un debido alineamiento de la columna y una buena posición; las flexiones hacia adelante estimulan la digestión, aumentan la flexibilidad de la espalda y apaciguan la fisiología. Las flexiones hacia atrás crean movilidad y agilidad en la espalda, sobre todo en la parte superior, al tiempo que vigorizan. Las posturas invertidas estimulan el sistema endocrino e incrementan la circulación; las torsiones ayudan a la digestión y la eliminación, además de entonar la columna vertebral. Todas estas posturas finalizan con la pose de reposo y los ejercicios respiratorios, que aumentan la captación, el orden y el equilibrio.

Una secuencia de posturas es importante ya que prepara el cuerpo, a fin de calentarlo y eliminar la rigidez. Luego pasa a vigorizar, fortalecer y estirar todo el cuerpo. Por eso es importante practicar cada pose en secuencia ordenada, puesto que cada una es la preparación de la siguiente o un contrapeso para la precedente.

He aquí algunas sugerencias para seguir antes de la práctica:

1. Ejecute las posturas con lentitud, sin dejar de aspirar y exhalar; no se debe contener el aliento ni controlarlo de modo alguno. La respiración debe ser fácil, fluida y constante.

2. Sin pena, más gloria. Si no puede tocarse la punta de los pies sin un esfuerzo doloroso, no se exija. Deje que las rodillas

se aflojen o se flexionen libremente; **en estos ejercicios nunca se fuerza el cuerpo.** Mantenga las posturas unos pocos segundos y luego libere con tranquilidad. Nunca entre en ellas dé un brinco ni salga bruscamente. Use el aliento para facilitar los movimientos.

3.   ¿Hasta dónde debe llegar? En cada postura, llegue hasta el punto en que sienta la tensión. Avance hasta donde pueda hacerlo sin esfuerzo. Permita que su conciencia vaya naturalmente hasta la zona del cuerpo que se está estirando. No se exceda, no fuerce, no estire demasiado. A veces ayuda a liberar o abandonar completamente el estiramiento para iniciarlo otra vez con facilidad. *¡No olvide respirar!*

4.   Con una práctica de meses notará un aumento de la fuerza, la flexibilidad y la agilidad. Por eso no es necesario exigir al cuerpo para alcanzar una meta deseada. En realidad, estas posturas no han sido ideadas para imponer una estructura específica al cuerpo; tampoco existe una posición "ideal". Antes bien, el progreso se debe al funcionamiento integrado de conciencia, movimiento y aliento.

5.   Todos los ejercicios ayurvédicos incluyen tanto a la mente como al cuerpo. En cada ejercicio se estira una zona en especial. Permita que su conciencia vaya naturalmente a esa zona. El ablandamiento de la tensión acumulada, según se dice, proviene de permitir que la atención se fije en la zona de estiramiento.

Por ese motivo es necesario que los ejercicios concentren toda nuestra atención. No es conveniente tener una radio o un televisor funcionando como fondo; ni siquiera música suave. Que la mente cobre una fácil conciencia del cuerpo.

6.   Use ropa amplia y cómoda. Los ejercicios requieren una superficie plana y no deslizante, pero no conviene ejecutarlos sobre el suelo desnudo. Antes bien, utilice una manta de lana plegada, una alfombra, una colchoneta para gimnasia o cualquier otra superficie semiblanda.

7.   *Nota*: Es importante mencionar que todas las posturas se deben adaptar a las necesidades del individuo. En ciertas situaciones, tales como enfermedad aguda, embarazo, menstruación o problemas estructurales específicos, la postura se puede adaptar o cambiar a fin de que sea más efectiva y sirva a los requisitos particulares. En cualquiera de estos casos especiales, sírvase consultar con un instructor de yoga bien preparado.

I. EJERCICIOS DE TONIFICACION
(1 a 2 minutos)

Comenzamos con unos pocos ejercicios que vigorizan y tonifican el cuerpo. El primero consiste en masajear progresivamente el cuerpo con manos y dedos, avanzando hacia el corazón.

1.   Adopte una cómoda posición de sentado. Utilizando las palmas y los dedos de ambas manos, presione la coronilla y continúe

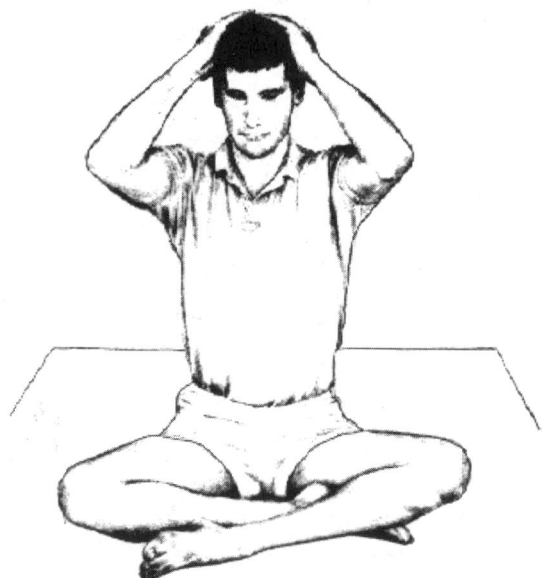

Figura 1. Ejercicio de tonificación, cabeza

gradualmente presionando y soltando con las manos, por la cara, el cuello y el pecho. Comience de nuevo por la coronilla y presione la cabeza con las palmas, los dedos, para descender ahora por la parte posterior del cuello, dando la vuelta hasta el pecho.

2.   Para tonificar las manos y los brazos, comience masajeando primero el costado derecho. Tómese los dedos de la mano derecha con la mano izquierda y continúe presionando y soltando, mientras desliza la mano por la cara superior del brazo derecho hasta llegar al hombro y cruzar el pecho. Repita desde la mano presionando la cara inferior hasta el antebrazo, el hombro y el pecho. La presión debe ser firme; el masaje, gradual y constante. Repita el costado izquierdo, asegurándose de masajear la cara superior y la inferior del brazo.

3.   Lleve la punta de los dedos al ombligo y, con ambas manos en el vientre, empiece a presionar y soltar alrededor del abdomen, trasladando gradualmente la presión hacia el corazón.

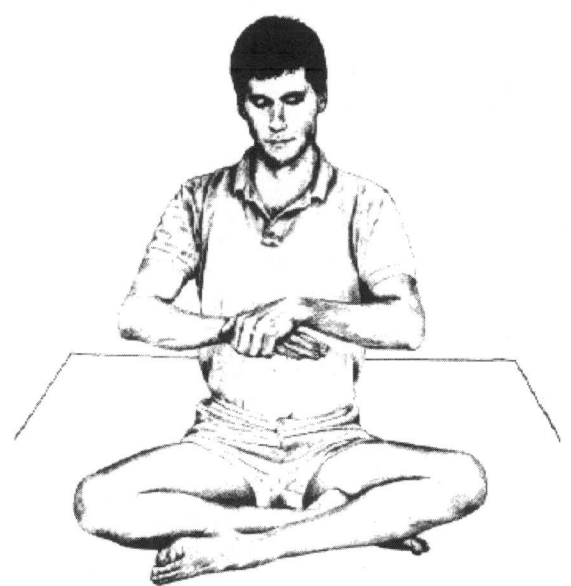

Figura 2. Ejercicio de tonificación, manos

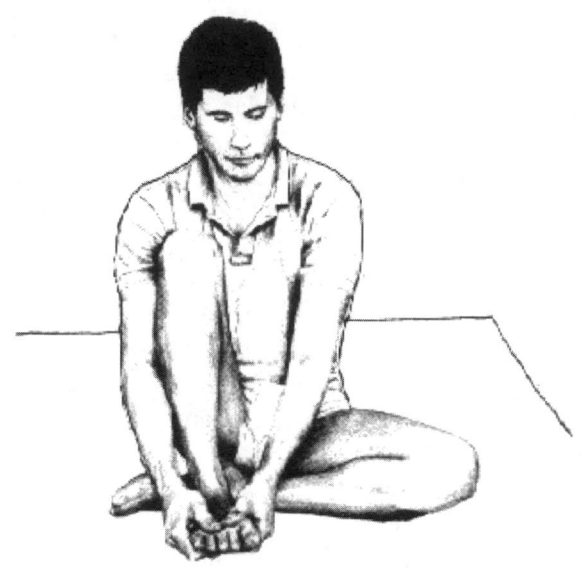

Figura 3. Ejercicio de tonificación, pies

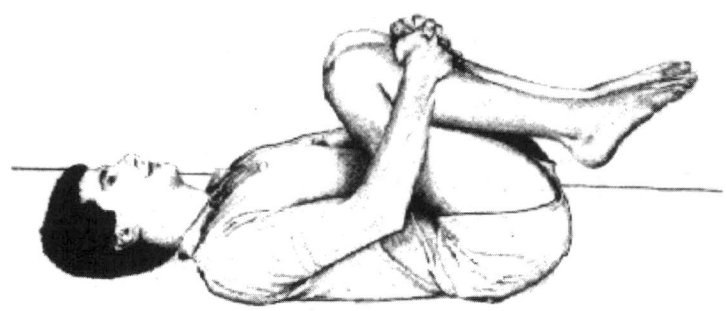

Figura 4. Ejercicio de tonificación, rotación lateral

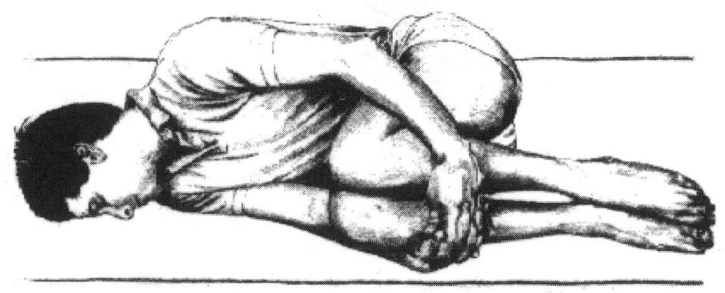

Figura 5. Ejercicio de tonificación, rotación lateral

4.   Masajee presionando y soltando la parte baja de la espalda, la zona de los riñones y las costillas, subiendo hacia el corazón.

5.   Comenzando por el pie derecho, presione y suelte la punta de los pies, planta y empeine, subiendo por las pantorrillas, los muslos, las caderas y el vientre, siempre hacia el corazón. Repita con la pierna izquierda, subiendo hasta las caderas y continuando hacia el corazón.

6.   Tiéndase de espaldas y estire la columna, manteniendo la cabeza y el cuello rectos y libres. Suba las rodillas hasta el pecho y cruce las manos sobre las rodillas. En esa posición, comience a girar lenta y fácilmente hasta apoyarse sobre un costado; luego gire hasta apoyarse sobre el costado contrario. El cuello debe estar relajado y libre. Respire normalmente.

7.   Ruede cinco veces hacia cada lado; luego descruce las manos y extienda lentamente las piernas desde las caderas. Deje que su cuerpo se relaje por completo.

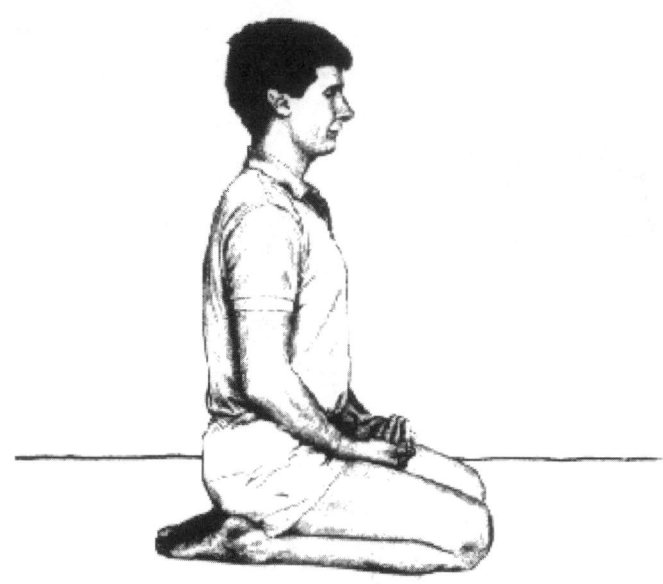

Figura 6. Postura de afirmación de asiento, posición inicial

II. POSTURA DE AFIRMACION DE ASIEN-
TO—*Vajrasana* (30 a 60 segundos)

1.   Comience arrodillado con las nalgas apoyadas en los talones. Los pies deben estar algo separados y con los dedos gordos cruzados. Estire la espalda, ensanche la caja torácica y levante apenas el pecho. La cabeza y el cuello deben estar extendidos y libres. Con la vista fija hacia adelante respire con tranquilidad. Apoye las manos en el regazo, con la mano derecha sobre la izquierda, las palmas hacia arriba.

2.   Mientras aspire, levante las nalgas y yérgase hasta apoyar el peso del cuerpo en las rodillas. Mantenga la espalda extendida y el pecho elevado. Relaje los hombros. Al exhalar, baje poco a poco el cuerpo hasta volver a sentarse sobre los talones. Repita el ciclo con suavidad, respirando serenamente.

3. Muévase con lentitud. Respire profundamente, manteniendo el frente y la parte posterior del cuerpo vivos, extendidos y libres.

Beneficios: Esta asana fortalece la región pélvica, relaja la tensión de rodillas y tobillos y da a la espalda una base fuerte.

III. POSTURA DE CABEZA A RODILLA—
Janu Sirsasana (alrededor de un minuto)

1. Siéntese y extienda las piernas rectas hacia adelante. Estire bien la cara posterior de las piernas y los talones con la punta de los pies dirigida hacia la cabeza.

2. Flexione la rodilla izquierda hasta apoyar la planta del pie contra el interior del muslo derecho.

3. Mientras aspira, estire los brazos hacia lo alto, por encima de la cabeza, a partir de la parte superior de la espalda. Al exhalar, flexione el cuerpo hacia adelante y hacia abajo estirando la espalda. Continúe estirando columna, brazos y cuello al descender hacia adelante. No hunda el pecho ni redondee en exceso la parte alta de la espalda. Puede aflojar un poco la rodilla extendida para liberar más la parte baja de la espalda.

4. Mantenga la postura mientras respira algunas veces. Luego aspire y libere los brazos desde la parte alta de la espalda, abriendo el pecho hacia adelante y hacia arriba, en tanto levanta poco a poco los brazos por encima de la cabeza. Hágalo otra vez del mismo lado moviéndose con lentitud y facilidad. Aspire al levantar el cuerpo y exhale al bajar los brazos hacia los costados.

5. Repita la postura del otro lado. Extienda por completo la pierna izquierda hacia adelante. Flexione la rodilla derecha y apoye la planta del pie contra la cara interior del muslo izquierdo.

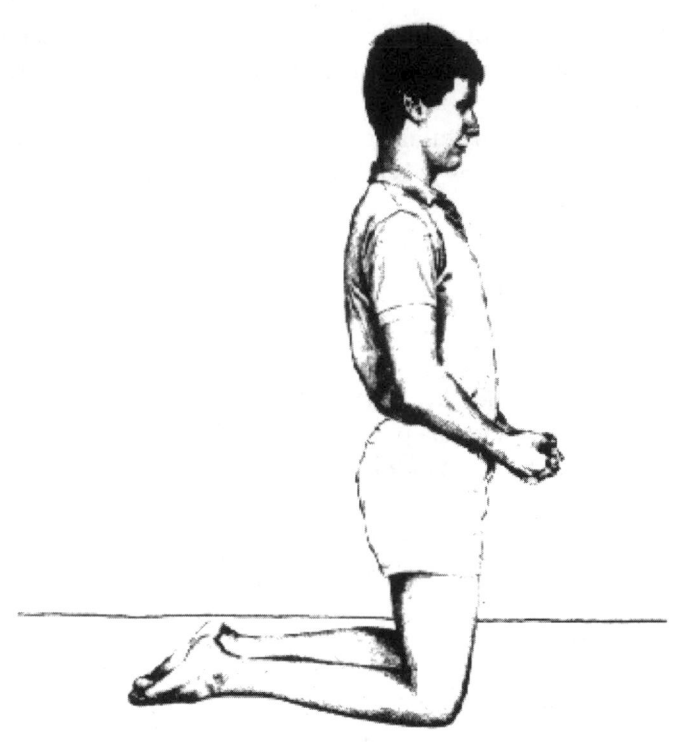

Figura 7. Postura de afirmación de asiento, posición erguida

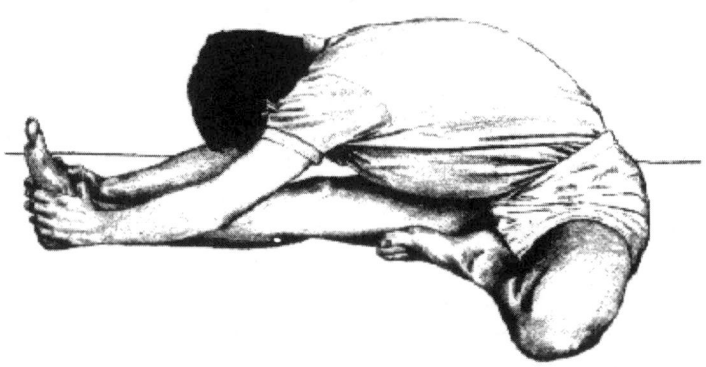

Figura 8. Postura de cabeza a rodilla

6.   Respire y tome lentamente la postura. Exhale al inclinar el cuerpo hacia adelante y aspire al erguirlo. Luego repita la postura sobre el mismo lado. Respire con normalidad y manténgase por algunos segundos sin forzarse. Después de erguir el cuerpo, exhale y baje los brazos a los costados.

Beneficios: Esta postura fortalece y relaja la columna, tonifica el abdomen, el hígado y el bazo y ayuda a la digestión.

IV. VERTICAL DE HOMBROS—*Sarvangasana* (Comience manteniéndose 30 segundos; aumente gradualmente hasta 2 minutos si se siente cómodo con la postura.)

Nota de advertencia: Si usted es principiante, tiene rigidez o sufre algún trastorno en la parte superior de la espalda y el cuello, practique esta postura con una o dos mantas bajo los hombros a fin de proteger el cuello; también puede hacer media vertical en vez de erguir completamente el cuello en la postura completa. Realícela con lentitud. Si padece hipertensión arterial o un trastorno de espalda crónico, no deje de consultar con su médico antes de llevar a cabo este ejercicio. (El Ayurveda aconseja no apoyarse en la cabeza, pues si se practica inadecuadamente de este modo puede dañar el cerebro, el cuello y la columna.)

1.   Acuéstese de espaldas y presione contra el suelo los brazos y la palma de las manos. Relaje los hombros y extienda la columna.

2.   Exhalando, flexione las rodillas y levante lentamente las piernas por encima de la cintura. Presione con las palmas contra el suelo y lleve las piernas rectas hacia arriba, sobre la cabeza. Flexione los brazos, manteniendo los codos en línea con los hombros, y utilice las manos para sostener la espalda, apoyándolas por encima de las caderas. Codos y hombros deben crear una plataforma estable para sostener el cuerpo.

3.   Estire las piernas hasta la punta de los pies y levántelas hacia el techo. El cuerpo debe formar una línea recta y vertical desde los tobillos hasta los hombros. Extienda la columna hacia arriba.

4.   Si prefiere hacer la media vertical no extienda el cuerpo por completo. Apoye el peso del cuerpo con las manos y deje las piernas formando un ángulo. Los pies deben apuntar hacia la cabeza. (*Nota*: se trata de una vertical de hombros, no de cuello. El cuello y la garganta no deben sufrir tensiones. Esto es muy importante.) La respiración se conserva serena; la cara, relajada. Mantenga la

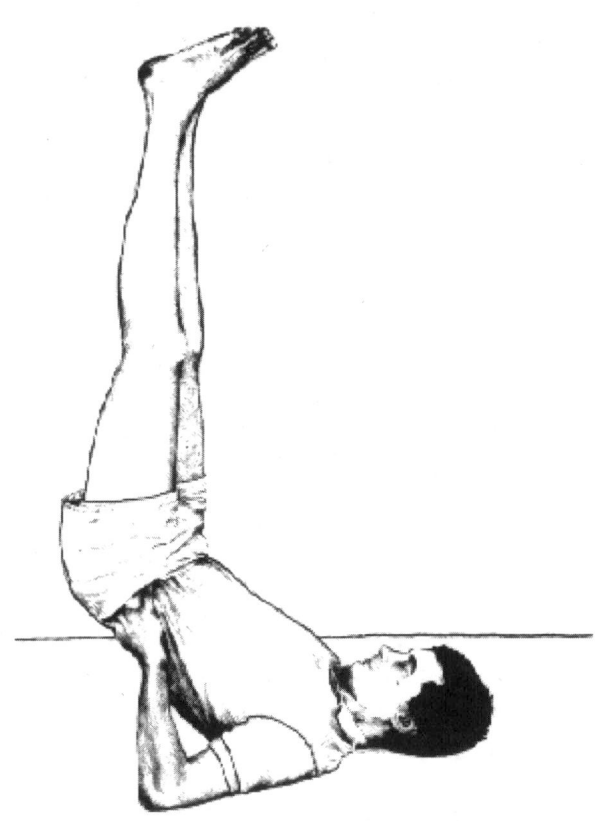

Figura 9. Vertical de hombros

postura durante algunos segundos, aumentando el tiempo tanto como le resulte cómodo.

Beneficios: Esta asana vivifica todo el sistema endocrino, favorece la circulación hacia la glándula tiroides, alivia la fatiga mental, otorga flexibilidad a la columna y tiene un efecto sedante en el cuerpo.

V. POSTURA DEL ARADO—*Halasana* (15 a 60 segundos)

1.   Pase a esta siguiente postura mientras exhala y flexiona el cuerpo desde la pelvis, para llevar ambas piernas hacia atrás por encima de la cabeza. Mantenga las piernas estiradas y rectas hasta los tobillos para que formen ángulo recto con el torso. Deje que la columna se alargue para no curvar demasiado la parte superior. Mantenga la respiración serena y constante.

2.   Lleve las piernas hacia atrás sólo hasta donde se sienta cómodo, sin hundir el pecho o la columna. Cuide de no imponer

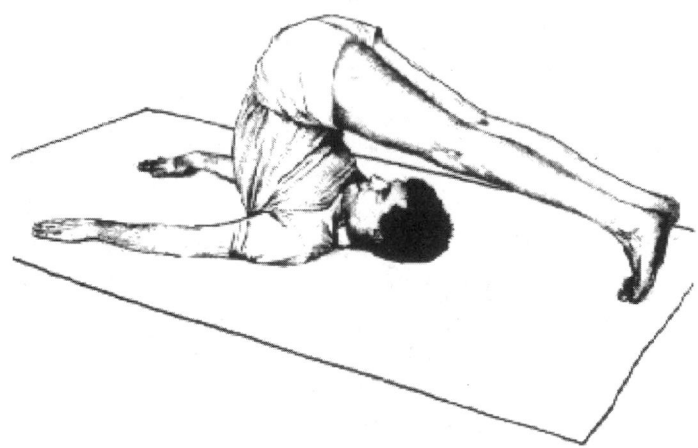

Figura 10. Postura del arado, brazos extendidos

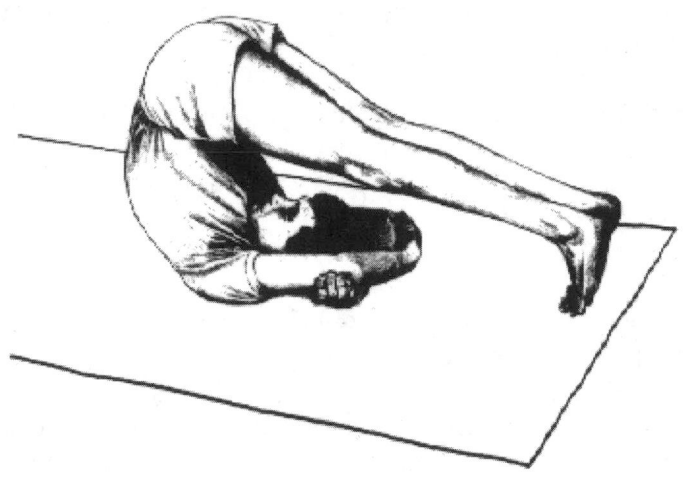

Figura 11. Postura del arado, brazos tras la cabeza

demasiada presión al cuello. (Si siente dolor, libere lentamente y abandone la posición.)

3.   Ahora extienda los brazos en dirección opuesta a la de las piernas y la cabeza. El torso debe descansar sobre los hombros, mientras las caderas mantienen una línea vertical con la articulación del hombro. Estire la columna.

4.   Cruce los brazos sobre la cabeza y mantenga la pose durante algunos segundos.

5.   Para bajar, exhale, flexione las rodillas y sostenga la parte baja de la espalda con las manos. Lentamente, sin forzarse, estire la columna con las rodillas flexionadas hasta quedar plano en el suelo. Descanse cómodamente unos segundos.

6.   Cuide de que la respiración sea tranquila, sobre todo en la vertical de hombros y el arado. La modalidad de su respiración será indicativa de cualquier esfuerzo excesivo.

VI. POSTURA DE LA COBRA—*Bhujangasana* (30 a 60 segundos)

1.   Tiéndase boca abajo, con los pies juntos y las manos bajo los hombros, los dedos apuntando hacia adelante. Alargue levemente la columna para proteger la parte inferior de la espalda.

2.   Mientras aspira, levante y expanda el pecho hacia adelante y hacia arriba, presionando hacia abajo con las manos. Mantenga los codos cerca del cuerpo y continúe alargando la columna hacia arriba. Abra y ensanche el pecho, con los hombros hacia abajo, para liberar el cuello y la cabeza. Deje que la parte alta de la espalda se ensanche y se alargue.

3.   Manténgase algunas respiraciones, luego exhale y descienda lentamente.

4.   Repita la pose hasta tres veces, comenzando con la aspiración y la elevación del pecho. Cuide de no iniciar este movimiento desde la cabeza ni de levantar el cuerpo con el cuello.

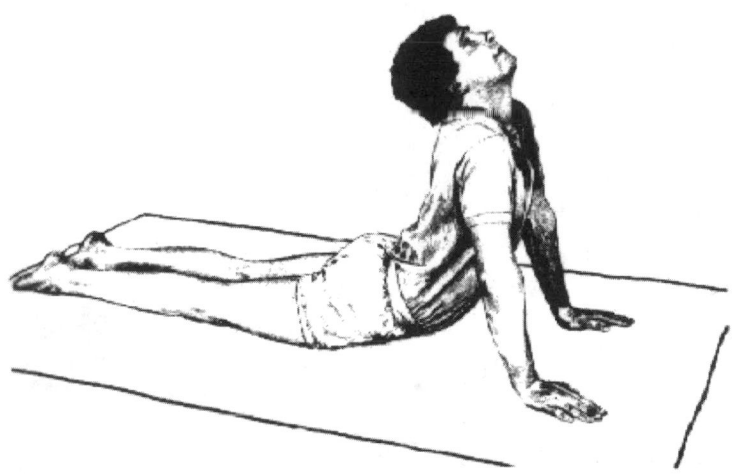

Figura 12. Postura de la cobra

Mantenga la columna estirada y respire normalmente. La respiración debe ser fluida y fácil. Exhale y descienda con lentitud. Deje que el cuerpo se relaje por completo.

Beneficios: Esta postura fortalece la espalda, estira los músculos abdominales y es útil para los trastornos uterinos y ováricos.

VII. POSTURA DE LA LANGOSTA—*Salabhasana* (30 a 60 segundos)

1. Siempre boca abajo estire los brazos hacia atrás, a los costados, ya junto a las caderas o bajo los muslos, con las palmas hacia el techo. Junte los pies y estire toda la espalda. Apoye suavemente el mentón en el suelo.

2. Al aspirar, levante ambas piernas, estirándolas desde las caderas. Mantenga toda la columna estirada mientras extiende las piernas hacia arriba y hacia atrás. Estire los muslos, siempre conservando las piernas rectas en toda su longitud. Sin dejar de respirar normalmente, mantenga la postura durante algunos segundos; luego baje las piernas poco a poco.

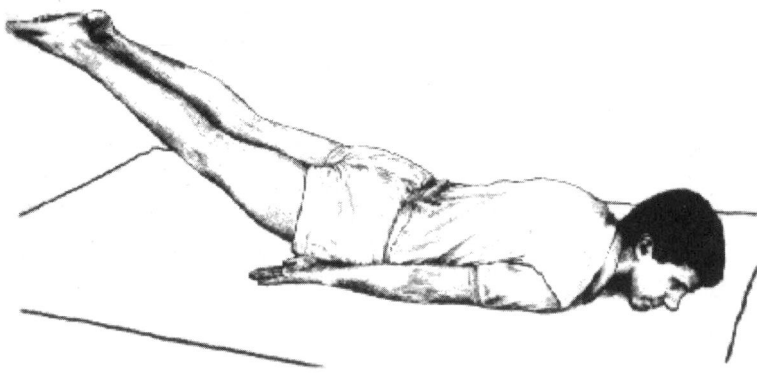

Figura 13. Postura de la langosta

3. Repita la postura hasta tres veces. Cuide de no retener el aliento en esta posición. Aproveche cuando aspira para levantar las piernas. No deje de estirar la columna para evitar que se distienda o hiperextienda la parte baja de la espalda.

4. No fuerce el cuerpo en el intento de lograr una posición perfecta. Quizá prefiera levantar una pierna por vez, estirándola desde las caderas, para pasar luego a levantar ambas al mismo tiempo.

Beneficios: Esta postura fortalece la parte inferior de la espalda, facilita la digestión y beneficia la vejiga, la próstata, el útero y los ovarios.

VIII. TORSION DE ASIENTO—*Marichyasana* (alrededor de 1 minuto)

1. Siéntese con las piernas extendidas hacia adelante. Mantenga la columna estirada; la cabeza y el cuello, libres.

2. Flexione la rodilla izquierda, manteniendo la planta del pie contra el suelo. Lleve el talón hacia las nalgas, justo por encima de la cara interior de la rodilla derecha. El lado interior del pie izquierdo debe tocar la cara interior del muslo derecho extendido. Extienda activamente la pierna derecha hacia adelante, estirando el dorso de la pierna y el talón.

3. Apoye la mano izquierda en el suelo, detrás de usted, y el brazo derecho en la cara exterior de la rodilla flexionada. Si esto le resulta difícil, puede sujetar la otra rodilla con la mano. Aspire, levante la caja torácica, estire la espalda verticalmente hacia arriba y, al exhalar, gire el torso desde la base de la columna hacia la izquierda.

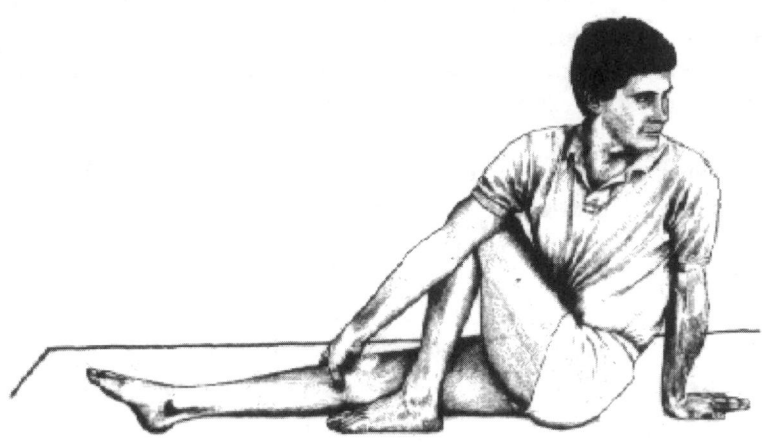

Figura 14. Postura sentada torcimiento

4.   Mientras gira, mantenga el pecho abierto hacia la izquierda y deje que la cabeza siga el movimiento de la columna, mirando hacia atrás en el sentido de la torsión. Continúe estirando la columna y abra el pecho al respirar. Trate de no cerrar la parte anterior del cuerpo. Si puede mantener la columna cómodamente estirada en esta posición, lleve su brazo izquierdo alrededor de la espalda hasta el muslo derecho. Siga solamente hasta donde pueda llegar sin esfuerzo.

5.   Siga respirando normalmente y mantenga la pose unos segundos. Libere lentamente. Luego repita hacia el otro lado. En esta posición es muy importante utilizar la respiración; la torsión debe coincidir con la exhalación. Gire siempre con la columna estirada, no comprimida.

Beneficios: Esta postura favorece la circulación hacia los órganos abdominales, alivia la tensión de los hombros y la parte superior de la espalda, estira el cuello y estimula las glándulas suprarrenales, el hígado y los riñones.

IX. FLEXION HACIA ADELANTE—*Uttanasana* (hasta un minuto)

1. De pie, ponga los pies paralelos, separados a la distancia de las caderas. Manténgase bien afirmado sobre ambos pies y estire la espalda, levantando y abriendo el pecho. Mantenga la cabeza y el cuello libres y estirados. La mirada debe estar fija adelante; la respiración, normal.

2. Deje los brazos sueltos junto al cuerpo y mantenga los hombros relajados.

3. Al aspirar, estire lentamente los brazos por encima de la cabeza, al tiempo que levanta y expande el pecho. Al exhalar, flexione el cuerpo hacia adelante y hacia abajo, estirando toda la columna. Los brazos y la cabeza siguen la misma línea que la columna. Deje que las rodillas se aflojen o se doblen libremente y acerque las manos al suelo. Mantenga los codos y los hombros relajados. No trabe las rodillas.

4. Siga respirando normalmente. Mantenga la postura por unos segundos. Al aspirar, levante los brazos desde la parte superior de la espalda, en tanto levanta el pecho. Vuelva lentamente a la posición vertical con los brazos por encima de la cabeza. Exhale y baje los brazos a los costados.

Beneficios: Esta postura tonifica el hígado, el estómago, el bazo, los riñones y la columna; serena y refresca la mente.

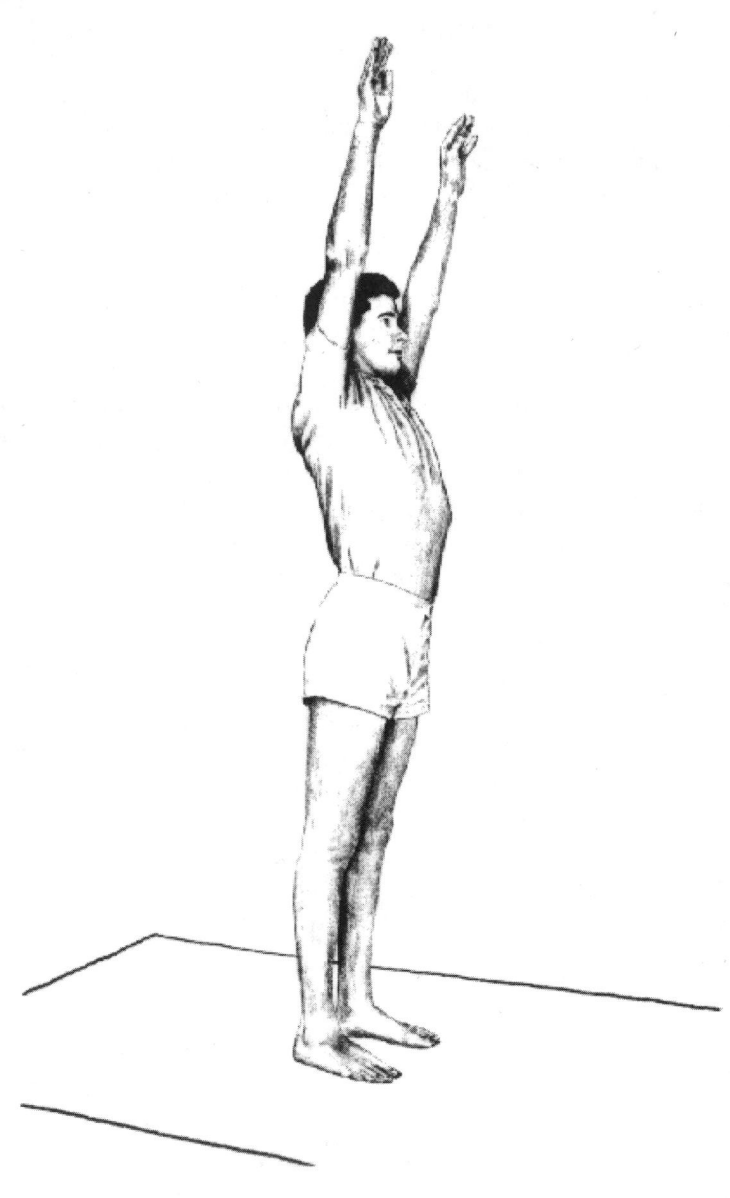

Figura 15. Flexión hacia adelante

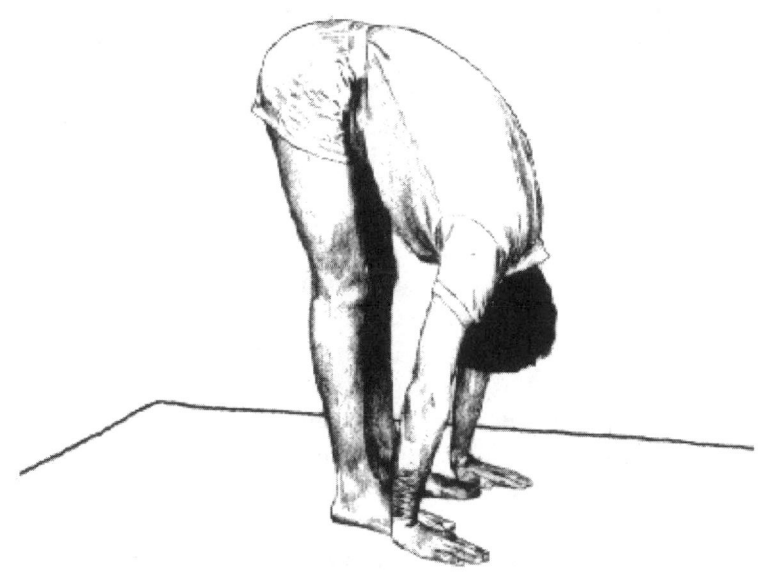

Figura 16. Flexión hacia adelante

X. POSTURA DE LA CONCIENCIA—*Chitasana* (mínimo: un minuto)

1.   Acuéstese de espaldas de modo tal que ambos lados de la espalda se apoyen en el suelo por igual.

2.   Estire las piernas desde la pelvis y déjelas caer a los costados separadas. Libere cabeza, cuello, hombros y caderas. Deje que los brazos reposen junto al cuerpo. Ponga las palmas hacia arriba.

3.   Ahora deje que su cuerpo se relaje por completo. Cierre los ojos y descanse por lo menos un minuto. La respiración debe ser normal y tranquila.

Beneficios: Esta postura vigoriza y refresca tanto al cuerpo como a la mente, elimina la fatiga y es sedante para todo el organismo.

RESPIRACION EQUILIBRADA *(Pranayama)*

Tiempo: 5 minutos
Repeticiones: 1 ciclo por la mañana y un ciclo por la tarde

En el Ayurveda los ejercicios respiratorios constituyen un modo suave de equilibrar la respiración, utilizando ambas fosas sucesivamente; esta técnica se denomina Pranayama. Su finalidad es tornar más regular el ritmo respiratorio, lo cual, a su vez, tiene un efecto tranquilizante sobre todo el sistema nervioso —por eso lo llamamos en nuestras clínicas "ejercicio neurorrespiratorio"—. Unos pocos minutos de respiración equilibrada, tranquilamente sentados y con los ojos cerrados, son muy relajantes; muchas personas sienten después una agradable ligereza en la cabeza y un cálido fulgor interior. El Pranayama es el mejor preludio a la meditación, pues centra sin esfuerzo la atención hacia adentro, reduciendo los pensamientos dispersos y el "ruido" que suele colmar la mente.

La medicina moderna ha descubierto que las funciones cerebrales se dividen entre el hemisferio derecho y el izquierdo, cada uno de los cuales aporta su propio énfasis. La actividad del cerebro derecho es intuitiva y sensible; la actividad del cerebro izquierdo es racional y organizada. Utilizando la técnica del Pranayama, el Ayurveda ha descubierto un modo de "hablar" a

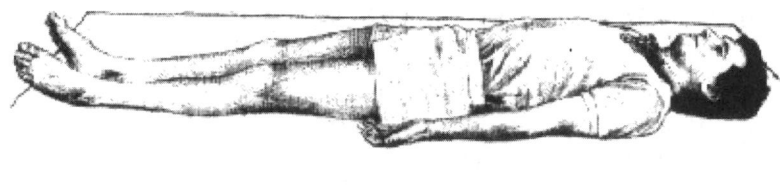

Figura 17. Postura de conciencia

ambos hemisferios, dotándolos de equilibrio. Cuando la respiración se vuelve más equilibrada ocurren varias cosas: pasamos la respiración de la fosa derecha a la izquierda a intervalos regulares, la mente se vuelve despejada y alerta y no hay un lado del cuerpo notablemente más débil que el otro.

Recomendamos cinco minutos de Pranayama por la mañana y por la tarde, diariamente, como parte de la rutina cotidiana ayurvédica ideal.

Unas cuantas sugerencias antes de comenzar:

• Es preciso evitar cualquier forma de esfuerzo; si se siente mareado o jadea, interrumpa el ejercicio un momento y permanezca sentado, quieto y con los ojos cerrados hasta volver a la normalidad. No resople para despejar una fosa tapada. No es aconsejable utilizar antihistamínicos para descongestionar la nariz antes de comenzar. Si tiene los senos bloqueados por alergia o por un resfriado, suspenda el Pranayama hasta que se despejen naturalmente.

• Es normal que las membranas mucosas se contraigan cuando se practica este ejercicio por primera vez. Déjelas relajarse. En pocos días sc adaptarán normalmente a la nueva rutina.

• Ejecute el Pranayama en una habitación tranquila, sin radio, música ni TV. Mantenga los ojos cerrados. Si se siente nervioso en cualquier momento, interrumpa el ejercicio un minuto, pero no se levante súbitamente. Permanezca sentado y con los ojos cerrados hasta que se sienta nuevamente descansado. Si la sensación de incomodidad persiste, acuéstese unos minutos hasta que la supere.

• No retenga el aliento ni cuente los segundos al aspirar o exhalar. Los textos o los instructores de yoga suelen indicarlo así, pero esas prácticas son contrarias a la finalidad de este ejercicio, que es dar al cuerpo la posibilidad de equilibrar la respiración por sí. El ritmo respiratorio correcto para usted es el natural.

COMO PRACTICAR LA RESPIRACION
EQUILIBRADA *(Pranayama)*

Busque una silla cómoda que le permita sentarse con la espalda recta y ambos pies en el suelo; es preferible no reclinarse hacia atrás mientras se practica el Pranayama. Cierre los ojos, deje que la mente descanse y apoye la mano derecha en la posición que muestra la figura: el pulgar, contra la fosa derecha; el dedo medio y el anular, contra la izquierda.

Para realizar el ejercicio, tape suavemente una fosa y luego la otra, en tanto respira normalmente. Si mantiene el codo derecho pegado a las costillas evitará que se le canse, pero no lo apoye en la silla ni sobre una mesa.

El ritmo básico de Pranayama es el que sigue:

1. Tape suavemente la fosa derecha con el dedo pulgar y exhale poco a poco por la fosa izquierda. Aspire normalmente por la misma fosa izquierda.

2. Tape la fosa izquierda con el dedo del corazón y el anular, y exhale por la fosa derecha. Aspire normalmente por la misma fosa.

3. Alterne de ese modo las fosas durante cinco minutos. Luego baje el brazo y permanezca reclinado cómodamente con los ojos cerrados uno o dos minutos. Puede proceder inmediatamente a la meditación, si esa es su actividad siguiente.

Observe que *se inicia cada respiración exhalando y se termina aspirando*. Esto es diferente de casi todos los ejercicios respiratorios occidentales, que comienzan aspirando profundamente. En el Pranayama no se requiere aspirar hondo. La respiración debe ser natural, aunque algo más lenta y más profunda que de costumbre. Si en cualquier momento usted siente la necesidad de respirar por la boca, hágalo y vuelva al ejercicio en cuanto se sienta nuevamente cómodo. En muchas personas la pauta de respiración cambia con el tiempo; esto es normal, además de buena señal: indica que se está llegando a un estilo de respiración más equilibrado.

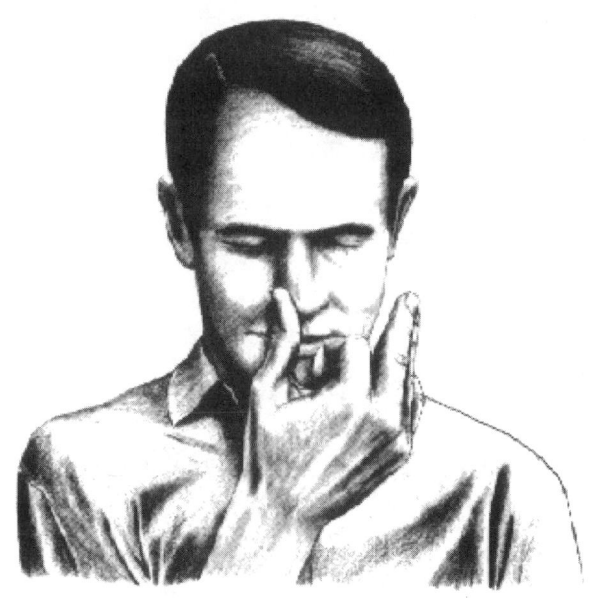

En el Pranayama, la mano cambia de posición
con cada exhalación

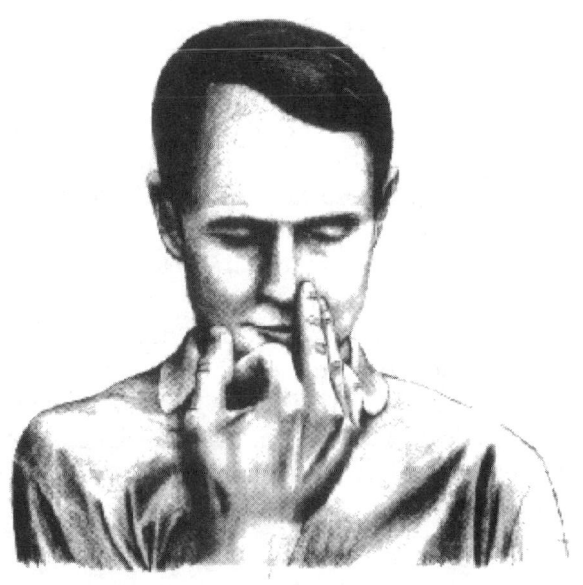

14

Rutina estacional:
para equilibrar todo el año

Una de las lecciones del cuerpo mecánico cuántico consiste en que una persona no se interrumpe en los límites de su piel. Su existencia continúa hacia afuera en toda la naturaleza. Vata, Pitta y Kapha están en juego por doquier a nuestro alrededor, vinculando nuestra fisiología con el mundo en general. Por eso nuestro cuerpo cambia con el clima, presintiendo la lluvia en los huesos o tornándose perezoso en el despertar de los primeros días primaverales. Los doshas mantienen un observatorio meteorológico que detecta el calor, el frío, el viento, la humedad y todas las demás variaciones que acarrean las estaciones.

Cuando empieza a soplar un viento frío y seco, responde el Vata que tenemos dentro, porque él también es frío, seco y móvil. Percibe que algo similar a sí mismo ha comenzado a dominar el panorama. Cada dosha reconoce un tipo especial de clima que lo manifiesta, según el principio de que "cada cosa se entiende con sus pares".

El clima frío y seco, así como el viento acumula Vata.

El clima caluroso acumula Pitta, más aún si es húmedo.

El clima frío y húmedo o de nieve acumula Kapha.

La palabra *acumular* significa que el dosha aumenta en respuesta a las influencias circundantes; si aumenta demasiado, la acumulación lleva al agravamiento, una etapa de desequilibrio grave. Si un dosha puede afectarnos fuera de estación, como cuando contraemos un resfriado en verano, es porque existe una demora o efecto de desborde. Se requiere tiempo para que un dosha se acumule hasta el punto en que empieza a alterar el funcionamiento del cuerpo. Las primeras semanas del otoño pueden parecer perfectamente cómodas, hasta que súbitamente nos sentimos nerviosos sin motivo alguno o experimentamos una punzada en las articulaciones.

El principio en funcionamiento aquí es el mismo que rige la resaca matinal: el cuerpo tarda algo en procesar un error y expulsarlo en forma de síntoma. Vata es el más rápido para moverse, seguido por Pitta, que puede tardar un mes antes de causar problemas visibles; por fin, Kapha, que se mantiene característicamente "pegado" como melaza fría durante todo el invierno, sólo para "fundirse" y fluir en la primavera: encontrarse con la nariz mojada y trastornos sinusoidales en las primeras semanas de primavera indica que debimos cuidar mejor a Kapha en pleno invierno.

LOS DOSHAS Y SUS ESTACIONES

Como en el caso de los ritmos del día, existen ciclos magistrales ajustados a los doshas que rigen durante todo el año. El cuerpo fluye automáticamente con estos cambios, siempre que no interfiramos. El Ayurveda divide el año en tres estaciones en vez de las cuatro habituales.

La estación **Kapha** coincide con la primavera.

La estación **Pitta** abarca *los dos últimos meses* del verano y el comienzo del otoño.

La estación **Vata** comprende *los dos últimos meses del otoño y el invierno.*

Un ciclo anual completo nos lleva a través de Kapha, Pitta y Vata, en ese orden, reflejando el ciclo diario. La estación del calendario que resulta absorbida es el otoño, pues queda dividida entre dos doshas. Se considera Pitta mientras prevalece el clima caluroso, y Vata en cuanto se torna frío, seco y ventoso. La gente que tiene un predominio de Vata sale al aire libre en uno de esos días secos y fríos que caracterizan el segundo mes de otoño, y sienten que el clima armoniza mucho con ellos . . . quizá demasiado. El carácter vivificante y animoso del otoño está sólo a un paso de la fatiga y la depresión que muchos sienten en esta época del año. El viento Vata parece atizarles la chispa interior y luego la apaga. Por eso hay que estar atento a fin de equilibrar todo el año, sobre todo cuando nuestro tipo físico se acerca a su período vulnerable.

Las tres estaciones ayurvédicas son sólo aproximadas y deben ser adaptadas a las condiciones de cada zona. En la India, por ejemplo, existen seis estaciones, de acuerdo con la llegada del monzón y otros cambios climáticos que no se conocen en la franja central del continente americano. En cambio, muchas zonas del Caribe tienen condiciones Pitta prácticamente durante todo el año, dando paso a un breve invierno Vata o Kapha.

En realidad no es el calendario sino la propia naturaleza la que nos indica cuándo habrá influencia sobre los doshas. Todo día húmedo, frío y borrascoso provoca un incremento de Kapha, ya sea en otoño, invierno o primavera. Los doshas tienen muchísima sensibilidad con respecto al clima. Aun en el Caribe se adaptan a los pequeños cambios que prevalecen en el clima, permitiéndonos experimentar un ciclo completo de Kapha, Pitta y Vata a lo largo del año.

LA RUTINA ESTACIONAL

Tradicionalmente el Ayurveda aconseja que todos sigamos una rutina estacional (*ritucharya*), para conservar el equilibrio a medida que cambian las estaciones. Esta rutina no requiere grandes alteraciones del estilo de vida: sólo un cambio de énfasis. Es preciso mantener siempre la rutina diaria ayurvédica, que sigue siendo de primordial importancia, y ajustarse a la dieta que apacigua el dosha principal (o el que haya especificado un médico del Ayurveda), con ciertas variantes acordes con la estación.

Estación Kapha
(primavera y principios de verano)

Prefiera una dieta más ligera, más seca y menos grasa que en las otras estaciones. Los productos lácteos más pesados (queso, yogur y helado) deben ser reducidos, puesto que tienden especialmente a agravar a Kapha. Son preferibles los alimentos y las bebidas calientes. Consuma más platos compuestos por sabores picante, amargo y astringente, y menos de sabores dulce, agrio o salado.

Estación Pitta
(pleno verano y principios de otoño)

Agni está naturalmente bajo durante el clima caluroso; por eso el apetito suele decrecer en el verano. Respete esta alteración y no coma demasiado. Prefiera los alimentos y las bebidas frescos, pero no helados. Durante el tiempo cálido el cuerpo requiere más líquidos, pero es importante no apagar el fuego digestivo tomando bebidas frías después de comer. Prefiera los sabores dulce, amargo y astringente; reduzca lo agrio, lo salado y lo picante.

Estación Vata

(pleno otoño e invierno)

Prefiera los alimentos y las bebidas calientes, platos más pesados y una dieta más grasa que durante el resto del año. Asegúrese de que la comida esté bien cocida y sea fácil de digerir; acompáñela con abundantes líquidos calientes, ya sea agua o alguna infusión para Vata. Aumente los sabores dulce, agrio y salado, reduciendo lo amargo, lo astringente y lo picante. Evite los alimentos secos o sin cocer (sobre todo las ensaladas, las frutas y las hortalizas crudas). No se preocupe si aumenta su apetito: es una tendencia natural en el invierno y ayuda a moderar al dosha Vata; sin embargo, debemos cuidar de no comer más de lo que podamos digerir cómodamente.

Podemos añadir otros dos consejos generales:

• Coma productos frescos durante todo el año, sobre todo los que se cosechan en su zona.

• Evite los alimentos que no sean de estación, por ejemplo: reduzca el consumo de tomates y lechuga en el invierno y el de cereales en verano; no coma frutas que se importen a medio madurar de otras zonas, etcétera.

Como se verá, la ritucharya abarca principalmente los ajustes alimenticios que todos hacemos por sentido común. Pero, si observamos a los parroquianos de un restaurante en un glacial día de invierno, veremos que muchos de los comensales piden ensaladas frías y helados. Casi todos beben agua helada, cerveza o vino blanco frío, todo lo cual es malo para Vata durante esta valiosísima estación.

En general, la temporada en que debemos estar más alerta es la que corresponde a nuestro tipo físico: el verano para los Pitta, el invierno para los Vata y la primavera para los Kapha. Son épocas en las que debemos ser especialmente fieles al régimen que se ajusta a nosotros. Además, en el cambio de todas las estaciones el dosha Vata tiende a hacerse más vulnerable; por eso es conveniente tener cuidado con Vata cuando el invierno se convierte en primavera, la primavera en verano, etcétera, pues es entonces, típicamente, cuando atacan los resfriados y las gripes estacionales.

Si en su prakriti predominan dos doshas, como en la gran mayoría de las personas, puede equilibrar a cada uno de ellos al llegar la estación que le corresponde. Veamos un ejemplo práctico. Si usted es Vata-Pitta, seguirá una dieta apaciguadora de Vata en pleno otoño y principios de invierno —estación Vata— y una dieta apaciguadora de Pitta en el verano —estación Pitta—. La única estación restante es Kapha, que coincide con la primavera. Entonces mezclará la dieta Vata, que se ajusta a su dosha principal, con una dieta Kapha, que es la adecuada a la estación. Mezclar dos dietas significa componer la mitad de nuestra comida con lo indicado en la columna "Prefiera" de la dieta Vata y la otra mitad con alimentos de la columna "Prefiera" de la dieta Kapha.

Si nos obsesionamos con alterar la dieta para adecuarnos al clima, la vida se vuelve demasiado complicada. La rutina estacional ayurvédica debe ser sólo un modo más de fomentar el surgimiento de nuestros propios instintos naturales.

Epílogo

FLORES EN UN CAMPO CUANTICO

La mayoría da por sentado sin cuestionamiento que su cuerpo tuvo un principio definido y avanza inexorablemente hacia un determinado final. Cada uno de nosotros comienza la vida en la forma de una única célula en el vientre y terminará como "polvo en el polvo". Sin embargo, estas son creencias culturales, no hechos absolutos. El cuerpo humano no tiene principio ni fin definidos. Está creándose a sí mismo constantemente, una y otra vez, todos los días. Esto significa que cada minuto es una especie de génesis y al mismo tiempo un final en el que cedemos un poco de polvo al polvo. Si nos creamos constantemente, nunca es demasiado tarde para empezar a crear el cuerpo que deseamos, en vez del que creemos equivocadamente estar obligados a soportar.

Cada aliento que tomamos es un acto creativo. Las moléculas del aire son un caos fortuito, pero cuando entran al cuerpo adquieren mágicamente un propósito y una identidad. ¿Hay acto que pueda ser más creativo? Pensemos en lo que ocurre con un simple átomo de oxígeno cuando lo aspiramos. En unas pocas milésimas de segundo atraviesa las membranas húmedas, casi transparentes, de los pulmones. De inmediato se fija a la hemoglobina que contenga uno de los glóbulos rojos. En un instante se produce una notable transformación. El glóbulo rojo cambia de color: del morado oscuro de la hemoglobina privada de oxígeno pasa al rojo intenso de la hemoglobina rica en oxígeno, y ese átomo de aire, aspirado al azar, se convierte súbitamente en *nosotros*. Ha cruzado el límite invisible que separa lo inanimado de lo viviente.

En otros sesenta segundos, ese mismo átomo de oxígeno efectuará un viaje completo por el cuerpo a través de la sangre —el viaje demanda sólo quince segundos durante un ejercicio vigoroso—. En ese tiempo, aproximadamente la mitad del oxígeno nuevo abandonará la sangre para convertirse en una célula de riñón, en bíceps, neurona o cualquier otro tejido. El átomo residirá en ese tejido, no importa dónde esté, unos pocos minutos o un año entero realizando tantas funciones como seamos capaces. Un átomo de oxígeno puede transformarse en parte de un pensamiento feliz, si se asocia con un neurotrasmisor. O puede enviar un escalofrío de miedo a través de nuestro cuerpo al incorporarse a una molécula de adrenalina. Podría alimentar una célula cerebral con glucosa o sacrificarse en el frente de batalla, convirtiéndose en parte de una célula blanca enviada a atacar una bacteria invasora.

Así es como corre el río de la vida, el río del cuerpo: con la mayor fluidez, inteligencia y creatividad. Ahora que hemos estudiado los principios del Ayurveda, queda claro que nuestra responsabilidad para con nosotros mismos es también creativa. Hemos sido puestos en este mundo para llevar a cabo un proyecto equivalente a la construcción de un universo nuevo todos los días. Crearnos a nosotros mismos no es simplemente un trabajo de tiempo completo: es una tarea apabullante. Con cada aliento exponemos al aire cinco billones de glóbulos rojos. Cada glóbulo contiene doscientos ochenta millones de moléculas de hemoglobina. Cada molécula de hemoglobina puede recoger y transportar ocho átomos de oxígeno.

Si comparamos cada átomo de oxígeno con un ladrillo, con cada aliento estamos añadiendo 11×10^{21} (11.000.000.000.000.000.000.000) de nuevos "ladrillos", que serán distribuidos entre diversas obras en construcción de nuestro cuerpo. Todos se ajustarán con exactitud al sitio que les corresponda dentro de nosotros sin que un solo ladrillo altere la posición del anterior. Lo viejo da paso a lo nuevo con la serena falta de esfuerzo del río al correr.

Si no todos gozamos hoy de una salud perfecta, el único motivo es que nos pasamos la vida tomando esos infinitos ladrillos nuevos para ponerlos en las viejas ranuras de siempre. ¿Por qué lo hacemos? El último caso es cuestión de conciencia de qué imagen tiene cada uno de sí mismo. Si observamos con atención nuestra propia vida, veremos que enviamos al cuerpo señales que repiten las viejas creencias, los viejos miedos, los viejos deseos y hábitos de ayer y de anteayer. Por eso estamos obligados a soportar el viejo cuerpo de siempre.

MANEJAR LA VIDA COMO UN TODO

Los ladrillos nuevos que entran en el cuerpo no caen simplemente en su lugar, ya que son colocados por un fragmento de inteligencia interior que sabe cómo construir corazón, riñones, piel, enzimas, hormonas, ADN, y todo lo demás. Esta inteligencia es literalmente infinita y toda ella está a nuestro mando. Sin embargo, lo que hacemos en general es tomar la ilimitada creatividad del campo cuántico y bombardearla con estrechos rayos de atención. Cualquier pensamiento que tengamos es sólo un rayo de atención focalizada que envía nuestro ser cuántico. Se requieren sólo algunos de estos rayos estrechos o pensamientos para hacer la vida algo más larga o un poco mejor. Podemos agregar cinco años a nuestra vida como promedio si decidimos dejar de fumar. Podemos agregar algunos años más si nos quitamos un exceso de grasa, comemos lo que nos conviene o hacemos ejercicios con regularidad. Pero estos estrechos rayos de atención focalizada son limitados. No nos otorgarán una salud perfecta. No harán que nuestra vida dure el doble o diez veces más, si eso fuera posible; tampoco mejorarán tanto la calidad de la vida.

Para lograrlo hace falta un pensamiento revolucionario, como apuntamos al comienzo. ¿Cómo activar el potencial pleno de nuestro cuerpo mecánico cuántico? La respuesta es asombrosamente sencilla: la gigantesca complejidad del proyecto de nuestra propia creación puede dividirse en unos cuantos procesos que quedan a nuestro mando todos los días.

El comer: Comer es el acto creativo que selecciona la materia prima del mundo que será convertida en nosotros. Para asegurarnos de que este proceso se efectúe correctamente, basta con conocer nuestro tipo físico y seguir la dieta que se ajuste a él. Busque usted la sección dedicada a las dietas para el tipo físico; deje que la información se asiente releyéndola hasta haber absorbido los principios orientativos. En adelante, coma según esos principios, fácil y cómodamente.

La digestión y la asimilación: Digerir y asimilar son actos creativos que convierten los "ladrillos" de materia en tejido vivo. El fuego digestivo del cuerpo, su agni, se ocupa de ambos procesos, coordinándolos a la perfección. Revise usted la sección dedicada a agni, averigüe cómo funciona el suyo según su tipo y empiece a respetar el fuego digestivo ajustándolo con regularidad.

La eliminación: Eliminar es el acto creativo que purifica el cuerpo, excretando el alimento no digerido y liberando las células de toxinas y "ladrillos viejos". Se puede mejorar la eliminación siendo regular con la rutina diaria y también aprovechando las terapias ayurvédicas de purificación. En la sección referente a agni hablamos de hierbas purificadoras; también ayuda mucho la dieta sáttvica, pues reduce a un mínimo absoluto la ingestión de impurezas. Si es posible incorpore el panchakarma estacional a su rutina anual, aunque sea una vez al año, preferiblemente tres. Es la terapia más potente para favorecer la eliminación.

La respiración: Como ritmo fundamental de la vida que sirve de sostén a los demás ritmos, la respiración puede ser considerada el acto más creativo entre los que realizamos con el cuerpo. La respiración correcta afina nuestras células según los ritmos de la naturaleza; cuanto más natural y refinada sea nuestra respiración, más a tono estaremos. Son muchas las rutinas ayurvédicas que ayudan a devolver el equilibrio a la respiración; todos los tipos de ejercicios para los tres doshas son convenientes, así como el suave Pranayama (respiración equilibrada) que podemos practicar en unos minutos todos los días.

Por fin, podemos reunir todos estos procesos separados con un mismo encabezamiento:

Vivir a tono con el cuerpo mecánico cuántico. Este es el acto creativo total de la vida. Si nuestra relación es armoniosa con el cuerpo mecánico cuántico, la totalidad de las actividades diarias se desarrollará tan fácilmente como cada una de las partes: el respirar, comer, digerir, asimilar y eliminar. La más importante de las rutinas a seguir en este caso es la trascendencia, el acto de ponerse en contacto con el plano cuántico de uno mismo. Revise la sección dedicada a la Meditación Trascendental e incorpore unos cuantos minutos de trascendencia a sus actividades diarias por la mañana y al atardecer.

Según el Ayurveda, esta es la mejor manera de llevar la existencia común a un plano más elevado. Si manejamos correctamente algunos procesos, la tendencia del propio cuerpo a mantener el equilibrio se hará cargo del resto. En el plano cuántico todos somos constructores magistrales; sólo es necesario seguir la inteligencia orientadora de nuestra naturaleza (nuestra prakriti); entonces, la vasta complejidad del cuerpo funcionará con la perfección de las estaciones, las mareas y las estrellas que nos rodean.

ONDULACIONES EN EL OCEANO
DE LA CONCIENCIA

En el fondo, la "ciencia de la vida" es un tipo de conocimiento muy personal y reconfortante. Nos vuelve a nuestro propio ser. Ahora estamos listos para despachar al lector para que viva el conocimiento por cuenta propia. Cuando usted abrió este libro y leyó la expresión *salud perfecta*, quizá se sintiera algo escandalizado. Todo el mundo está resignado a enfermar alguna vez en la vida; esperar otra cosa parece casi absurdo. Sin embargo, los sabios ayurvédicos contemplaban la vida con ojos diferentes. Un célebre versículo védico reza: "Es nuestro deber para con el resto de la humanidad conservar una salud perfecta, porque somos ondulaciones en el océano de la conciencia, y cuando estamos enfermos, aunque no sea demasiado, alteramos la armonía cósmica". Ahora usted comprende los fundamentos de estas palabras extraordinarias. No es correcto que nos consideremos organismos aislados en el tiempo y en el espacio, que ocupamos dos metros cúbicos de volumen y duramos siete u ocho décadas. Antes bien, cada uno es una célula en el cuerpo cósmico con derecho a todos los privilegios de esa posición cósmica, incluida la salud perfecta. La naturaleza nos hizo pensantes para que pudiéramos comprender esta verdad. Otro versículo védico declara: "La inteligencia interior del cuerpo es el genio último y supremo de la naturaleza. Refleja la sabiduría del Cosmos". Ese genio está dentro de nosotros; es parte del plano interior que no se puede borrar.

En el plano de la mecánica cuántica no existen límites nítidos que nos separen del resto del universo. Cada uno de nosotros está en equilibrio entre lo infinito y lo infinitesimal. Dentro de nosotros han fijado residencia los mismos protones encontrados en el corazón de las estrellas, que existen desde hace cinco mil millones de años. Los neutrinos que se disparan por la tierra en unas pocas millonésimas de segundo son parte de nosotros por un breve instante. Somos cada uno de nosotros un río fluyente de átomos y moléculas reunidos desde todos los rincones del Cosmos. Somos un afloramiento de energía, cuyas ondas se extienden hasta los límites del campo unificado. Somos una represa de inteligencia que no se puede agotar, porque la naturaleza es un todo inagotable.

El Ayurveda ha entrado en escena en el momento justo, cuando se produce "el reencantamiento de la naturaleza" en el borde mismo de la física. La idea de que el universo es un organismo vivo, que respira y piensa, habría sido ridiculizada una generación atrás, pero bien puede ser el primer principio de una ciencia nueva. En ese caso, el Ayurveda cobrará eminencia con celeridad, como la primera medicina cuántica de nuestra época.

Para el hombre moderno la enfermedad no es una necesidad, sino una opción: la naturaleza no nos impuso una bacteria o un virus que causen el ataque cardíaco, la diabetes, el cáncer, la artritis o la osteoporosis. Estas dolencias son, más que nada, dudosas creaciones del hombre. Pero lo que el hombre ha creado, él mismo puede destruirlo. Si con la ayuda de este libro la mente del lector se ha puesto en camino hacia el conocimiento del ser, jamás volverá a sentirse atrapado por los viejos límites de siempre. Si el cuerpo, obstinado y sólido como parece, puede iniciar también ese viaje, se logrará algo imponente. Ya no nos limitaremos a soñar con vernos libres de las enfermedades que la carne hereda; seremos libres de verdad, revestidos de una carne que se haya transformado en algo tan perfecto como nuestros ideales.

Apéndice A

FUENTES DEL AYURVEDA

No se necesitan elementos especiales ni el asesoramiento de un experto para equilibrar los doshas y vivir de acuerdo con los principios ayurvédicos. Con esa finalidad he tratado de evitar el depender de fuentes exteriores para obtener alimentos, hierbas, exámenes médicos, etcétera. Sin embargo hay algunas excepciones. Existen productos especializados que deben ser encargados por correo, según la lista siguiente.

Alimentos: Cualquier alimento integral, cultivado naturalmente y libre de aditivos, se puede considerar ayurvédico, pero también hay algunas especialidades que constituyen un agradable agregado a la dieta; la mermelada de pétalos de rosa es estupenda para apaciguar a Pitta y se considera sumamente sáttvica; la mantequilla de almendras endulzada y con hierbas es, según la tradición, excelente para la vitalidad y la agudeza mental. Si el lector no quiere dedicar tiempo a preparar el ghee (mantequilla refinada), hay variedades comerciales.

Hierbas y complementos: Es conveniente comprar saquitos de hierbas especiales para apaciguar a Vata, Pitta o Kapha, a fin de alternarlas según cambien las estaciones. También hay mezclas de especias, llamadas churnas, que se pueden esparcir sobre el plato para lograr un efecto apaciguador de determinado dosha. Más complejas e imposibles de lograr en casa son las tradicionales rasayanas (suplementos de hierbas), que con frecuencia contienen decenas de preparados y varios ingredientes exóticos.

Aceites aromático: Estos aceites, especialmente preparados, se utilizan para la terapia de aromas y también para el tratamiento marma doméstico.

Artículos de tocador: Se fabrica jabón, dentífrico, aceite para la piel, etcétera, según los principios ayurvédicos. Aunque no forman oficialmente parte del Ayurveda, constituyen alternativas naturales y atractivas ante los productos comerciales.

Miscelánea: Los guantes de seda cruda utilizados para el garshana (masaje en seco) y los utensilios para el raspado de la lengua deben ser encargados por correo.

Visita a una clínica del Ayurveda: Algunas terapias especializadas que hemos descrito en este libro requieren la supervisión de un médico ayurvédico. Entre ellas están el panchakarma (rutina estacional de purificación) y el diagnóstico por el pulso. La terapia marma se puede emplear en casa, pero sólo si se aprende de un terapeuta avezado. Si el lector quiere conocer la técnica del sonido primordial o la de la bienaventuranza, también se puede aprender con la supervisión de un médico, puesto que debe ser precedida por una evaluación profesional.

También es muy útil ensayar las posturas del yoga en una clínica de un instructor preparado, que pueda calcular con exactitud el grado de dificultades adecuado a la edad, el estado físico, etcétera. También se instruyen ejercicios especializados para quienes padecen trastornos de salud crónicos, por ejemplo, los dolores de espalda. En cuanto a los ejercicios respiratorios especializados (Pranayama), los otros tipos se enseñan después de una evaluación médica completa.

Si usted está enfermo, lo insto enérgicamente a consultar a un médico preparado en el Ayurveda antes de iniciar cualquiera de las dietas y las rutinas recomendadas en este libro. Además de los profesionales vinculados con nuestras clínicas, hay médicos adiestrados en los principios ayurvédicos que atienden de manera particular. Para localizar el médico en su área llame al teléfono (515) 472-5866.

Sólo mediante un examen físico completo se puede determinar el tratamiento adecuado para cada estado; aun las orientaciones más sencillas del Ayurveda, tales como el tipo físico, se complican con la presencia de una enfermedad declarada. Nadie debe tratar de ser su propio médico ayurvédico.

Para información acerca de otros libros, cintas y productos por el Dr. Deepak Chopra, comuníquese con:

Infinite Possibilities International
60 Union Avenue
Sudbury, MA 01776
1-800-858-1808/508-440-8400

Para información acerca de cursos y seminarios a través del Instituto para el Potencial Humano y Medicina Mente-Cuerpo en la Clínica Sharp de la ciudad de San Diego (Dr. Deepak Chopra, director ejecutivo), comuníquese con:

The Chopra Center for Well Being
7630 Fay Avenue
La Jolla, CA 92037
1-888-424-6772/619-551-7788

Para información acerca de los productos mencionados en este libro, incluyendo las hierbas, comuníquese con:

Infinite Possibilities International
60 Union Avenue
Sudbury, MA 01776
1-800-858-1808/508-440-8400

Shivani Ayurvedic Personal Care Products
P.O. Box 377
Lancaster, MA 01523
1-800-237-8221

Auromere Ayurvedic Imports
1291 Weber Street
Pomona, CA 91768
1-909-629-0108

Para más información acerca de otros cursos o seminarios que se ofrecen en su área, comuníquese con el 1-800-757-8897.

Apéndice B

GLOSARIO

abhyanga: masaje diario con aceite.

agni: fuego digestivo, sinónimo en la medicina occidental de metabolismo celular correctamente balanceado.

ama: restos de impurezas depositados en las células como resultado de una digestión incorrecta. También *ama mental*, pensamientos y estados de ánimo impuros o negativos.

ananda: felicidad, sinónimo de "alegría absoluta".

asana: una postura yoga.

dhatu: uno de los siete elementos básicos del cuerpo, sinónimo de "tejido" en medicina occidental.

dinacharya: la rutina diaria de Ayurveda.

dosha: uno de los tres principios metabólicos básicos que conectan la mente con el cuerpo.

Gandharva: antigua tradición védica de música (también llamada *Gandharva Veda*).

ghee: manteca líquida.

guna: cualquier cualidad fundamental natural (Ej. seco, húmedo, frío, caliente). También se refiere a *sattva*, *rajas* y *tamas*, "las tres gunas".

Kapha: el *dosha* responsable de la estructura corporal.

Mahabhuta: uno de los cinco elementos (espacio, aire, fuego, agua, tierra).

marma: punto de conjunción entre el consciente y la materia (107 marmas sobre la piel son accesibles a través del tacto). También *Mahamarma*, una de las tres marmas superiores.

Nadi Vigyana: diagnóstico de pulso.

ojas: la expresión más pura del metabolismo; el producto final de la digestión correcta y de la asimilación de la comida.

panchakarma: tratamiento de purificación (literalmente "las cinco acciones").

Pitta: el *dosha* responsable del metabolismo (muy identificado con *agni*, el calor vital del cuerpo).

pragya aparadh: el "error del intelecto" (Por ej.: identificarse con la parte y perder el total).

prakriti: naturaleza, en referencia ya sea a nuestra naturaleza individual o a la natualeza como un todo.

Pranayama: ejercicio respiratorio Ayurvédico, también llamado "respiración equilibrada".

rajas: el impulso innato para actuar.

rasa: uno de los seis gustos.

rasayana: una preparación tradicional de hierbas o minerales para la longevidad y el rejuvenecimiento.

rishi: un profeta védico.

ritucharya: una rutina estacional ayurvédica.

sattva: pureza; el impulso innato de evolucionar.

Surya Namaskara: el Saludo al sol, un ejercicio físico ayurvédico de doce partes.

tamas: inercia; el impulso innato de permanecer igual.

Vata: el dosha responsable de todos los movimientos del cuerpo.

Veda: literalmente ciencia o conocimiento en referencia al completo conocimiento de la creación manifiesta y no manifiesta. Ayurveda (la "ciencia de la vida" o "el conocimiento de la vida") es derivado de Veda.

vipak: el gusto posterior de la comida en el cuerpo.

Yoga: Conocimiento védico para obtener la unión con lo trascendente. Sinónimo de trascendencia. La rama del yoga que implica ejercicios físicos se llama correctamente *Hatha Yoga*.